MAYO CLINIC
LAS NUEVAS REGLAS DE LA MENOPAUSIA

Una guía para transitar con éxito
la perimenopausia, y mucho más

MAYO CLINIC
LAS NUEVAS REGLAS DE LA MENOPAUSIA

Una guía para transitar con éxito
la perimenopausia, y mucho más

STEPHANIE S. FAUBION, M.D., M.B.A.

OCEANO

MAYO CLINIC. LAS NUEVAS REGLAS DE LA MENOPAUSIA
Una guía para transitar con éxito la perimenopausia, y mucho más

Título original: THE NEW RULES OF MENOPAUSE. A MAYO CLINIC
GUIDE TO PERIMENOPAUSE AND BEYOND

© 2023, Mayo Foundation for Medical Education and Research
(MFMER)

Editor médico | Stephanie S. Faubion, M.D., M.B.A.
Editor | Daniel J. Harke
Editor en jefe | Nina E. Wiener
Director editorial | Anna L. Cavallo
Director de arte | Stewart J. Koski
Diseño de producción | Amanda J. Knapp
Ilustración y fotografía | Servicios de soporte de medios de Mayo Clinic,
    ilustración y animación médica de Mayo Clinic;
Bibliotecarios de investigación editorial | Anthony J. Cook, Edward
    (Eddy) S. Morrow Jr., Erika A. Riggin, Katherine (Katie) J. Warner
Correctores | Miranda M. Attlesey, Alison K. Baker, Nancy J. Jacoby,
    Julie M. Maas
Colaboradores | DParu S. David, M.D.; Julia A. Files, M.D.; Karen
    Grothe, Ph.D., L.P.; Laura M. Hamilton Waxman; Kejal Kantarci,
    M.D.; Ekta Kapoor, M.B.B.S.; Ann E. Kearns, M.D.; Juliana (Jewel)
    M. Kling, M.D., M.P.H.; Susan N. Kok, M.D.; Carol L.Kuhle, D.O.,
    M.P.H.; Rachel Lehmann-Haupt; Robin M. Lloyd, M.D.; Denise M.
    Millstine, M.D.; Dawn M. Mussallem, D.O.; Hannah C. Nordhues,
    M.D.; John A. Occhino, M.D., M.S.; Chrisandra L. Shufelt, M.D.;
    Taryn L. Smith, M.D.; Richa Sood, M.D., M.S.; Jacqueline (Jackie) M.
    Thielen, M.D.; Suneela Vegunta, M.D.

Colaboraciones adicionales de Kirkus Reviews y Rath Indexing

Traducción: Laura Paz Abasolo

Imágenes de portada: smartboy10 / DigitalVision via Getty Images

D.R. © 2024, Editorial Océano de México, S.A. de C.V.
Guillermo Barroso 17-5, Col. Industrial Las Armas
Tlalnepantla de Baz, 54080, Estado de México
info@oceano.com.mx
www.oceano.mx

Primera edición en Océano: 2024

ISBN: 978-607-557-838-5

Impreso en México / Printed in Mexico

Créditos de imágenes | Todas las fotografías e ilustraciones con
copyright de MFMER, excepto las siguientes: p. 176: bubaone /
DigitalVision Vectors via Getty Images; ksana-gribakina / iStock /Getty
Images via Getty Images; my vector illustration / iStock / Getty Images
via Getty Images.

La información contenida en este libro es verdadera y completa hasta
donde se sabe. Este libro sólo busca servir como una guía informativa
para quienes desean aprender más sobre temas relacionados con la
salud. En ningún momento pretende reemplazar, contramandar o
entrar en conflicto con cualquier recomendación hecha por tu propio
médico. La decisión final respecto al cuidado de tu salud recae en
ti y en tu médico. La información presentada en este libro se ofrece
sin garantías de ningún tipo. El autor y la editorial se eximen de toda
responsabilidad relacionada con el uso de este libro.

La analogía de las piedras grandes, página 156, se comparte con permiso
de Franklin Covey Co.

Las secciones sobre gratitud y mindfulness, capítulos 14 y 15, se basan en
contenido de *The Mayo Clinic Guide to Stress-Free Livings*, de Amit Sood,
© 2013. Reimpreso con permiso de Da Capo Lifelong Books, un sello de
The Perseus Book Group.

Sobre la autora

Stephanie S. Faubion, M.D., M.B.A., es la directora del Centro de Salud Femenina Penny y Bill George de Mayo Clinic, y es presidenta del Departamento de Medicina de Mayo Clinic en Jacksonville, Florida. La doctora Faubion ha sido médica practicante en el Centro de Salud Femenina de Mayo Clinic durante más de 18 años. También funge como directora médica de la Sociedad Norteamericana de la Menopausia. Tiene un interés amplio en la salud de las mujeres y ha evaluado y tratado a mujeres por cuestiones de salud hormonal y sexual, relacionadas con la menopausia. Su investigación abarca las diferencias basadas en el género y el sexo en las enfermedades, la menopausia, las terapias hormonales, el envejecimiento sano, la salud sexual y la disfunción en mujeres, atendiendo cuestiones que vienen de manera directa de los dilemas clínicos que surgen día con día en la práctica médica. Como líder en salud femenina, la doctora Faubion con frecuencia comparte su conocimiento con *The New York Times*, *The Washington Post*, *The Wall Street Journal*, CNN, NBC News y otros medios a nivel nacional.

Contenido

Una nota sobre la terminología

de Stephanie S. Faubion, M.D., M.B.A., y los editores

TODOS LOS GÉNEROS SON BIENVENIDOS

En este libro el término *mujer* se emplea con frecuencia para hacer referencia al público objetivo. El lenguaje que especifica género también puede emplearse para reflejar las publicaciones científicas que se consultaron al momento de recabar investigaciones e información actualizadas. Sin embargo, este libro es para todos. Reconocemos que no todas las personas que experimentan la menopausia se pueden identificar como una mujer ni usar los mismos pronombres. Además, no todas las personas que se identifican como mujeres de mediana edad experimentarán los típicos cambios biológicos y hormonales de la menopausia.

El sexo —una etiqueta de características biológicas asignadas al momento de nacer— es una variable importante en nuestra salud. En la salud y la enfermedad es crucial tener una mejor comprensión de las diferencias basadas en el sexo para individualizar de manera verdadera la medicina en el futuro. Pero la identidad de género —cómo te identifiques y te expreses— no suele considerarse alejada del sexo en los estudios de investigación. Como resultado, en la práctica clínica no se incluye como factor en los lineamientos y las recomendaciones.

Se necesitan más estudios sobre temas relativos al género en su relación con la menopausia. En estas páginas hemos intentado aplicar un planteamiento inclusivo hacia el tema de la menopausia, reconociendo las lagunas de conocimiento que todavía existen.

Para una guía adicional sobre la menopausia y la salud en la mediana edad para personas no binarias y transgénero, habla con un médico o un practicante sanitario que sea empático, experimentado y respetuoso con tus necesidades. Para encontrar un médico con experiencia en pacientes transgénero, consulta las páginas web de la Asociación Mundial de Profesionales para la Salud Transgénero (WPATH, World Professional Association for Transgender Health) o de Profesionales de la Salud en Apoyo a la Equidad LGBTQ (GLMA, Health Professionals Advancing LGBTQ Equality; antes llamados Asociación Médica de Homosexuales y Lesbianas).

¿MÉDICO, PROVEEDOR DE ATENCIÓN MÉDICA O PRACTICANTE SANITARIO?

Al momento de la publicación, *proveedor de atención médica* quizá sea el término general más común en Estados Unidos para denominar a aquellos profesionales que proporcionan un cuidado sanitario, incluyendo médicos, enfermeros practicantes, parteras certificadas y médicos asistentes. Muchos otros especialistas también entran en este concepto. No obstante, preferimos otros términos, como *practicante* o *médico clínico*, cuando es necesario un término general. Estas palabras se centran menos en las transacciones comerciales del cuidado sanitario y más en las credenciales profesionales de la gente que aporta ese cuidado. En este libro verás que *practicante* se usa con mayor frecuencia por este motivo.

El término *médico* se emplea también en estas páginas con cierta flexibilidad. El título de *doctor* se consigue por medio de ciertos grados académicos específicos y nuestro deseo es respetar esa experiencia. También reconocemos que, en el diálogo, *doctor* se utiliza con más soltura para incluir a otros profesionales calificados que puedas consultar, por ejemplo, una enfermera practicante. Con el interés de que este texto sea amigable para nuestros lectores, permitimos cierta flexibilidad en su uso aquí.

La menopausia hoy: ¿qué le ocurre a mi cuerpo?

En 2019, la comediante Wanda Sykes incluyó chistes sobre menopausia como parte de su especial de Netflix *Not Normal*. "Es nuestra penuria, ¿no?", dijo enfáticamente. "Cuando eres joven, eres fértil; produces óvulos. Traes vida a este mundo... Y cuando envejeces, no más óvulos. Ya no puedes traer más vida a este mundo, ¡así que te prenden fuego!". Esta referencia a los bochornos —esa sensación repentina de calor que es un síntoma común en la transición de la menopausia— resuena. El público estalló en una risa que reforzaba esta impresión: "Sí, tal cual".

NO ES LA MENOPAUSIA DE TU MAMÁ

En el pasado, las conversaciones sobre perimenopausia y menopausia no solían darse en escenarios famosos. Tendían a ser pláticas privadas con tu mamá o entre hermanas o amigas, o no se daban en lo absoluto. Para muchas, estas conversaciones estaban tintadas de tabús culturales y vergüenza por el hecho de envejecer. Y hay que decirlo, muchas personas tradicionalmente no se sienten muy cómodas hablando de sus "partes femeninas". Pero, por fortuna, esto está cambiando.

En la generación que ahora está entrando a sus años posteriores a la fertilidad, muchas personas nacidas con útero y ovarios tienen una actitud muy distinta. A las mujeres ya no les interesa sufrir en silencio. Escuchan pódcasts, usan aplicaciones, participan en conversaciones en línea y compran libros porque quieren saber qué esperar en la transición hacia la menopausia, quieren respuestas y demandan soluciones efectivas. Más que nunca, la gente habla de esta etapa de la vida en espacios públicos con humor y curiosidad. Se refieren a la menopausia como una parte normal de la vida... ¡porque lo es! La menopausia es una experiencia universal para más o menos la mitad de la población mundial. Para 2030, 1.2 mil millones de personas en el mundo serán posmenopáusicas.

Si ya viste el monólogo de Sykes y todavía no llegas a la menopausia, tal vez te preocupe que esté a punto de atropellarte un camión. Pero la realidad es que los cambios suelen darse a lo largo de varios años. Al entrar a los cuarenta y en la primera mitad de tus cincuenta, podrías experimentar algunos de los síntomas de la perimenopausia (el periodo de transición que varía de algunos meses a años antes de la menopausia).

La menopausia suele comenzar cuando ya tuviste tu último periodo, aunque no es oficial hasta que ya hayas pasado un año entero sin menstruar. Puede ser una etapa desorientadora. Al mismo tiempo que notas estos cambios en tu cuerpo y tus ciclos hormonales, podrías también encontrarte en la cúspide de tu confianza y tu carrera, sintiéndote al fin cómoda en la vida. Pero, de pronto, estás despierta a las 3:00 a.m., mirando tu teléfono. O se te dificulta más concentrarte para leer un correo. Pero, de nueva cuenta, es posible que sea porque tu hijo no quiere dormirse o no deje de quejarse, o todavía no haya llegado a casa, aunque ya es medianoche. Quizás empieces a temer abrochar tus jeans favoritos o ya hayas brincado a una talla más arriba.

Entonces, de la nada, de vez en cuando sientes que te prenden fuego cuando los bochornos hacen que tu cuello y tu rostro se enrojezcan. Esto puede provocar momentos incómodos en una videollamada o incluso en una cita para cenar. Tal vez empiezas a brincarte periodos y no has tenido uno en meses. En estos momentos, hablas con una amiga o con tu hermana con cierta timidez. Piensas: *¿Qué me está pasando?* O si sospechas que es perimenopausia, piensas: *¿En serio, ahora? A mi mamá le pasó cuando yo estaba en la universidad. Mis hijos todavía están en la escuela. ¡Me siento muy joven!*

En comparación con mujeres de generaciones anteriores, que se casaban y tenían hijos más jóvenes, muchas de las mujeres que se acercan o entran en la transición de la menopausia hoy en día se encuentran aún en una fase distinta de la vida. A los 50 años podrías estar todavía trabajando tan duro o más que a los 30. A lo mejor estás empezando un nuevo negocio. Es posible que te hayas enamorado por primera vez, o sea la cuarta. Y si estuviste ocupada consolidando una carrera en tus principales años fértiles o te tomó un poco más conocer a una pareja para tener hijos, tal vez estés tratando de empezar una familia mientras muchas de las mujeres de tu edad están hablando de despertarse bañadas en sudor.

En un aspecto más sombrío, podrías estarte preguntando si enfrentarás discriminación en el trabajo por tu edad, lo que puede afectar tu autoestima incluso si te encuentras en tu mejor momento. Es posible que escuches con mayor frecuencia acerca de parejas que se están divorciando. Unas cuantas personas en tus círculos sociales recibieron diagnósticos de cáncer y te preocupa: *¿Seré la siguiente?* Luego recibes una llamada de tu madre, que está envejeciendo y no recuerda que ya le contaste que tu hijo ganó el partido de futbol, y cuando te molestas, ella se pregunta si tienes un trastorno emocional, como si tu irritabilidad estuviera relacionada con alguna vaga enfermedad mental, como la histeria con que etiquetaban a las mujeres en la década de 1950.

El sándwich de la mediana edad moderna, integrado por viajes compartidos y padres ancianos, a menudo junto con una carrera exigente, puede resultar fácilmente abrumador, incluso sin la menopausia. Así que es del todo comprensible que empieces a experimentar los síntomas físicos y emocionales de la transición de la menopausia, lo cual puede llevarte al límite. Pero el conocimiento es poder. Este libro está lleno de información para empoderarte, de consejos e historias que te ayudarán a comprender una de las reglas más importantes de la menopausia: no tienes que sufrirla.

ACEPTAR LO INEVITABLE

Tal vez seas una de las afortunadas. No todas las mujeres experimentarán síntomas de menopausia; algunas tendrán pocos síntomas y otras ninguno. Pero todas las personas con útero y ovarios enfrentarán la transición que lleva al final de la menstruación, por lo regular en algún punto entre mediados de sus cuarenta y mediados de los cincuenta. Para unas, la menopausia podría llegar de modo prematuro y de una manera más repentina, y saltarse el típico periodo inicial. Esto podría deberse a intervenciones médicas como la quimioterapia, un tratamiento de radiación pélvica o la extirpación quirúrgica de tus ovarios. Para algunas personas, la menopausia sólo empieza antes sin ninguna razón evidente.

La carrera típica hacia el momento en que tus ovarios dejan de producir estrógeno y progesterona —las hormonas responsables del ciclo menstrual y la fertilidad— es una etapa distinta de la vida conocida como perimenopausia. Es una progresión a lo largo del tiempo en que todavía liberas óvulos, pero la cifra se reduce y su calidad disminuye. Los síntomas que puedes estar sintiendo en tu cuerpo se relacionan de manera directa con vivir con menos estrógeno o experimentar alteraciones significativas en los niveles de esta hormona. Tales síntomas suelen incluir dolores de cabeza más frecuentes, sangrados irregulares, sudoraciones nocturnas, dolor de articulaciones y bochornos. No es raro tener una sensación generalizada de irritabilidad junto con una depresión que va empeorando y otras cuestiones de salud mental. Para la mayoría de las mujeres que experimentan una menopausia natural, estos síntomas aumentan durante la transición a ella y suelen ser más comunes en los primeros años después de su último periodo menstrual.

Además de los síntomas físicos y mentales, la menopausia puede tener efectos sociales y relacionales. Por ejemplo, si te estresa poder controlar los bochornos en el trabajo, o te relegaron cuando surgió una promoción y se la dieron a alguien más joven, no eres la única. Es cierto que muchas veces hay prejuicios en contra de las perimenopáusicas y posmenopáusicas. Es una combinación de sexismo y una cultura que coloca a la juventud en un pedestal.

Como comparativo, considera que los hombres también experimentan cambios relacionados con el envejecimiento en la mediana edad. Durante décadas, las empresas farmacéuticas y la publicidad han atendido las necesidades de los hombres de mediana edad con disfunción eréctil, mientras que los síntomas de menopausia siguen sin ser reconocidos ni tratados de forma adecuada y, lo que es peor, los menosprecian. Este doble rasero y este prejuicio pueden ser frustrantes, en particular cuando las mujeres de mediana edad son las que dirigen la economía global con su poder económico y su sabiduría.

Es cierto: muchos de los síntomas de la transición de la menopausia son desagradables. Lo más importante es enfocarse en conversaciones saludables sobre el envejecimiento y las transformaciones naturales del cuerpo. Si bien las bromas entretienen y ayudan a popularizar el discurso, la evolución del cuerpo de la mujer no debería ser materia de chiste nada más... o lo que es peor, totalmente ignorada.

Pero existe una buena noticia: tienes mucha compañía. Millones de mujeres por todo el mundo están experimentando su transición a la menopausia... y al fin hablan de ello. Las reglas de tu cuerpo están cambiando, pero ahora puedes leer ese reglamento como nunca antes. Cuando los síntomas provoquen sufrimiento, busca la ayuda que necesitas. Con las herramientas adecuadas para defenderte, incluyendo una actitud inspirada en la comedia, puedes convertir la menopausia en un tiempo para abrazar las nuevas reglas de tu cuerpo en la siguiente fase de la vida.

Sólo ten el abanico a la mano, por si acaso.

UNA HISTORIA DE LA MENOPAUSIA

Estudiar la historia de la menopausia puede darnos algunas pistas sobre por qué esta transición se ha estigmatizado y por qué tantas mujeres la han internalizado como el final de su relevancia. La historia también explica por qué este cambio se percibe como una enfermedad a la vez física y mental.

Pero empecemos con el lado bueno de lo que la cultura antigua puede enseñarnos sobre este momento en la vida y por qué la transición de la menopausia es además un tiempo de celebración. Los antropólogos creen que las mujeres menopáusicas aportan una ventaja que ha ayudado a impulsar la evolución. La "hipótesis de la abuela" sostiene que las mujeres que ya no podían concebir hijos biológicamente vivían para asegurar la supervivencia de los hijos de sus hijos, apoyándolos para liberar su tiempo. Los estudios han descubierto que, en sociedades cazadoras-recolectoras, las abuelas aportaban a los niños comida y cuidados. Y en la Grecia antigua, conforme evolucionaron las comunidades de 700 a 480 a. C., las mujeres posmenopáusicas se tenían como vírgenes renovadas y se las designaba como sacerdotisas.

"La enfermedad de la deficiencia"
Con la evolución de la medicina moderna, la visión de la mujer menopáusica se ha vuelto cada vez menos halagadora.

En el siglo XVII y a principios del XVIII, muchos todavía consideraban que la sangre menstrual contenía componentes tóxicos. Cuando los ciclos se detenían y esas impurezas no se expulsaban con regularidad, se creía que provocaban una serie de problemas en el cuerpo. En otra escuela de pensamiento, quedar libre de la menstruación dejaba al fin a la mujer con más fortaleza, pero la transición hacia esta fase de la vida se convertía en un tiempo de alteraciones y trastornos internos. Para el siglo XIX, en general, los médicos de Estados Unidos consideraban que la menopausia era una "crisis psicológica", de acuerdo con Susan E. Bell, profesora de antropología y sociología. Se creía que la crisis discurría ya fuera hacia "la tranquilidad o el malestar, dependiendo del comportamiento anterior de la mujer y su 'predisposición a enfermedades malignas'".

Estas primeras ideas contribuyeron a la práctica de tratar la menopausia como una enfermedad o un trastorno, así como la diabetes o la depresión: la medicalización de la menopausia. De cierta manera, esta aproximación ayudó a los médicos a tomar más en serio los síntomas de la menopausia y trabajar para encontrar métodos que los resolvieran. Ya no se esperaba que las mujeres padecieran sus síntomas en silencio.

Sin embargo, la medicalización de la menopausia cimentó el mensaje de que se trataba de un problema de salud y era necesario un tratamiento, en lugar de una transformación natural que se pudiera manejar a partir de la experiencia y las preferencias de cada individuo. Es una diferencia sutil de perspectiva capaz de distinguir enormemente la comprensión que tenga una persona de su cuerpo. Tu cuerpo no está roto; sólo está cambiando, y así como sucede con cada cambio, en ocasiones puede ser difícil.

Entre las décadas de 1930 y 1940, esta perspectiva se arraigó todavía más debido al vocabulario médico que definió la menopausia como un "padecimiento de deficiencia" en una serie de artículos escritos por una pequeña élite de profesionales médicos, quienes influyeron en la política y la educación médica, y muchos de sus puntos de vista han perdurado como creencia popular. Es más, las ideas se basaban en un concepto filosófico decimonónico llamado "el eterno femenino". Este principio idealizaba la esencia de una mujer virtuosa como modesta, grácil, pura, delicada y educada.

El mismo grupo de médicos que consideró la menopausia como un padecimiento de deficiencia recomendó el estrógeno como un tratamiento para ayudar con los síntomas, lo cual contribuyó a que se convenciera a la Administración de Alimentos y Medicamentos de Estados Unidos (FDA, Food and Drug Administration) de aprobar la terapia de estrógeno como un tratamiento. Si la falta de estrógeno provocaba síntomas fisiológicos, pensaron, entonces el tratamiento sería reemplazarlo. Escribieron: "la reducción sería más gentil y gradual" y "eliminaría de manera temporal la causa inmediata de los síntomas".

Uno podría decir que la idea era restaurar el eterno femenino y facilitarles la vida a los varones. Este diagnóstico también permitió que los médicos estandarizaran los tratamientos, que muchas veces descuidaban la variación de las dosis necesarias de una mujer a otra, con perfiles de salud biológicamente distintos, así como experiencias subjetivas. Incluso llevó a la redacción de libros como *Forever Feminine*, publicado en 1966 por el doctor Robert A. Wilson. En él, sostenía que la terapia de estrógenos podía curar la "plaga natural" de la menopausia.

A lo largo de las décadas siguientes, la terapia hormonal (TH) se convirtió en el estándar para aliviar los síntomas menopáusicos. Se utilizó también para ayudar a prevenir el riesgo de cardiopatías, ya que los datos de las observaciones mostraban un beneficio preventivo. Luego, en 1985, el Estudio del Corazón de Framingham informó un incremento del doble de casos de cardiopatías relacionadas con el uso de estrógeno a lo largo de un periodo de ocho años, y muchos en la comunidad médica se volvieron más recelosos de la TH. Sin embargo, en aquel entonces, el Estudio de Salud de las Enfermeras y otros más informaron una reducción de 50 % de la probabilidad de desarrollar enfermedad cardiaca en quienes tomaban terapia de estrógenos. La contradicción creó una confusión todavía mayor. Al final, más evidencia parecía mostrar el beneficio de la terapia de estrógenos para reducir el riesgo de cardiopatía. En 1992 un informe de situación del Colegio Americano de Médicos recomendó que todas las posmenopáusicas recibieran terapia de estrógenos para ayudar a prevenir la enfermedad cardiaca.

Más tarde, en 2002, un estudio sin precedentes asombró a la comunidad médica. Las pruebas de la Iniciativa de Salud de la Mujer (WHI, Women's Health Initiative) se iniciaron a principios de la década de 1990 para estudiar diversas cuestiones de salud en mujeres. Fue una de las investigaciones de salud preventiva más grandes en la historia de Estados Unidos, con más de 160 000 mujeres posmenopáusicas involucradas, de entre 50 y 79 años de edad. Pero parte del estudio se detuvo antes, cuando descubrieron que la combinación de un tipo de estrógeno en particular (estrógenos conjugados de origen equino) y una progestina (acetato de medroxiprogesterona) incrementaban el riesgo de enfermedad cardiaca, infarto, coágulos y cáncer de seno. Tales riesgos sobrepasaban otros beneficios de salud. El estudio, sin embargo, no hizo una distinción entre el amplio rango de mujeres observadas. Muchas de las que tenían entre 60 y 70 años ya habían superado el rango de edad en que las mujeres suelen buscar un tratamiento para los síntomas de la menopausia. Además, el estudio sólo había probado con un tipo de terapia hormonal: los estrógenos conjugados de origen equino, más el acetato de medroxiprogesterona.

No obstante, el ruido mediático alrededor de sus resultados provocó que casi todos los médicos dejaran de prescribir TH para aliviar los síntomas de la menopausia. Hacia 2010, el uso de la TH se desplomó a cerca de 5 % de las mujeres entre 50 y 60 años. Se iniciaron tremendos debates sobre los mejores métodos para manejar la menopausia. Los médicos (y sus pacientes) se quedaron con un vacío en el asesoramiento y el tratamiento médicos para los millones de personas que sufrían los síntomas de la menopausia.

Hacia una medicina más inclusiva

Durante muchos años, el campo médico observó la salud femenina con un enfoque limitado sobre problemas relacionados con los senos y los genitales, en lugar de ver el cuerpo y la mente como un todo. Avances considerables en las investigaciones han llevado la salud de la mujer más allá del campo de la retrógrada "medicina de bikini". Las diferencias biológicas en la salud y la enfermedad, basadas en el sexo, ahora son un punto de interés más importante para la Oficina de Investigación de Salud Femenina de los Institutos Nacionales de Salud de Estados Unidos (NIH, National Institutes of Health), en cuanto al diseño y el análisis de la investigación, así como el informe de los resultados del estudio. Existen razones fundamentales para comprender el impacto de la diferenciación del sexo en el estudio de medicamentos, intervenciones y análisis de diagnóstico, y para ver a cada mujer como un paciente individual.

Las investigaciones han reportado que las mujeres son 50 % más propensas a experimentar reacciones adversas a los medicamentos que los hombres. Y las medicinas también pueden tener efectos distintos en hombres que en mujeres. En 2013, por ejemplo, investigadores descubrieron que el zolpidem (Ambien), una de las prescripciones más vendidas para dormir, tiene valores sanguíneos mucho más elevados en las mujeres. Esto llevó, por primera vez, a que la FDA redujera la dosis estándar para las mujeres a la mitad de lo que se sugería para los hombres. Un creciente conjunto de investigaciones muestra la necesidad de prestar más atención a las diferencias de sexo y género en la salud y la enfermedad en general.

Aunado a ello, existe una enorme brecha en la literatura sobre la experiencia de la menopausia en minorías raciales e individuos transgénero. Hacia finales de la década de 1990, un grupo de científicos publicó resultados iniciales del Estudio de Salud Femenina a lo Largo de la Nación (SWAN, Study of Women's Health Across the Nation). El estudio, que se desarrolló durante 23 años, observó la transición de la menopausia entre un grupo de mujeres de mediana edad, étnica y racialmente diverso (afroamericanas, chinas, hispánicas, japonesas y blancas), en Estados Unidos. Entre las múltiples conclusiones, el estudio descubrió que las mujeres negras tienen una tendencia mayor hacia bochornos más frecuentes y tempranos. Sabemos que las mujeres que experimentan bochornos antes suelen tener un riesgo incremental de cardiopatías y las mujeres negras también lo poseen, en comparación con otros grupos de mujeres. Pero se requieren más investigaciones para comprender mejor qué significan las diferencias en los síntomas de la menopausia para las personas de grupos raciales minoritarios. ¿Cómo se relacionan los síntomas, las identidades raciales y culturales, y los resultados en el tema de salud? A partir de las estadísticas actuales, una de cada tres mujeres morirá de enfermedad cardiovascular. Una comprensión mejor y más incluyente de los factores de riesgo es crucial para hacer avances reales en la salud de todas las mujeres.

Un nuevo estándar de cuidados

Desde que se publicaron por primera vez los resultados del estudio de la Iniciativa de Salud de la Mujer, otros análisis han brindado una imagen más clara de sus conclusiones. En 2015 un artículo en el *New England Journal of Medicine* abordó el hecho de que la TH se abandonó en gran medida en los años posteriores a la Iniciativa. El artículo comentaba las interpretaciones fallidas del estudio; en particular, que los resultados de un grupo en su mayoría conformado por mujeres mayores se estaban aplicando en las opciones sanitarias para personas en sus cuarenta y cincuenta.

Mientras tanto, análisis subsecuentes de la Iniciativa, al igual que de otros estudios, confirmaron que los beneficios de la TH sobrepasan los riesgos para la mayoría de las mujeres jóvenes sanas que experimentan síntomas de menopausia. Si los médicos utilizan un método individualizado para manejar la sintomatología, la terapia hormonal puede ser un tratamiento muy efectivo y de bajo riesgo. De hecho, para quienes sean candidatas adecuadas, la TH puede mejorar bastante sus síntomas y su calidad de vida.

La Sociedad Norteamericana de la Menopausia y otras organizaciones líderes en salud femenina ahora recomiendan el uso de TH como una opción de tratamiento seguro y efectivo para casi todas las mujeres sintomáticas menores de 60 años que no hayan superado una década desde el inicio de la menopausia. Además, se ha visto que la TH previene la pérdida ósea y las fracturas.

Es importante recalcar que otros tratamientos pueden ayudar con síntomas de la perimenopausia. Los bochornos, dolores de cabeza, sangrados irregulares, cambios de ánimo y demás síntomas son comunes durante esta transición. Los tratamientos hormonales en la perimenopausia pueden ser diferentes —más fuertes— que los prescritos después de que los periodos ya se detuvieron. La TH en la menopausia no sería tan fuerte como para contrarrestar la fluctuación hormonal durante la perimenopausia, cuando los ovarios siguen funcionando. En otras palabras, no controlaría el sangrado, no prevendría los embarazos ni detendría las caídas de estrógeno que provocan migrañas y cambios de ánimo. La terapia en la perimenopausia depende de los síntomas que experimente la persona. Entre las opciones se pueden incluir píldoras anticonceptivas en dosis bajas, antidepresivos, un DIU con progestina o un antiinflamatorio no esteroideo para controlar el sangrado excesivo.

La ausencia de manejo de la menopausia

Más de 20 años después de la publicación de los resultados de la Iniciativa de Salud de la Mujer, la TH sigue teniendo una mala fama. Ya que los resultados iniciales tan ampliamente publicitados mostraron mayores riesgos que beneficios, sin distinguir entre grupos etarios ni otros detalles de las pruebas, sigue habiendo una gran confusión alrededor de la TH en la menopausia. Muchas mujeres que podrían ser candidatas para recibir TH con la intención de mejorar sus síntomas siguen viéndola con escepticismo porque no han recibido información actualizada de parte de sus proveedores de atención médica sobre la relativa seguridad de la terapia. Muchos médicos siguen actuando bajo el antiguo concepto de que la TH es peligrosa. El esfuerzo por comunicar el equilibrio favorable entre los riesgos y los beneficios de la TH en mujeres posmenopáusicas más sanas y más jóvenes no ha elevado los índices de prescripción. Tales índices bajos incluso se extienden al uso de estrógeno vaginal en dosis menores para manejar los síntomas genitourinarios en las mujeres posmenopáusicas y, en particular, entre las sobrevivientes de cáncer.

El reto va mucho más allá del escepticismo restante relacionado con los estudios de la Iniciativa de Salud de la Mujer. Varios médicos simplemente no están bien preparados para atender los síntomas de la menopausia en sus pacientes porque los programas de entrenamiento médico no los instruyen para el manejo de la menopausia. Una encuesta reciente entre residentes de programas de entrenamiento de obstetricia y ginecología, medicina interna y medicina familiar en Estados Unidos mostró que la mayoría no recibe más de 1 o 2 horas de enseñanza sobre la menopausia, y en general se sienten poco preparados para gestionar casos de mujeres con síntomas de menopausia. Esta escasez de entrenamiento a nivel superior implica que las mujeres de hoy experimentan la ausencia de un manejo de la menopausia, la cual, para bien o para mal, ha creado oportunidades de mercado.

LA NUEVA FRONTERA EN LA SALUD DE LA MUJER

Las mujeres que entran en los años de transición a la menopausia ahora representan un segmento considerable de 28 billones de dólares de la economía femenina global. Muchas de éstas experimentan síntomas que alteran de manera significativa su calidad de vida. Y no se limitan. Su curiosidad y actitud promueven lo que ahora se estima un mercado de 600 mil millones de dólares para el manejo de la menopausia.

En respuesta a esta demanda, están apareciendo nuevas empresas en cada área del manejo de la menopausia, desde productos de venta libre para el cuidado del cabello y la piel hasta suplementos naturales alternativos que promocionan remedios sin hormonas para los bochornos y probióticos para la pérdida de peso. Existen barritas energéticas que se venden como "energía para la pausia" (para que entres a la menopausia "¡como la jefa!") y prescripciones sin marca aprobadas por la FDA. Y la industria tecnológica, al fin enfocada en la salud de la mujer, empezó una carrera para llenar los espacios en el mercado de la menopausia con aplicaciones, dispositivos, terapias digitales, clínicas virtuales y más.

Este amplio espectro de opciones sin duda te abrumará cuando veas de inmediato que muchos de los productos no tienen una base científica ni ofrecen maneras para que las mujeres exploren aún más los riesgos frente a los beneficios. Algunos productos están acompañados de afirmaciones de parte de los médicos, pero por desgracia eso no es una señal automática de que haga todo lo que dice hacer. Por un lado, este mercado dirige la tan necesaria atención hacia la salud de la mujer y esta brecha terapéutica. Por otra parte, implica que las mujeres que buscan un tratamiento necesitan volverse consumidoras expertas en salud.

Es importante mantener un alto grado de escepticismo en lo que concierne a las declaraciones de salud sobre las soluciones para el manejo de la menopausia que parecen demasiado buenas para ser verdad y casi siempre carecen de evidencia de alta calidad para sustentarlas. Es primordial comprender cómo distinguir un método útil y científicamente sólido de las pociones milagrosas, sobre todo porque cualquiera de los dos puede venir con el apoyo de un médico reconocido. La primera regla es ser una consumidora cautelosa. Si se ve demasiado bueno para ser verdad, lo más probable es que lo sea. Si alguien te promete una cura para la menopausia o la fuente de la juventud y soluciones en contra del envejecimiento, recuerda: ¡no existe una cura milagrosa para la menopausia (ni para el envejecimiento)! Vuelve esto tu mantra: *no es una enfermedad, es un proceso natural con síntomas que se pueden aliviar.*

Entonces, ¿qué hacer si tu médico no parece tener la menor idea de qué estás hablando cuando intentas discutir la perimenopausia o la transición de la menopausia, o lo que es peor, si te sugiere que te aguantes? Si es posible, busca un profesional más informado. Si te preocupa que tu médico promueva tratamientos sin una base empírica —o simplemente no recibes el apoyo experto que necesitas para lidiar con los síntomas— es momento de buscar refuerzos. Dirígete a fuentes confiables, como Mayo Clinic o la North American Menopause Society. Éstas pueden referirte con expertos en menopausia que sean confiables y accesibles, y con practicantes certificados en tratamientos para la menopausia.

UN NUEVO REGLAMENTO

Este libro está diseñado para darte la información necesaria para tomar las riendas y ser tu propia defensora en la transición a la menopausia. Está organizado en tres partes.

En la primera parte conocerás cómo y por qué las reglas de tu cuerpo cambian conforme transcurren la perimenopausia y la menopausia. Los capítulos se enfocan en definir y explicar las fases de la menopausia, los retos y soluciones específicas en la perimenopausia, y los cambios que se dan en todo el cuerpo. Inclusive, encontrarás comentarios sobre la menopausia temprana y las múltiples experiencias distintas de menopausia, dependiendo de tu identidad, tus antecedentes y tu entorno. Si tu comentario constante durante la mediana edad ha sido, "¿qué está pasando?", esta primera parte es un buen lugar para empezar.

La segunda parte trata la posible razón de que estés leyendo este libro: manejar los síntomas de la menopausia. Con capítulos que se enfocan en la última experiencia de la terapia medicinal, los tratamientos holísticos y las estrategias centradas en cada síntoma, esta sección te empoderará para encontrar las soluciones más efectivas para tus síntomas y tu vida, de la mano de tu propio proveedor de atención médica. Con los recientes descubrimientos y avances, existen más opciones que nunca antes, y se pueden personalizar para empatar con tus necesidades personales.

En la tercera parte, los capítulos miran más allá en el camino. Una mujer promedio de 55 años de edad tiene una expectativa de vida de 30 años o más después de llegar a la menopausia… ¡es un tercio de tu vida! Y si bien quedarás libre de la probabilidad de un embarazo no planeado, poner atención en otros riesgos de salud que se presentan con la edad te puede ayudar a sacar todo el provecho a esta etapa de tu vida. Los capítulos contienen información importante sobre revisiones, cuidados preventivos y consejos de estilo de vida para tener un corazón sano, huesos fuertes, una salud mental fuerte y mucho más.

Ya sea que de inmediato empieces con el capítulo 1 o te saltes partes en busca de respuestas más específicas, este libro te ayudará a obtener cierta perspectiva respecto a la menopausia y comprender la transición de tu cuerpo. Al final, te será de utilidad para sentirte más fuerte, tener una mejor sensación de control y adueñarte del proceso.

La transición a la menopausia es tu experiencia única. Es una progresión natural. No necesitas sufrirla. ¡Y puedes ayudar a escribir tus propias reglas!

1

Comprenderla

CAPÍTULO 1

¿Qué es la menopausia?

En lo referente a estas nuevas reglas, podría parecer que tu cuerpo está cambiando y nadie te avisó. Cumpliste 45 años y empezaste a subir de peso, aun cuando todavía te mantienes activa. De pronto comenzaste a sentir un bochorno ocasional y ahora más que nunca eres incapaz de recordar dónde dejaste el teléfono. Luego tu periodo se altera un poco.

No son ideas tuyas; tu cuerpo sí está cambiando. Al acercarte y entrar a la menopausia, tu química y tu fisiología mutan hacia una nueva serie de reglas y una nueva versión de lo que es normal.

FUNDAMENTOS

En pocas palabras, llegaste a la menopausia cuando ya tuviste tu último periodo y tu ciclo menstrual se detuvo. Sin embargo, como casi la mayoría de las mujeres, no sabrás con seguridad que llegaste a este punto (y un profesional de la salud no lo diagnosticará) hasta que haya pasado un año desde tu último periodo.

Conforme te acercas a la menopausia y la atraviesas, los años previos y posteriores a ella traen grandes cambios para tu cuerpo. Es una etapa normal de la vida que les pasa a todas las personas nacidas con útero y ovarios. ¡Aunque se puede sentir como todo menos algo normal!

La menopausia se da cuando los ovarios dejan de producir estrógeno y progesterona, las hormonas femeninas cruciales para la fertilidad y los ciclos menstruales. En la mayoría de las mujeres, la menopausia se da de manera natural en algún punto alrededor de los 52 años. Incluso puede ser resultado de un procedimiento médico, como la quimioterapia, la radioterapia pélvica o la extirpación quirúrgica de los ovarios.

Casi todas las mujeres notarán cambios en su cuerpo años antes de la menopausia (perimenopausia) y después de ella (posmenopausia). Tales cambios, al igual que la menopausia misma, son distintos para cada persona. Algunas experimentan muchos síntomas, incluyendo bochornos y sudoraciones nocturnas extremas, los cuales pueden alterar la vida cotidiana y durar años. Otras quizá no perciben casi ninguna alteración.

La experiencia de cada una es única. Y si bien algunos cambios que puedas sentir tal vez sean sorprendentes o desagradables —¡o ambos!—, ten en mente que estás pasando por una etapa natural de tu vida. Y lo que es más importante, debes saber que existen formas de tratar o ayudar a manejar estos síntomas. No tienes por qué sufrir.

No te preocupes... ¡Tú puedes!

CAMBIOS HORMONALES A LO LARGO DE TU VIDA

En la vida, las hormonas tienen una función crucial en tu salud y tu desarrollo. Se trata de sustancias químicas que influyen en otras células de tu cuerpo, muy parecidas a pequeños mensajeros químicos. Cuando eres joven, los valores bajos de la hormona femenina llamada estrógeno influyen

BASE HORMONAL

Tus hormonas cambian en cada momento de tu vida y tienen funciones importantes en la salud reproductiva. Veamos algunas de las más relevantes.

Estrógeno. Esta hormona femenina se libera en los ovarios. Ayuda a regular el ciclo menstrual durante los años reproductivos. Las cifras de estrógeno suben y bajan a lo largo del ciclo menstrual, y disminuyen de manera significativa en la menopausia. Antes de llegar a esta etapa, el estradiol, también llamado E2, es la forma principal de estrógeno en el cuerpo. Después de la menopausia, la estrona o E1, se convierte en la forma dominante.

Progesterona. Esta hormona femenina, también liberada por los ovarios, estimula al útero para que se prepare para la gestación y ayuda a conservar el embarazo. Los valores de progesterona disminuyen después de la menopausia.

Hormona foliculoestimulante (FSH, Follicle-Stimulating Hormone). Esta hormona, secretada por la glándula hipófisis, estimula los ovarios para que produzcan óvulos. (En los hombres, la FSH estimula la producción de esperma.) Las concentraciones de FSH aumentan y disminuyen durante tu ciclo menstrual, y se incrementan en la menopausia.

Hormona luteinizante (HL). Esta hormona, también secretada por la glándula hipófisis, promueve la ovulación. Las cifras de HL se disparan en la menopausia.

Testosterona. Esta hormona, más dominante en los hombres, pertenece a una clase de hormonas llamadas *andrógenos*. Se produce en pequeñas cantidades en las mujeres, tanto por los ovarios como por las glándulas suprarrenales. La testosterona tiene un papel en la función sexual. Los valores de testosterona disminuyen gradualmente con la edad y no decrecen a causa de la menopausia en específico.

Hormona antimülleriana (HAM). Se cree que esta hormona ovárica regula la cantidad de folículos que se desarrollan en cada ciclo menstrual. Las concentraciones de HAM están vinculados a la cantidad de óvulos en reserva y se pueden medir para predecir la fertilidad. Los investigadores aún exploran si el análisis de HAM, ya sea por sí solo o junto con otros factores, también podría dar un estimado de qué tan cerca te encuentras de la menopausia.

CÓMO FLUCTÚAN LOS VALORES HORMONALES

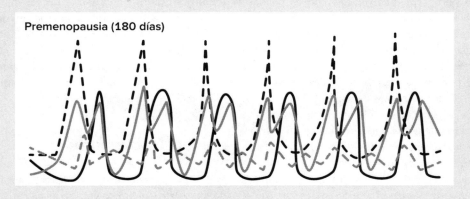

Premenopausia (180 días)

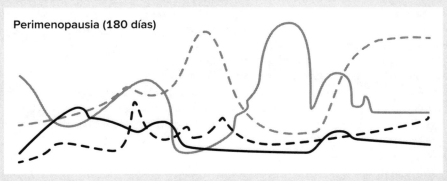

Perimenopausia (180 días)

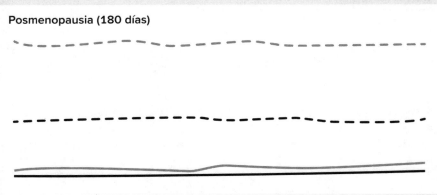

Posmenopausia (180 días)

———— Estrógeno	———— Progesterona
– – – – Hormona foliculoestimulante (FSH, Follicle Stimulating Hormone)	– – – – Hormona luteinizante (HL)

en el crecimiento de tus huesos y músculos, así como de tu cerebro, corazón y vasos sanguíneos. Conforme te acercas a la pubertad, la producción de estrógeno aumenta y tienes tu primer periodo.

Durante tus años reproductivos, las concentraciones hormonales suben y bajan mes con mes. De hecho, es esta fluctuación constante la que controla tu ciclo menstrual. Al inicio de cada ciclo en el mes, las cifras de estrógeno y progesterona son bajas. Empiezan a subir, engrosando la pared de tu útero mientras se prepara para recibir un óvulo (ovocito). Alrededor de 14 días de empezado el ciclo, las concentraciones hormonales se elevan de nuevo cuando ovulas, que es el momento en que el óvulo deja tu ovario y viaja a través de las trompas de Falopio hacia tu útero. Si no te embarazas en este momento (porque el óvulo no queda fertilizado por el espermatozoide), los valores hormonales empiezan a disminuir y tu pared uterina se desecha con el periodo. Sucede una y otra vez, mes con mes, a lo largo de tus años reproductivos.

Conforme envejeces, sin embargo, y cerca ya del fin de tu etapa reproductiva —por lo general a mediados de tus cuarenta—, el incremento y descenso consistente de las hormonas empieza a modificarse. La frecuencia con que tus ovarios producen estrógeno y progesterona se torna menos predecible.

Estos cambios hormonales marcan el inicio de la perimenopausia. Pueden causar ciclos menstruales irregulares y otros síntomas, como bochornos y resequedad vaginal. Tales fluctuaciones y cambios pueden persistir varios años antes de que experimentes tu último ciclo menstrual.

Con el paso del tiempo, la producción de hormonas reproductoras se desacelera tanto —y la cantidad de óvulos guardados en los ovarios se reduce lo suficiente—, que tus periodos se detienen por completo. Cuando esto sucede y no has tenido un periodo durante por lo menos 12 meses, sabes que llegaste a la menopausia.

ETAPAS DE LA MENOPAUSIA

Puede que la menopausia esté marcada por tu último periodo, pero este cambio de vida no se da de la noche a la mañana. La transición de la menopausia por lo general tiene tres etapas: perimenopausia, menopausia y posmenopausia.

Perimenopausia
Gran parte de los síntomas que la mayoría de las mujeres relaciona con la menopausia —desde bochornos hasta periodos irregulares— en realidad inicia en la perimenopausia. Esta etapa, cuyo nombre significa *alrededor de la menopausia,*

¿QUÉ ES LA MENOPAUSIA PREMATURA?

Es cuando la menopausia se presenta antes de llegar a los cuarenta años. Puede darse de manera natural o puede ser provocada por intervenciones médicas, como cirugías o tratamientos para el cáncer.

Así como las mujeres de una edad promedio en la menopausia, quienes atraviesan una menopausia prematura dejan de tener sus periodos y no pueden embarazarse sin asistencia médica en la procreación. Se estima que alrededor de 1% de las mujeres experimenta menopausia prematura.

Si dejaste de tener tu periodo antes de los 40 y no sabes por qué, consulta a tu proveedor de atención médica para que te realice análisis adicionales.

Las mujeres que pasan antes por la menopausia se podrían beneficiar de tomar terapia hormonal para prevenir algunos riesgos potenciales de salud más adelante. La menopausia prematura se retoma en detalle en el capítulo 4.

es el tiempo previo a la menopausia (o tu último periodo). Las mujeres suelen comenzar su perimenopausia a mediados de sus cuarenta (47 años es el promedio). Pero es normal que empiece en cualquier momento desde principios de los cuarenta hasta inicios de los cincuenta.

Las fluctuaciones en tus valores de estrógeno y progesterona promueven la perimenopausia. Los cambios en tu ciclo menstrual muchas veces dan la primera señal. En un principio podrías notar que pasa más tiempo entre un periodo y otro, o notar que estás sangrando más o menos días de lo usual. Tu sangre menstrual puede tener más coágulos, o podría cambiar de color ligeramente. Los bochornos y las sudoraciones nocturnas también son comunes. Más adelante en la perimenopausia, los periodos podrían volver a cambiar. Posiblemente ocurran más separados o más seguido por un tiempo, y tal vez se sumen otros síntomas a la mezcla.

La perimenopausia se siente diferente para cada mujer que la experimenta. Unas cuantas afortunadas transitarán por la perimenopausia y la menopausia sin ningún síntoma que altere su rutina diaria. Algunas experimentarán esas señales y síntomas 1 o 2 años nada más, mientras que otras estarán casi 10 años en perimenopausia antes de llegar a la menopausia. Lo más común es que las mujeres se queden en la etapa de la perimenopausia entre 4 y 8 años.

Si bien la experiencia de cada persona es única, las investigaciones han identificado ciertos patrones. Por ejemplo, el Estudio de Salud Femenina a lo Largo de la Nación (swan, Study of Women's Health Across the Nation) encontró que la etapa de la perimenopausia suele durar más para las mujeres que entran en ella antes. Asimismo, las mujeres afroamericanas en el estudio estuvieron más tiempo en la perimenopausia que las blancas, las chinas y las japonesas. Se requiere más investigación para comprender por completo dichos patrones.

Dado que los síntomas no siempre son claros —y pueden cambiar sobre la marcha—, puede ser difícil saber con exactitud cuándo inicia tu perimenopausia. Si experimentas cambios menstruales y otras señales o síntomas perimenopáusicos, es buena idea hablar con tu profesional de la salud. Juntos pueden asegurarse de que no haya otro motivo para dichos cambios.

Para un desarrollo más profundo sobre la perimenopausia, consulta el capítulo 3.

Menopausia

La menopausia es una etapa a la que no sabes que ya llegaste hasta que pasa un año entero. Y esto es así porque la menopausia sólo se considera oficial cuando ya transcurrieron 12 meses completos sin un periodo menstrual.

LÍNEA DEL TIEMPO DE LA MENOPAUSIA

Adaptado de Organización Mundial de la Salud, *Research on the Menopause in the 1990s: Report of WHO Scientific Group.* Who Technical Series 866; 1996.

¿Por qué esperar un año para determinarlo? Porque algunas personas piensan que ya pasaron la menopausia después de unos cuantos meses sin menstruar, sólo para recibir la sorpresa de tener varios ciclos más adelante. Sin embargo, una vez que hayas pasado un año completo sin menstruación, podrás estar bastante segura de haber concluido la transición. En promedio, esto sucede alrededor de los 52 años, aunque existe un rango muy amplio de "normal" que va de mediados de los cuarenta a finales de los cincuenta.

Posmenopausia

La posmenopausia inicia después de que tuviste tu último periodo y continúa el resto de tu vida. Suele significar que pasarás en esta etapa por lo menos un tercio de tu vida. Para muchas personas, después de que los síntomas de la menopausia se vuelven menos frecuentes y dejan de ser algo cotidiano, esta fase de la vida está plena de una nueva libertad. Varias mujeres te dirán que lo mejor de llegar a la menopausia

es ya no tenerse que preocupar por los periodos, pero hay otros beneficios adicionales. Por ejemplo, tampoco tienes que preocuparte por quedar embarazada. Y muchos de los síntomas incómodos o perturbadores que quizás experimentaste en la perimenopausia —como dolor en los senos y cambios de ánimo— suelen desaparecer también. Tus hormonas ahora se asientan en valores bajos y estables, en lugar de fluctuar como lo hicieron a lo largo de tu vida reproductiva.

Es posible que algunos síntomas de la perimenopausia continúen hasta la posmenopausia. Los bochornos por lo general se quedan unos cuantos años más, y la resequedad vaginal puede ser permanente o incluso empeorar con el tiempo. A menudo también aparecen otros cambios corporales con el tiempo debido a las bajas concentraciones de estrógeno y otros procesos naturales del envejecimiento. Por fortuna, muchas de estas condiciones se pueden gestionar con tratamientos y cambios en el estilo de vida que te ayuden a permanecer cómoda y activa.

CAMBIOS EN LA FERTILIDAD

Tu capacidad de embarazarte llega a su clímax en tus veinte, y luego el embarazo se vuelve menos probable con la edad. Este deterioro de la fertilidad empieza por lo general después de los 35 años y continúa a lo largo de la menopausia.

Una vez que se inicia la perimenopausia, concebir es más difícil, pero sigue siendo posible. De hecho, todavía puedes embarazarte, aunque no hayas tenido un periodo en varios meses. Sólo en la posmenopausia ya no eres capaz de concebir de manera natural.

Para algunas mujeres llegar a esta etapa de la vida puede ser un ajuste y podría sentirse como una pérdida. Aun si no tenían planeado tener más hijos (o alguno), tal vez lamenten la pérdida de su fertilidad como parte de su identidad. Para otras, la pérdida de la fertilidad es un tiempo de alivio, una época para relajarse y disfrutar del sexo sin preocuparse por el control natal ni por el riesgo de embarazo.

Sólo ten cuidado de no eliminar tu método anticonceptivo muy pronto. Vale la pena repetirlo: las mujeres sí se embarazan en los años y meses previos a la menopausia. De hecho, los ciclos menstruales fluctuantes tan comunes durante la perimenopausia pueden provocar una ovulación impredecible: es difícil saber cuándo eres más propensa a quedar embarazada.

Por supuesto, esta impredecibilidad también puede ser muy frustrante si estás intentando embarazarte en los años en que entras a la perimenopausia. En los capítulos 3 y 4 encontrarás mayor información sobre qué opciones podrían ayudar a elevar tus probabilidades y de qué otra manera puedes extender tu familia.

CAMBIOS EN EL CICLO MENSTRUAL

Con frecuencia, uno de los primeros indicios de la perimenopausia es el cambio en el ciclo menstrual. Se debe principalmente a causas naturales en la ovulación (incluidas alteraciones en la frecuencia de la ovulación) y los valores hormonales, entre ellos los del estradiol, el principal estrógeno que producen los ovarios. Sin importar qué tan regulares (o irregulares) hayan sido tus periodos desde siempre, estos cambios tienen la capacidad de alterar tu ciclo menstrual.

Para algunas mujeres, los cambios son sutiles. Para otras, los cambios son obvios… y desconcertantes. Tu periodo puede llegar más o menos seguido. Quizá dure más días de lo normal, o se vuelva muy corto. Si has tenido años de un periodo poco predecible, podría de pronto funcionar como relojito. Tal vez sea más ligero, con un goteo breve como resultado, o más abundante que nunca, desbordando las toallas e incluso manchando tu ropa.

Uno de los hechos más frustrantes para varias mujeres es que todo lo anterior podría suceder. Un mes, tu periodo llega una semana tarde y es más ligero. Pero después, al siguiente, se adelanta una semana y es tan profuso que te causa alarma.

Para algunas, un sangrado abundante o prolongado puede afectar su vida social, sus relaciones sexuales y sus niveles de estrés. Con menos frecuencia, los ciclos menstruales inusualmente abundantes pueden provocar fatiga, dolor de cabeza o anemia. Es importante consultar a tu proveedor de atención médica si tienes cualquier sangrado anormal.

Tal vez sea reconfortante saber que no estás sola… y que esta montaña rusa no dura para siempre. Casi todas las mujeres (alrededor de 90 %) que pasan por una menopausia natural experimentan cambios en sus ciclos menstruales antes de su último periodo. Para la mayoría, tales cambios se resuelven en un promedio entre 4 y 8 años. Para unas, los síntomas duran más tiempo.

QUÉ CAMBIOS PUEDES ESPERAR

Cuando las mujeres llegan a la mediana edad, comienzan a darse muchos cambios. Algunos de ellos son buenos. Por ejemplo, varias mujeres en sus cuarenta y cincuenta se sienten más seguras, decididas y con mayor autoconfianza que nunca antes. Hay cambios, por otro lado —como los que le ocurren a tu cuerpo y sus sistemas—, que parecen mucho menos positivos.

Si estás cerca de la menopausia, lo más seguro es que ya hayas escuchado historias. Por lo menos has oído hablar de los bochornos y el incremento de peso, sobre los cambios de ánimo y en la libido. Quizá te agobie lo que vaya a pasar cuando llegues a la menopausia… porque puede variar muchísimo de una persona a otra.

FOCOS ROJOS: ¿MENOPAUSIA, U OTRA COSA?

Los cambios en tu ciclo menstrual suelen ser una parte normal de la perimenopausia, pero, en algunas ocasiones, el sangrado anormal podría requerir otras evaluaciones para descartar una condición más grave. Consulta con tu profesional de la salud si experimentas cualquiera de los siguientes puntos:

- Dejas de tener periodos menstruales antes de cumplir 45 años.
- Tus periodos se vuelven tan abundantes que tienes que cambiar tus tampones o toallas cada 1 o 2 horas durante dos o más horas.
- Tus periodos duran rnás de siete días o varios días más de lo normal.
- Estás sangrando o goteando entre periodos.
- Tus periodos son cada vez más cercanos, por lo regular con menos de 21 días entre ellos.

Tu proveedor de atención médica te puede ayudar a decidir si estos cambios son una parte normal de la experiencia de tu perimenopausia o si indican una condición alterna.

HISTORIA PERSONAL: JOSEPHINE | 50 AÑOS

"La menopausia me tomó completamente por sorpresa. En particular al haber crecido en una familia afroamericana, en la que los problemas de salud de las mujeres jamás se comentaban —desde la pubertad hasta la menopausia—, nunca había escuchado a nadie hablar de la menopausia. Si bien me sentía feliz de que mis periodos abundantes se estuvieran volviendo más ligeros y menos frecuentes a finales de mis cuarenta, me quedé impactada ante mi incapacidad de concentrarme y mi volatilidad emocional. Hasta me volví más sensible a la temperatura, incluyendo sentirme muy acalorada en ocasiones, cuando otros estaban cómodos. Tal vez lo más molesto de todo fue que ya no lograba dormir toda la noche.

Un campamento familiar me ayudó por fin a relacionar los síntomas con la menopausia. Al pasar tanto tiempo juntas, quedó muy claro que mi hija (que acababa de empezar su periodo) y yo estábamos emocionalmente muy inestables. Había mucho llanto y muchos gritos, y con frecuencia no podía ni recordar después por qué había pasado. Al margen, estoy muy orgullosa de mi esposo por sugerir que debía comentar mis cambios de ánimo con mi médico, sin decirme que estaba trastornada.

Cuando fui a ver a mi doctora de cabecera, se veía muy dudosa de prescribir nada y aterrada del cáncer de seno como resultado de tomar estrógenos. Yo entendía el riesgo, pero no tenía antecedentes familiares y mis síntomas de menopausia estaban afectando mucho mi vida. Con el tiempo me recetó una dosis baja de terapia hormonal.

El resultado fue que, si bien mis síntomas mejoraron un poco, sangraba bastante. Todo el tiempo. Un año. En resumen, tuve mi periodo durante un año. Pero no quería volver con esa doctora y seguí esperando que terminara.

Al final encontré un médico especializado en salud femenina y manejo de la menopausia. Verlo fue fantástico. Ahora tomo tanto progesterona como estrógeno, y juntas controlan los síntomas y el sangrado. Mi niebla mental y la volatilidad ya no son un problema, y soy mucho más feliz. Todavía me despierto algunas noches, pero ya no es diario. Mis relaciones y mi carrera han avanzado.

Aunado a ello, fue útil unirme a una comunidad en línea para escuchar de otros síntomas. También intento hablar de mi experiencia para que las demás no vayan a ciegas. Encontrar a un médico capaz de hacer equipo contigo para lidiar con la perimenopausia y la menopausia es elemental. ¡Tú importas!

A nivel físico, es posible que muchas mujeres sólo perciban unos cuantos cambios menores —cierta sensibilidad en los senos tal vez, o el ocasional bochorno— en los años previos a la menopausia. Otras sentirán que su mundo de pronto está de cabeza. Continúa leyendo para aprender más sobre los cambios que podrías experimentar durante la transición de la menopausia, incluidos:

- Bochornos y sudoraciones nocturnas
- Problemas de sueño
- Aumento de peso
- Cambios de ánimo
- Dolor en los senos
- Problemas vaginales
- Problemas urinarios
- Dolores de cabeza
- Problemas de memoria y cognición
- Dolor de articulaciones
- Cambios en el cabello, la piel y la vista
- Cambios en la audición
- Problemas dentales
- Cambios óseos
- Cuestiones cardiovasculares

Si la lista te parece deprimente, no cierres el libro todavía. Sí, algunos de los cambios por los que pasará tu cuerpo serán un reto, pero aún hay esperanza. Sigue leyendo. La segunda parte está llena de experiencias relacionadas con las formas más efectivas de tratar o manejar los síntomas de la menopausia. Asimismo, se presentan historias personales —como la que aparece en la página anterior—, presentes a lo largo del libro, dándole voz a una amplia variedad de vivencias de personas reales.

Salir avante

La menopausia es una parte natural de la vida, no una enfermedad. Podrías no tener ninguno de los síntomas mencionados en esa larga lista o podrías experimentar algunos de ellos.

Sea cual sea tu experiencia personal, debes saber que existen recursos disponibles más que nunca para ayudarte a comprender y gestionar la menopausia. Si trabajas con un proveedor de atención médica confiable y bien informado, y recabas otras herramientas, tendrás lo que necesitas para manejar cualquiera de los síntomas que puedan aparecer y llegar del otro lado de la menopausia mientras disfrutas una vida activa, vibrante y sana.

CAPÍTULO 2

Cambios corporales de pies a cabeza

No estás imaginando nada. Tus ojos están más resecos. La piel te pica. Te salen canas en nuevos lugares. Y la forma de tu cuerpo está cambiando, incluso si comes menos y te mueves más que antes.

Estas señales y síntomas son reales, y son parte de la transición natural por la que atraviesa tu cuerpo conforme tus periodos llegan a su fin.

Estabas esperando bochornos, ¿cierto? ¿Pero no dolor en las articulaciones ni ojos resecos? En definitiva, no estás sola.

Muchas mujeres ni siquiera piensan en la menopausia cuando experimentan por primera vez síntomas raros. Después de todo, muchos de ellos comienzan cuando tus periodos siguen siendo bastante regulares, y muchos no tienen una conexión obvia con las hormonas.

Es común preocuparse por que algo esté mal con tu salud, en lugar de reconocer esos cambios como parte de un proceso natural.

Los investigadores siguen aprendiendo sobre todos los síntomas relacionados con la menopausia. Pero esto sí es seguro: la pérdida gradual de estrógeno en tu torrente sanguíneo es la responsable de una amplia gama de cambios por todo tu cuerpo, no sólo en tu sistema reproductor.

Este capítulo aborda los cambios físicos que podrías experimentar. Una vez que comprendas todas las cosas que le podrían pasar a tu cuerpo, podrás decidir cómo manejarlas. Por supuesto, no tienes que tratar cada síntoma. En algunos casos sólo es útil tener la tranquilidad de que lo que estás sintiendo es perfectamente normal.

LOS SÍNTOMAS DE CADA PERSONA SON DISTINTOS

No se presenta ninguna línea del tiempo ni esquema general para la transición a la menopausia. Cada persona nacida con ovarios la atraviesa de manera distinta. Así que es imposible predecir con exactitud qué síntomas podrías experimentar o cuándo podrían aparecer.

La perimenopausia inicia por lo común años antes de tu último periodo menstrual. (Ve la página 26.) Los síntomas físicos relacionados con los cambios hormonales muchas veces inician en ese momento, no el día en que tus periodos terminan de forma permanente. Mujeres en todas las fases de perimenopausia y menopausia informan sobre un margen muy amplio de cambios corporales. Para algunas, los síntomas físicos que afloran alteran por completo su rutina cotidiana. Otras apenas notan alguna diferencia. Y existe quienes se encuentran en medio de las dos.

Donde sea que te encuentres en ese espectro, es importante ser consciente y estar informada sobre lo que está pasando.

¿QUÉ ESTÁ PROVOCANDO ESTOS CAMBIOS?

La respuesta corta es: las hormonas.

Conforme te acercas a los treinta, tus ovarios empiezan a generar menos estrógeno y progesterona —las hormonas que regulan la menstruación— y tu fertilidad disminuye. En los años anteriores a la menopausia, tus valores hormonales pueden elevarse y desplomarse de forma irregular, dramática e impredecible. Esto suele provocar que tus periodos menstruales se vuelvan más largos o más cortos, más abundantes o más ligeros, y más o menos frecuentes, hasta que con el paso del tiempo ya no los tengas. (Dato curioso: ¡es posible que vivas todas esas variaciones antes de que tu periodo se detenga!)

Tales fluctuaciones afectan mucho más que tus reservas de toallas femeninas y el hecho de que te puedas embarazar. Las alteraciones en tu producción hormonal pueden desencadenar una cascada de cambios físicos por todo tu cuerpo.

El estrógeno es una central eléctrica. Se genera de modo principal en los ovarios y se libera hacia el torrente sanguíneo, donde viaja hasta las células de todo tu cuerpo, incluyendo tus órganos reproductores, cerebro, corazón, vasos sanguíneos y huesos. Ayuda a regular muchas funciones corporales. Cuando el estrógeno baja, puedes sentirlo de pies a cabeza.

Al mismo tiempo, es posible que experimentes síntomas que no están directamente relacionados con un descenso en la cifra de estrógeno. En otras palabras, no puedes culpar a tus hormonas por todo. Algunos cambios en tu cuerpo se deben nada más al hecho de envejecer.

Tus opciones de tratamiento para los síntomas menopáusicos pueden ser diferentes de tus alternativas para tratar síntomas que no tengan nada que ver con las hormonas. Tu médico o practicante te puede ayudar a separar los síntomas y manejarlos de una manera apropiada.

CARACTERÍSTICAS DE LOS SÍNTOMAS

El resto del capítulo observa con detenimiento los diversos cambios en el cuerpo vinculados con los años de menopausia. Si esta lista te abruma un poco… pues, no te equivocas. Los síntomas pueden afectar casi todo el cuerpo y algunos son desagradables. Sin embargo, son una parte natural de las transformaciones significativas que tienen tus sistemas corporales.

Recuerda: es probable que no experimentes de forma grave cada síntoma en esta lista. Pero saber qué está pasando (y por qué) te puede empoderar para platicar sobre los cambios, normalizarnos y buscar soluciones cuando sea necesario.

En la segunda parte encontrarás mucho más sobre cómo manejar o tratar cualquier síntoma que te esté desestabilizando.

BOCHORNOS

Dado que la producción de estrógeno baja de manera considerable alrededor de la menopausia, la mayoría de las mujeres experimenta una desregulación de temperatura hasta cierto grado, casi siempre en la forma de bochornos. Los bochornos, sofocos y sudoraciones nocturnas son lo mismo. La única diferencia es que las sudoraciones nocturnas se dan en la noche. El término médico para los tres es *síntomas vasomotores*. Son los indicios más comunes de la transición de la menopausia.

Un bochorno es la sensación repentina de calor que se extiende por todo tu cuerpo. Suele ser más intensa en la zona del rostro, cuello y pecho. Durante un bochorno, tu piel se enrojece, ya sea de forma extendida o con manchas, como si te sonrojaras. Podrías empezar a sudar; en ocasiones, de manera profusa. Además, tu corazón podría latir más rápido. Una vez que el calor pasa, te dan escalofríos.

A veces, los bochornos son moderados, provocando una ligera sensación de calidez. En otras te pueden dejar como si acabaras de salir de una sesión de hot yoga. Las sudoraciones nocturnas se dan en los mismos términos. Unas pueden ser tan fuertes que te despierten, al grado de necesitar un cambio de pijama.

Un bochorno por lo general dura entre 1 y 5 minutos. Podría repetirse varias veces en una hora, unos cuantos episodios al día o solo 1 o 2 veces al mes. Varía mucho de una persona a otra. Pero lo más probable es que tengas tu propio patrón consistente. Por lo general, los bochornos se vuelven más frecuentes conforme tus periodos desaparecen. Tienen su clímax en los dos años posteriores a tu último periodo, luego disminuyen con el tiempo.

Cambios en el hipotálamo

Durante mucho tiempo no se supo qué causaba los bochornos con exactitud, pero los investigadores al fin empiezan a comprenderlos mejor.

Una parte del cerebro llamada *hipotálamo* produce hormonas que regulan una cantidad de funciones en tu cuerpo, incluyendo el hambre y la sed. Uno de los principales trabajos del hipotálamo es mantener la temperatura de tu cuerpo no muy caliente y no muy fría.

Pero en la transición a la menopausia, mientras los valores de estrógeno fluctúan y decaen, esta regulación térmica puede salirse de control. La razón es que el estrógeno circulante en el cerebro ayuda a manejar la señalización química de las neuronas que liberan kisspeptina, neurocinina B y dinorfina, conocidas como neuronas KNDy. Cuando las concentraciones de estrógeno fluctúan, la señalización no se regula.

Como resultado, tu hipotálamo puede sobreactuar ante cualquier pequeño aumento en la temperatura interna de tu cuerpo, como esas ocasiones en que te sientas en un lugar soleado o tomas café caliente. El hipotálamo percibe ese calor extra y cree por error que estás demasiado caliente. Inicia una cadena de eventos para enfriarte, la cual incluye abrir los vasos sanguíneos cerca de la superficie de tu piel para aumentar el flujo sanguíneo y liberar calor. Irónicamente, este intento resulta en un acaloramiento repentino, enrojecimiento y sudoración.

Detonantes

Los bochornos pueden parecer impredecibles y erráticos, pero para muchas personas existen detonantes predecibles.

Es posible que los bochornos se den cuando tu cuerpo tiene una reacción fallida a un incremento menor en tu temperatura, así que no es ninguna sorpresa que varios detonantes comunes de bochornos hagan que la temperatura de tu cuerpo se eleve de manera temporal. Y puede suceder aun si esos mismos detonantes no eran un problema en el pasado. Éstos son algunos de los culpables más comunes:

- **Comida picante.** Cuando te arde la lengua, puede provocar un bochorno. Incluso si te gusta la comida muy picante, tu cuerpo puede notar una elevación en la temperatura y sentir la necesidad de enfriarse.
- **Ciertas bebidas.** Muchos investigadores han notado la conexión entre la cafeína y los bochornos con resultados contradictorios. Un estudio de Mayo Clinic encontró que las posmenopáusicas que tomaban bebidas con cafeína —como café, té o refresco— experimentaban más bochornos molestos y sudoraciones nocturnas que las posmenopáusicas que no consumían cafeína. Las bebidas alcohólicas también pueden ser un problema.
- **Fumar.** Si necesitas otra razón para dejar de fumar, es ésta. Ser fumadora activa y tener antecedentes de tabaquismo están vinculados con un incremento en la probabilidad de tener bochornos. Si fumas, tu riesgo podría aumentar con la cantidad de cigarros o de cajetillas que fumas. La relación exacta entre fumar, la nicotina y los bochornos no se entiende por completo. Es posible que fumar afecte la manera en que tu cuerpo metabolice el estrógeno. Sea cual sea la causa, está claro que fumar empeora los bochornos.

- **Un ambiente caluroso.** Cuando el estrógeno disminuye y el termostato de tu cuerpo se vuelve más sensible, podrías darte cuenta de que sólo te sientes cómoda dentro de un margen muy pequeño de temperatura. Cualquier ambiente que sea demasiado caluroso puede provocar un bochorno. La ropa cálida y apretada, las sábanas calientes y otras cosas de tu entorno pueden sacarte a empujones de tu zona de confort.
- **Estrés.** Es difícil mantener la calma bajo fuego... en particular durante la menopausia. Una situación estresante, como una junta conflictiva o un embotellamiento, puede ser más que suficiente para ocasionar un bochorno. Si vives un estrés continuo también podrías ser más propensa a tener bochornos con mayor frecuencia.

CAMBIOS DE ÁNIMO Y NIEBLA MENTAL

Los cambios en el cerebro durante la mediana edad pueden alterar tu memoria, tus capacidades de procesamiento mental y tu salud mental en general. Los cambios de ánimo, la depresión y lo que suele llamarse *niebla mental* son algunos de los síntomas más comunes en la perimenopausia y la menopausia.

Varios de estos efectos son claro resultado de la fluctuación y las alteraciones en los valores hormonales. Otros pueden darse a partir de una combinación compleja de menopausia y el envejecimiento natural del cerebro. Echemos un vistazo a lo que podría estar ocurriendo.

Estado de ánimo

Desde que llegaste a la adolescencia, las hormonas han influido en tu estado de ánimo. Esto se debe a que las hormonas en tu sangre afectan los químicos en tu cerebro que controlan el ánimo.

Con los años, es posible que hayas notado fluctuaciones en tu ánimo cercanas a tus ciclos menstruales. Si has estado embarazada o has tenido un bebé, el cambio en tus hormonas a lo largo de la gestación y el posparto quizá te enviaron a una montaña rusa de emociones que te tenía llorando —ya fueran lágrimas de alegría o tristeza— por la cosa más insignificante.

Conforme te adentras en la menopausia, tus hormonas cambiantes pueden, de nueva cuenta, afectar tu estado de ánimo. Las cifras de estrógeno en tu cuerpo suben y bajan de manera desigual en la perimenopausia. Luego, después de tu periodo final, tu concentración de estrógeno se desploma y se estabiliza en un rango más bajo.

Los estrógenos tienen un efecto positivo en los neurotransmisores involucrados en la regulación del estado de ánimo. Además, las investigaciones han vinculado la variabilidad de los estrógenos con los trastornos anímicos. Así que no es de sorprender que los cambios de ánimo y el riesgo de depresión tiendan a elevarse durante la transición a la menopausia y en los primeros años después de llegar a la menopausia. De hecho, las investigaciones sugieren que ciertos síntomas de ansiedad, como el nerviosismo y la preocupación, ocurren con mayor frecuencia durante la perimenopausia que en cualquier momento antes de ella. Tales cambios de ánimo pueden ser frecuentes u ocasionales. Pueden parecer cíclicos, como los que se daban durante tus años reproductivos, o sólo dejarte con una sensación general de estar más emocional o irritable.

No obstante, los cambios de ánimo también pueden ser resultado de lo que ocurre en tu vida. Gestionar el trabajo, la crianza de los hijos, cuidar de los padres ancianos y otras responsabilidades en la mediana edad pueden parecer un acto de malabarismo de alto estrés. Tu relación con tu pareja podría estar cambiando conforme crecen los hijos y sus prioridades y metas evolucionan. Tu red de amistades quizás esté transformándose por decisiones orientadas a la familia o la carrera. Además, podrías tener emociones complejas cerca de la transición a una nueva fase de tu vida sin periodos. En conjunto, todos estos factores pueden conducir con facilidad a la ansiedad, la irritabilidad o a un estado depresivo.

Por supuesto, otros síntomas de menopausia pueden contribuir a que tus emociones se sientan fuera de control. Tener problemas de sueño, bochornos y fatiga relacionada con la menopausia influyen en tu estado de ánimo.

Depresión

Si bien los cambios de ánimo involucran decaídas que duran horas o incluso días, la depresión es diferente. La depresión es un trastorno anímico grave que interfiere con tu vida diaria. Puede parecer una tristeza grave o la incapacidad de disfrutar tus actividades cotidianas. Podrías no sentir ganas de comer, de ir al trabajo o siquiera de salir de la cama. La depresión es capaz de afectar tus relaciones, tu trabajo y tu salud física.

No está claro exactamente qué función tienen las hormonas en el desarrollo de la depresión. Sin embargo, las investigaciones sugieren que las mujeres en edad de tener menopausia —y en particular las mujeres en la etapa de la perimenopausia— se encuentran en riesgo de deprimirse.

Puede ser, en parte, por la cantidad de cambios hormonales que tienen lugar en el cuerpo mientras empieza la transición a la menopausia. Por el lado bueno, una vez que atraviesas la menopausia y se te considera posmenopáusica, la posibilidad de deprimirte disminuye.

Otros factores que pueden contribuir a tu riesgo incluyen dormir mal, padecer ansiedad, tener antecedentes de depresión, pasar por eventos estresantes en la vida y subir de peso o tener un índice de masa corporal más elevado. La menopausia en una edad más joven o la provocada por la extirpación de los ovarios también puede aumentar la probabilidad de sufrir depresión.

Niebla mental

No, no estás loca si sientes que te cuesta más trabajo concentrarte o recordar dónde dejaste tu teléfono. La perimenopausia en realidad puede afectar tu memoria y su procesamiento. Datos de diversos estudios cognitivos sugieren que las quejas de niebla mental son válidas. Entre las distintas tareas mentales estudiadas, la memoria verbal y el aprendizaje parecen ser algunas de las áreas más comunes de molestia durante la perimenopausia. Pero a pesar de lo comunes que sean estas quejas, las mujeres siguen teniendo un rango normal de funcionamiento. Los estudios muestran que sólo alrededor de 12 % de las mujeres en la perimenopausia tienen un impedimento cognitivo considerable desde un aspecto clínico.

La niebla mental durante este tiempo se debe tal vez a una combinación compleja de factores, incluyendo los cambios de la menopausia y otros aspectos del envejecimiento natural del cerebro. Los valores fluctuantes de hormonas pueden contribuir a problemas de concentración o para recordar información, puesto que los receptores de estrógeno y progesterona en el cerebro están involucrados en la función cognitiva. Agrega el dormir mal, la depresión o los bochornos —o todos los anteriores—, y a nadie le extrañará que te sientas como si no pudieras ni pensar. Para la mayoría de las personas, sin embargo, la niebla mental parece desvanecerse después de concluida la transición a la menopausia.

TU CABELLO SE VUELVE SALVAJE

Conforme te acercas a la menopausia —y a la posmenopausia— es común encontrar mucho cabello en ciertas zonas y muy poco en otras. De hecho, algunos estudios muestran que alrededor de 70 % de las mujeres que ya atravesaron la menopausia y no tomaron terapia hormonal durante la transición desarrollan más pelo en su rostro mientras que pierden el de la cabeza y la región púbica. Es común que esos cambios se presenten durante la perimenopausia también.

Éstas son algunas señales capilares que podrías notar:

Caída del cabello

Si tu estilista o tú notaron que tu cabello de pronto se está cayendo o se adelgaza de forma gradual, es algo típico durante la menopausia. Puede ser tiempo de un nuevo corte de pelo para trabajar con los cambios en tu melena. El adelgazamiento capilar durante la menopausia puede afectar la parte superior de tu cuero cabelludo o podrías desarrollar entradas a lo largo de tu frente.

Esto se debe a que las hormonas influyen en el crecimiento del cabello. No se comprende todavía el mecanismo exacto, pero hay receptores de estrógeno en los folículos pilosos. El estrógeno parece actuar en los folículos de cierta manera relacionada con la densidad del cabello. Si tu cabello crecía grueso y con rapidez durante el embarazo —y quizás incluso cambió de textura—, esta conexión podría sonarte familiar. Por desgracia, del otro lado de la moneda de tus cambios hormonales, verás lo opuesto de esos gruesos mechones que viste durante el embarazo.

La caída del cabello, además, puede afectar las cejas y el vello púbico. En pocos casos, las mujeres pueden desarrollar parches sin cabello o una calvicie parcial o total.

Vello facial

Hirsutismo es el término médico para el crecimiento excesivo de vello en las mujeres. Da como resultado vello en partes del cuerpo como cara, pecho y espalda, donde los hombres suelen tenerlo. Muchas mujeres experimentan hirsutismo facial durante la menopausia, en particular en la barbilla, el labio superior y las mejillas.

Para algunas mujeres, esto se manifiesta como vellos delgados o una pelusita como el durazno, que pueden surgir sobre zonas amplias del rostro. Otras tienen vellos rebeldes, sueltos, oscuros, que crecen rápido y se enroscan por la barbilla o las mejillas. En algunos casos, el vello facial puede crecer y semejar un bigote fino.

El motivo, de nueva cuenta, puede estar relacionado con el cambio hormonal. En la pubertad, tus ovarios comienzan a producir una mezcla de hormonas sexuales femeninas y masculinas. Es lo que hace que te crezca vello en las axilas y el pubis. El hirsutismo se puede dar si la mezcla se sale de balance con una alta proporción de hormonas sexuales masculinas (andrógenos). Sucede por lo común durante la menopausia, pues el índice entre el estrógeno y los andrógenos varía. Algunos cambios capilares aún pueden ser parte del proceso natural de envejecer o estar relacionados con antecedentes familiares y no con las hormonas.

Los cambios capilares suelen ser leves o graves, inconvenientes o desencadenantes de ansiedad. Tu proveedor de atención médica puede darte opciones para trabajar con estas inquietudes. Si los cambios capilares están afectando tu imagen corporal y tu autoestima, vale la pena hacer algo al respecto.

CAMBIOS EN LA VISTA

Hay receptores de hormonas sexuales en muchos tejidos de los ojos. Esto incluye la parte coloreada de tu ojo (iris), la estructura transparente y elíptica detrás del iris (lente), el domo protector de tejido claro en la parte frontal de tu ojo que le ayuda a enfocar (córnea) y el tejido transparente que cubre la parte blanca del ojo (conjuntiva). Éstos también se encuentran en las glándulas lubricantes de los párpados.

Los investigadores aún no han desentrañado la función exacta que tienen los receptores de estrógeno y andrógeno en esas zonas. No obstante, parece que las hormonas sexuales están involucradas en mantener un estado de equilibrio en tus ojos de varias formas. Como resultado, podrías notar varios cambios en tu visión conforme las hormonas fluctúan a lo largo de tu vida: durante tu ciclo menstrual, durante el embarazo y llegado el momento de la menopausia.

Las mujeres manifiestan una horda de quejas relacionadas con los ojos que ocurren durante la menopausia. Entre ellas:

- Visión borrosa
- Ojos hinchados y enrojecidos
- Ojos cansados
- Problemas con lentes de contacto
- Cambios de visión

Piensa en tu propia visión. ¿Has tenido que sostener libros o tu teléfono con cierta distancia para poder leer? Podrías estar experimentando presbicia, la pérdida gradual de tu habilidad ocular para enfocar objetos cercanos. Es una parte natural del envejecimiento. Sin embargo, tu capacidad de ver puede cambiar por ciertas modificaciones o por la hinchazón de tus córneas u otras partes de los ojos ante los cambios hormonales. Muchas mujeres notan que necesitan lentes justo antes de la menopausia.

Ojos secos

Uno de los problemas oculares más frecuentes alrededor de la menopausia es el síndrome del ojo seco. La resequedad en los ojos ocurre cuando no puedes producir suficientes lágrimas o las lágrimas no lubrican lo suficientemente bien (piensa que no son muy aceitosas) para proveer la humedad necesaria a tus ojos. El término médico para esta condición es *queratoconjuntivitis sicca*. La producción lagrimal tiende a decaer conforme envejeces. Pero las mujeres suelen reportar resequedad ocular peor y con efectos más graves que los hombres. Puede deberse en parte a los cambios hormonales.

Tener los ojos resecos puede ser un distractor incómodo. Te pueden picar o arder los ojos. Los ojos secos inclusive provocan comezón o una rara sensación, como si tuvieras algo dentro. Una falta de lágrimas puede además volverte muy sensible a la luz (fotofobia), dificultando manejar o estar en exteriores sin lentes de sol. Los factores medioambientales, como el viento o la baja humedad, pueden exacerbar el problema y empeorar los síntomas, así que te podría afectar más en ciertas temporadas o en distintos climas. Algunos medicamentos y condiciones, como la artritis reumatoide y el síndrome de Sjögren, empeoran este problema.

Glaucoma

Investigaciones recientes han demostrado un claro vínculo entre los cambios hormonales de la menopausia y el glaucoma, que es un cúmulo de condiciones oculares que daña el nervio óptico. Este daño suele ser provocado por una presión muy alta en el ojo (presión intraocular). Los indicios podrían incluir puntos ciegos en tu visión o, en casos más avanzados, visión de túnel.

Comparadas con mujeres de la misma edad que no han llegado aún a la menopausia, las menopáusicas tienden a presentar una presión ocular más elevada. El mecanismo detrás de esto no se comprende por completo, aunque las investigaciones han relacionado ciertos receptores de estrógeno en las mujeres con un riesgo mayor de glaucoma. Aunado a ello, la terapia de estrógenos ha demostrado disminuir la presión ocular en posmenopáusicas, y en un estudio redujo la posibilidad de glaucoma en mujeres afroamericanas.

En conjunto, la evidencia sugiere que atravesar la menopausia es un factor de riesgo considerable para el desarrollo de glaucoma. Es importante tener revisiones oculares periódicas que incluyan medir la presión del ojo para que haya un diagnóstico en las primeras etapas y se pueda tratar de manera adecuada. Si se detecta el glaucoma a tiempo se puede desacelerar o prevenir la pérdida de visión.

CAMBIOS EN LA AUDICIÓN

¿Te cuesta trabajo escuchar una conversación en un lugar lleno de gente? ¿Vas por el control remoto para subirle el volumen al televisor? ¿Les pides a tus amigos y familiares que repitan lo que dijeron, en particular cuando están hablando por teléfono?

A lo mejor no hayas notado ningún cambio en tu audición todavía, en particular si sigues en la perimenopausia o a inicios de la menopausia. Pero conforme envejezcas, será común experimentar una pérdida gradual de la audición. El término médico para este tipo de pérdida auditiva es *presbiacusia*. Alrededor de una tercera parte de la población de Estados Unidos, de 65 años en adelante, presenta algún grado de pérdida auditiva. Incluso entre personas de 55 a 64 años, alrededor de 1 de cada 12 tiene pérdida auditiva.

Además, se presenta evidencia de una relación entre la menopausia, el estrógeno y la audición. Algunos investigadores han encontrado que el estrógeno puede proteger y conservar tu audición conforme envejeces. Cuando pierdes estrógeno, es posible que, junto con él, también pierdas parte de tu capacidad de oír bien. Asimismo, las mujeres que emplean terapia hormonal para reemplazar el estrógeno podrían tener una audición ligeramente mejorada comparadas con quienes no.

Si notas cambios en tu audición, es posible que necesites consultar con tu proveedor de atención médica o un audiólogo. Se pueden realizar varias pruebas para cuantificar tu capacidad auditiva y buscar evidencia de pérdida de la audición.

CAMBIOS BUCALES Y DENTALES

La resequedad es un tema frecuente. Los efectos secantes de la menopausia también pueden ser notables en la boca.

La mucosa que cubre el interior de tu boca (la mucosa oral) contiene receptores de estrógeno, lo mismo que las glándulas productoras de saliva (las glándulas salivales). El estrógeno, al parecer, apoya la salud de estas estructuras en tu boca, ayudando a que la saliva siga fluyendo. Como resultado, la producción de saliva puede disminuir con la producción de estrógeno.

¿Tener menos saliva en tu boca en realidad es algo malo? Pues sí. La saliva limpia las partículas de comida, eleva tu capacidad de degustar y apoya la digestión. Un flujo menor de saliva puede conducir a las siguientes condiciones y problemas orales:

Boca seca

La xerostomía hace referencia a una condición en la que tienes la boca inusualmente seca. Además de experimentar la sensación en boca o garganta de estar sedienta, deshidratada, tal vez notes que tienes mal aliento, que tu sentido del gusto cambió o el lápiz labial se adhiere a tus dientes. La boca seca puede dañar la salud de tus dientes, al igual que tu apetito y tu goce de la comida.

Síndrome de boca ardiente

Así se le conoce a la sensación constante o recurrente de ardor en la boca sin una razón obvia. La molestia puede afectar la lengua, encías, labios, interior de las mejillas, paladar o extenderse a zonas enteras de la boca. Los síntomas varían de un malestar leve a un dolor intenso, como si te hubieras escaldado la boca. Dicha condición es más frecuente en las posmenopáusicas.

Caries

Como se mencionó antes, la saliva ayuda a enjuagar las partículas de comida. Incluso, te ayuda a prevenir el deterioro de los dientes al neutralizar los ácidos producidos por las bacterias en tu boca.

Cuando el estrógeno y la saliva disminuyen, algunas mujeres empiezan a temer los viajes al dentista porque tienen más caries que nunca. El deterioro dental también puede provocar dolor en los dientes y sensibilidad o dolor al comer o beber.

Infecciones en las encías

Los cambios en tus hormonas pueden alterar el equilibrio de las bacterias saludables en tu boca, lo cual deja tus encías susceptibles al sarro y dificultan combatir una infección. Las infecciones de encías, como la gingivitis y la periodontitis, son comunes en posmenopáusicas.

La gingivitis es una enfermedad común y leve en las encías que provoca irritación, enrojecimiento e hinchazón (inflamación). Dado que es leve, podrías no ser consciente de tenerla.

En cambio, la periodontitis es una infección grave de las encías que daña el tejido suave y destruye el hueso que sostiene tus dientes. La periodontitis puede conducir a la pérdida de piezas dentales si no se atiende.

Si estás experimentando cambios molestos en tu boca o tus dientes, haz una cita con un dentista. Cuanto más pronto te atiendas, tendrás mejores probabilidades de descubrir caries, enfermedades de encías y otras condiciones dentales antes de que se conviertan en problemas más serios.

PROBLEMAS DE PIEL

Tal vez seas consciente de que estás desarrollando arrugas, pliegues y flacidez en la piel conforme envejeces. Un montón de páginas de revistas, comerciales y productos de belleza están dedicados a la idea de mantener tu piel joven y combatir estos efectos con productos antienvejecimiento. Sin embargo, quizá no seas consciente de todos los cambios dérmicos que podrías experimentar mientras tus hormonas se mueven en la menopausia.

Lo cierto es que las hormonas tienen una función muy importante en la salud de tu piel. El estrógeno y los andrógenos que producen tus ovarios desde la pubertad nutrieron tu piel durante décadas. Tus andrógenos ayudan a controlar la producción de grasa en la piel. Y al mismo tiempo, tu piel es rica en receptores de estrógeno en las dos capas más exteriores —la dermis y la epidermis— y está claro que el estrógeno ayuda con algunos trabajos importantes ahí. Uno de ellos es metabolizar el colágeno, un tipo de proteína fibrosa que ayuda al tejido conjuntivo de tu cuerpo y conserva tu piel suave y flexible. Cuando el estrógeno disminuye, afecta de manera considerable la cantidad de colágeno en tu piel, haciendo que se adelgace y se arrugue. El descenso del estrógeno también tiene otros efectos en la piel.

Al cambiar tus valores hormonales, quizá notes un efecto marcado en tu piel, desde tu rostro hasta tus tobillos. Si lo piensas, recordarás cambios en la apariencia de tu piel en otros momentos de la vida, cuando tus concentraciones hormonales cambiaron abruptamente. ¿Recuerdas qué tan diferente era tu piel en la pubertad? ¿O durante el embarazo? ¿O después de tener a tu bebé? ¿O cuando probaste una nueva pastilla anticonceptiva? ¿O incluso con tus ciclos menstruales cada mes?

Éstos son algunos cambios comunes en la piel que tal vez notes durante la transición de la menopausia:

Acné

Puede parecer muy injusto que estés envejeciendo y tu piel se revierta a los años de adolescencia al mismo tiempo. ¿En serio es posible tener arrugas y barros a la vez?

Por desgracia, sí. Los barros surgen cuando los folículos pilosos se tapan con sebo y células muertas de la piel. Cuando tu cuerpo produce una cantidad excesiva de grasa (sebo) y células muertas, ambos pueden acumularse en los folículos pilosos. Forman un tapón suave, creando un ambiente donde las bacterias prosperan. Si el poro tapado se infecta con bacterias, se inflama. El poro tapado puede provocar que la pared folicular se ensanche y cree un punto blanco de sebo. O el tapón puede estar abierto a la superficie y oscurecerse, causando una espinilla. Si esas obstrucciones e inflamación se desarrollan en lo profundo de los folículos pilosos, se pueden formar protuberancias parecidas a quistes bajo la superficie de la piel.

Es muy común que las mujeres que tuvieron barros en la adolescencia experimenten una segunda vuelta en la mediana edad. Esta vez, los barros pueden ser dolorosos y aparecer abajo de la superficie de la piel.

El problema es el andrógeno circulando a lo largo de tu cuerpo. Cuando tus cifras de estrógeno bajan, el índice de andrógeno a estrógeno en tu cuerpo puede variar, lo cual provoca acné adulto, en particular en la barbilla, la mandíbula y el cuello.

Este problema puede ser molesto y frustrante. Pero ten la seguridad de que hay tratamientos efectivos disponibles. Sólo podría tomar un poco de tiempo. Tal vez necesites consultar con un dermatólogo para encontrar un tratamiento que te sirva.

Moretones

Además de mantener la piel elástica, el colágeno provee una capa protectora entre la superficie de tu piel y tus vasos sanguíneos. Cuando el estrógeno disminuye y la cantidad de colágeno en la piel cambia, ésta se puede adelgazar. Como resultado, es más probable que, conforme envejezcas, las lesiones menores desarrollen moretones. Quizá descubras más heridas, hematomas y otras marcas en tu piel. Inclusive podrían tardar más en sanar.

Piel reseca

Los ojos secos, la boca seca, la piel seca… ya ves el patrón. Para algunas mujeres, la menopausia es como una sequía.

La resequedad es una condición normal de la piel en la vejez. El término médico es *xerosis*. Para las mujeres, sin embargo, la descamación y la comezón son muy comunes alrededor de la menopausia, pues se reduce la producción de ese colágeno que suaviza la piel. Los rangos cambiantes de hormonas afectan además el contenido de agua en tu piel y la producción de sebo del cuerpo, contribuyendo al problema. Aunado a ello, si la transición hacia la menopausia te tiene sudando mucho —por ejemplo, empapando tus sábanas como resultado de las sudoraciones nocturnas—, es posible que tu piel resienta los efectos de toda esa pérdida de líquido y humectación.

Tal vez notes que la piel de tu espalda, tobillos, codos, rostro y torso está reseca. Puede provocar una comezón considerable e incomodidad. También se puede agravar por el clima o la estación del año. La comezón puede ser mucho peor en invierno si visitas o vives en climas secos.

Arrugas

Líneas de expresión, patas de gallo, surcos en la frente… Pueden aparecer —o remarcarse— toda clase de arrugas y pliegues mientras se reduce el estrógeno. Se debe en parte a la merma de colágeno en las capas profundas de la piel, haciendo que pierda su elasticidad y tonicidad. Asimismo, la producción disminuida de aceites naturales reseca tu piel y hace que se vea más arrugada. Es posible que notes líneas más pronunciadas alrededor de tus ojos y boca, y en el cuello. Algunas arrugas se pueden volver surcos o hendiduras profundas.

No hay mucho que puedas hacer para revertir los cambios hormonales que contribuyen a las arrugas, pero existen otros factores que sí puedes controlar. Entre ellos, la luz ultravioleta, fumar y entrecerrar constantemente los ojos. Evita todas estas cosas lo más posible. Si las líneas y los pliegues de tu rostro te molestan, encontrarás información sobre tratamientos en el capítulo 21.

Otros problemas

Se presentan más cambios y condiciones de la piel relacionados con la menopausia. Podrías notar el engrosamiento de la piel en tus palmas y talones. Algunas mujeres desarrollan rosácea también en esta etapa. Es una condición dérmica común que provoca un enrojecimiento persistente en el rostro y muchas veces produce pequeños puntos llenos de pus. Los signos y síntomas pueden empeorar a lo largo de semanas o hasta meses, y luego desaparecer antes de volver a surgir. La rosácea se puede confundir con acné, una reacción alérgica y con otros problemas dérmicos. Consulta con tu proveedor de atención médica si te preocupan otros cambios en tu piel.

CUESTIONES ARTICULARES

El dolor en articulaciones es una molestia que irradia de una articulación, el punto donde dos o más de tus huesos se juntan. El dolor articular a veces se llama *artralgia* o —en particular si se presenta inflamación o alteraciones en las articulaciones— *artritis*. La articulación se puede sentir rígida y sensible. Inclusive podrías percibir un poco de sensibilidad cada vez que mueves la articulación afectada.

El dolor de articulaciones y la artritis son frecuentes con la edad y son causa del daño ocasionado por el desgaste del cartílago de la articulación, ese recubrimiento duro y liso

¿FIBROMIALGIA O MENOPAUSIA?

Los trastornos de sueño, los dolores articulares y la fatiga son síntomas comunes en la perimenopausia y la menopausia. También son algunos de los síntomas principales de la fibromialgia, un trastorno caracterizado por un dolor muscular y óseo generalizado. El dolor de la fibromialgia viene acompañado de fatiga, sueño, problemas de memoria y de estado de ánimo. Los expertos creen que este trastorno amplifica las sensaciones dolorosas alterando la forma en que tu cerebro y tu espina dorsal procesan las señales dolorosas y no dolorosas.

La fibromialgia es 2 o 3 veces más común en mujeres que en hombres. Y como es el caso, por lo general comienza hacia la mediana edad. Para quienes ya recibieron un diagnóstico, los síntomas podrían empeorar con la menopausia. Ya se sugirió un vínculo con los cambios hormonales de la menopausia, pero la conexión no se entiende del todo bien. A partir de datos limitados, la terapia hormonal no ha demostrado ayudar con los síntomas de fibromialgia, pero se requieren más estudios.

Si tienes fatiga y un dolor recientes en múltiples puntos de todo tu cuerpo que sean lo suficientemente graves como para interferir con tu vida diaria, habla con tu practicante sanitario. Un médico clínico te podrá ayudar a encontrar la causa de esos síntomas y comentar los posibles tratamientos. De cualquier modo, mereces recibir ayuda para sentirte mejor.

en los extremos de tus huesos. El desgaste puede darse a lo largo de muchos años o acelerarse a causa de una infección o una lesión en la articulación.

Pero muchas mujeres sienten dolor en las articulaciones por primera vez durante la perimenopausia. Y, de hecho, investigaciones recientes han demostrado una conexión entre el dolor de articulaciones y la pérdida de estrógeno. Resulta que ese dolor articular —aparte de la artritis— es otro síntoma común de la menopausia.

Algunos estudios indican que las mujeres con dolor o rigidez en las articulaciones pueden sentir alivio con la terapia hormonal. Es importante mencionar que la TH no se prescribe para tratar el dolor de articulaciones en la menopausia, sino que ayuda como efecto secundario. La relación entre las articulaciones y el estrógeno todavía no se comprende del todo y es necesario hacer más investigaciones en este campo.

Si tu rodilla se siente tiesa o tienes problemas para pasarte los anillos por las articulaciones inflamadas de tus dedos, puedes estar tranquila, estos síntomas son comunes. De la misma manera, no descartes un nuevo dolor sin antes investigar la causa, en especial si es grave.

Existen muchos motivos para que haya dolor en o alrededor de las articulaciones. Es posible que éste en realidad irradie del hueso, de los ligamentos, de los tendones o de los pequeños sacos de fluido (bursas) que reducen la fricción entre las partes móviles de tu articulación. El dolor también se puede rastrear a una lesión o un problema mecánico.

La artritis —un verdadero daño en la articulación— es más común después de llegar a la menopausia, así que es necesario revisar el dolor articular enseguida. Tu practicante sanitario te puede ayudar a definir la causa del dolor y su mejor tratamiento. Si la causa es una lesión, enfocarte en las hormonas no será la solución correcta.

CAMBIOS GENITALES Y URINARIOS

Tu vagina es un canal muscular que se extiende desde el cuello de tu útero (cérvix) hasta la vulva, la parte externa del área genital femenina. La vulva es la zona de piel que rodea la uretra y la vagina, incluyendo clítoris y labios. La salud de tu zona genital entera —por dentro y por fuera— es una parte esencial de tu salud en general.

Tener problemas ahí puede afectar tu deseo de tener relaciones sexuales, tu capacidad de llegar al orgasmo, tu relación y tu confianza en ti misma. Así que es importante reconocer los cambios en esta zona derivados de la menopausia. Para algunas mujeres, dichos cambios son demasiado obvios, pues la variabilidad de las hormonas puede tener un impacto mayor en la vagina y la vulva.

Las siguientes condiciones vaginales son comunes durante la transición a la menopausia:

Resequedad vaginal

¿Recuerdas que la resequedad es el tema principal de la menopausia? En las primeras etapas de la perimenopausia, podrías empezar a notar una ligera disminución en la cantidad de lubricación vaginal que sientes con la excitación sexual y durante la actividad sexual. Suele ser uno de los primeros indicios de que el estrógeno está disminuyendo. Conforme pasa el tiempo, quizá notes un desplome considerable en la cantidad de lubricación que sientes durante el sexo. Además, podrías percibir resequedad vaginal durante tus actividades cotidianas, no sólo en las sexuales. La resequedad podría conducir a molestias y comezón. Todas estas sensaciones son muy comunes y son resultado de la merma de estrógeno y la disminución del flujo sanguíneo hacia tu vagina.

Síndrome genitourinario de la menopausia (SGM)

Este término es el nombre médico para denominar la combinación de cambios en la vulva, la vagina y el tracto urinario relacionados con la pérdida de estrógeno. Las paredes vaginales pueden verse delgadas, lisas, pálidas y secas durante un examen pélvico. Se trata de un cambio en la forma en que la vagina se ve antes de la menopausia, cuando está bien abastecida de estrógeno y la pared es gruesa y está llena de pliegues, permitiendo que se estire durante el acto sexual y el alumbramiento. La resequedad vaginal puede ser un SGM. Las mujeres con SGM moderado a grave también pueden tener la sensación de ardor vaginal, comezón o molestia.

La mayoría de las mujeres experimenta cierta pérdida de amplitud y estrechamiento de la vagina durante la menopausia. En algunos casos puede ser progresiva y grave. Al adelgazarse las paredes, la vagina se vuelve menos flexible, más frágil y más susceptible a sangrados, goteo, rotura y dolor durante las actividades sexuales, o incluso durante un examen pélvico. Puede hacer que el sexo sea muy doloroso o incluso imposible. Los cambios en los tejidos vaginales pueden desarrollar infecciones e irritación, enrojecimiento, ardor vaginal y secreciones. Cambios similares suceden con la uretra, dando lugar a una acción de orinar dolorosa, frecuente o goteo.

Todos estos síntomas son resultado de la disminución en la producción de estrógeno. Cuando las hormonas cambian, puedes perder colágeno bajo la piel cerca de tu vagina y el tracto urinario, de la misma manera que lo pierdes en otras partes de tu piel. La consecuencia es que el tejido de la vulva y la pared vaginal se adelgacen y se vuelvan menos elásticas o flexibles. Estas condiciones vaginales pueden, de manera comprensible, alterar tu deseo de tener sexo y tu goce del mismo.

Se presentan otros factores que también pueden sumarse a este problema. Fumar cigarros o tomar ciertos medicamentos, como antihistamínicos y antidepresivos, puede empeorar todo. Lo mismo la falta de actividad sexual. En un modo de "o la usas o la pierdes", la actividad sexual regular, *sin dolor*, ayuda a conservar la salud vaginal.

El estrógeno también ayuda a proteger la salud de tu vejiga y tu uretra (el tubo que transporta la orina desde la vejiga). Así que los cambios en esta zona pueden provocar infecciones de vejiga y problemas urinarios como la incontinencia, los cuales podrían ser resultado de una combinación entre la menopausia, factores reproductivos y otros cambios corporales de la edad. Se tratan en detalle en los capítulos 12 y 13.

AUMENTO DE PESO

Es frecuente que las mujeres al inicio de la menopausia informen que sus hábitos alimentarios y sus rutinas de ejercicio no han cambiado, pero el diámetro de su cintura, sí. En ocasiones, comiendo una dieta más saludable y haciendo todavía más ejercicio que antes, siguen subiendo de talla. ¿Qué pasa?

En lo que respecta al peso y la menopausia puede parecer que tu cuerpo sigue sus propias reglas. Los hábitos alimenticios y las rutinas de entrenamiento que solían funcionarte, de pronto ya no lo hacen. O podrías sentir que ya no puedes hacer trampa con tus hábitos de salud: ya no puedes dejar de hacer ejercicio unos cuantos días ni comer de más en una ocasión especial sin ver las consecuencias en la báscula de tu baño.

Estas observaciones no están equivocadas. Tu peso y la forma de tu cuerpo podrían estar transformándose de varias maneras al mismo tiempo en la mediana edad. Primero, los cambios hormonales con la transición de la menopausia pueden derivar en alteraciones en tu composición corporal, incluyendo un incremento en la acumulación de grasa alrededor del centro de tu abdomen. Durante y después de la menopausia, las mujeres tienden a subir de peso con una forma más similar a una manzana, que a una pera, como es más común antes de la menopausia. En términos prácticos, podrías aumentar de peso en la zona abdominal, en lugar de en tus muslos y cadera. Podría no desaparecer con facilidad.

Es importante mencionar que esta redistribución de la grasa —generar más grasa alrededor del abdomen— contribuye a la posibilidad de tener enfermedades cardiovasculares. Investigaciones recientes han informado que incluso para las mujeres con un índice de masa corporal normal (IMC), tener una cintura más gruesa parece elevar el riesgo de cardiopatía y paro cardiaco. Para una mayor explicación sobre el IMC, consulta el capítulo 16.

En segundo lugar, muchas mujeres también suben de peso en general durante este tiempo: alrededor de 700 gramos al año, en promedio, durante la transición de la menopausia. Sin embargo, no está claro si la menopausia es directamente responsable de esos kilos extra. El aumento de peso en la mediana edad puede ser provocado por la pérdida de músculo, que es parte natural del envejecimiento y de cambios en el estilo de vida que suceden en esta época, en lugar de cambios hormonales. Por ejemplo, la falta de sueño suele relacionarse con subir de peso. Como resultado, las mujeres que tienen problemas para dormir durante la menopausia pueden adquirir esos kilos indeseables, aun si sus hormonas no tienen la culpa como tal.

De la misma manera, circunstancias de la vida que se dan alrededor de la menopausia pueden cambiar tu dieta o tus hábitos de ejercicio, y contribuir a un aumento de peso por la menopausia. Por ejemplo, si de pronto tienes el nido vacío o atraviesas un divorcio en esta época, podría modificar qué tanto cocinas y qué tanto comes afuera. Inclusive podría tener un efecto significativo en tu calendario semanal y tu nivel de actividad. Inadvertidamente, podrías consumir más calorías o una dieta menos nutritiva —y quemar menos— sin darte cuenta.

Los factores genéticos también podrían tener un papel en el aumento de peso durante la menopausia. Si tus padres

REGISTRA TUS SÍNTOMAS

Los cambios descritos en este capítulo dejan claro por qué la perimenopausia y la menopausia pueden ser momentos desconcertantes en lo que se refiere a tu cuerpo. Están pasando muchas cosas, incluso si los síntomas no son muy fuertes.

Puede ser difícil llevar un registro de todos tus síntomas con el tiempo, pero tomar notas es bueno para tu salud. Cuando hables con tu proveedor de atención médica, será útil que puedas reportar el momento, la gravedad y el rango de síntomas de menopausia que hayas experimentado. Es información valiosa al momento de discutir sobre opciones de tratamiento. Asimismo, le ayudaría a tu practicante a ubicar cualquier síntoma que no encaje con el resto de tu rompecabezas personal de la menopausia.

Existen muchas aplicaciones disponibles en smartphones y tabletas para agilizar el registro de síntomas y organizar la información. Algunas abarcan una variedad de síntomas además de bochornos, como el sueño, el estado de ánimo, la función sexual y el peso, que proporcionan un panorama más amplio. Habla con tu proveedor de atención médica y tus amigas sobre otras recomendaciones (o para iniciar una investigación en equipo). También podrías considerar con qué tanto detalle quieres anotar la información, algunas características de la aplicación, como foros y —como experta consumidora digital—, la vigencia de una aplicación, así como la empresa que la creó. Una lista escrita a mano también puede servir si prefieres no usar la tecnología. Sin importar el síntoma, anota la fecha, la gravedad, cualquier detonador potencial y las soluciones que intentaste. Escribe todas las preguntas que quieras hacerle a tu practicante.

u otros familiares cercanos presentan sobrepeso abdominal, tú podrías tenerlo. El envejecimiento, además, es un factor. Conforme envejeces, es común que la masa muscular disminuya, mientras que la grasa aumenta. Cuando la masa muscular baja, puede reducirse el índice con que tu cuerpo usa sus calorías y volverse un reto que mantengas un peso saludable. Si continúas comiendo como siempre y no incrementas tu actividad física, lo más probable es que subas de peso.

Cuando sumas todos estos factores, las matemáticas son claras: es muy probable que necesites trabajar más para mantener tu peso durante la perimenopausia y la menopausia. Incluso si logras estar en tu peso, podría distribuirse de otra manera y tal vez tu ropa no te quede igual.

Está bien. No hay ningún motivo para presionarte por tratar de conservar el abdomen plano el resto de tu vida. Por otra parte, no existe ningún motivo para darte por vencida y resignarte a tener 5 o 10 kilogramos de más. El sobrepeso está relacionado con algunos riesgos de salud, incluyendo cardiopatías. Así que, al envejecer, es importante mantenerte enfocada en las opciones saludables de estilo de vida, incluso más que en el IMC. En la tercera parte leerás más sobre los cambios en el estilo de vida que te harán sentir muy bien conforme envejeces.

TOMAR ACCIÓN

Para algunas mujeres es un alivio entender todos los cambios que le ocurren a su cuerpo durante la menopausia. Es una validación muy necesaria que todo eso que ven y sienten es real. Para otras, esta extensa lista de síntomas de menopausia es desalentadora.

Sientas lo que sientas, cuando percibas los síntomas de la menopausia, consúltalo con tu doctor. Aun si los síntomas comentados en este capítulo son normales y naturales, no tienes por qué sufrirlos y soportarlos. Tu practicante

sanitario te puede ayudar a crear un plan para lidiar con cualquier síntoma incómodo o vergonzoso. Como nunca antes, conforme se investiga más a fondo y se comprende mejor la transición a la menopausia, tienes opciones para manejar los síntomas. Entre ellos, cambios de estilo de vida, terapia hormonal y otros medicamentos, además de terapias holísticas e integrales, como la meditación. No tengas miedo de expresar tus necesidades y buscar tratamiento.

Si te encuentras entre las afortunadas que no se van de bruces con los síntomas de la menopausia, es genial. Es un buen momento para hacer una cita con tu practicante sanitario y trazar un plan para que siga así.

Antes de concertar una cita, anota cualquier síntoma relacionado con la menopausia que hayas podido notar. En el formato que hayas registrado tu información, llévala contigo cuando visites a tu proveedor de atención médica y úsala para repasar tus síntomas e inquietudes. Luego pueden trabajar juntos para desarrollar una estrategia informada y consciente que te ayude a estar en tu mejor forma.

Por último, una advertencia: toma estos nuevos síntomas en serio y no le achaques todo a las hormonas o al envejecimiento natural. Aunque la transición a la menopausia puede ser responsable de una enorme gama de cambios y sensaciones corporales, otras condiciones serias también pueden ocasionar algunos signos y síntomas similares: dolor en la boca, cambios en la visión, dolor de articulaciones o moretones, por ejemplo. Es importante descartar otras causas de estos nuevos síntomas y señales, sobre todo si aparecen de manera imprevista o si son en particular graves.

Pon atención en tu cuerpo y mantente en contacto con tu proveedor de atención médica conforme cambian las cosas. Los cambios relacionados con la menopausia son sólo una parte de tu salud en general. Además, es importante considerar tu historia clínica personal, tus antecedentes familiares, tus hábitos de salud y otros factores mientras evalúas los cambios en tu cuerpo. La menopausia es una pieza del rompecabezas nada más.

CAPÍTULO 3

Perimenopausia (o ¿ya llegamos?)

Más o menos a inicios de los cuarenta y principios de los cincuenta podrías empezar a experimentar muestras de que tus hormonas están cambiando. Tal vez estás más molesta, tienes reacciones más fuertes ante conflictos que deberían ser pequeños. Quizá te empezaron a dar enormes dolores de cabeza. Te podrías preguntar si te pasa algo, aun cuando no existe nada técnicamente mal en tu vida. Tus ciclos menstruales se empiezan a acortar y tu periodo es más ligero… o podría ser más abundante.

Bienvenida a la perimenopausia.

En esta etapa, tu cuerpo empieza a prepararse para cambiar de los ciclos hormonales que apoyan la fertilidad a nuevos valores de menopausia. Esta transición suele durar entre 4 y 8 años antes de tener tu último periodo, y las alteraciones bruscas en tus concentraciones hormonales pueden desatar una gran variedad de síntomas.

Como sucede con los síntomas de la menopausia, cada persona experimenta la perimenopausia de manera diferente. Esto se debe en parte porque la experiencia psicosocial de cada una influye en la reacción a los síntomas. Así que la perimenopausia de una mujer está influida por todo, desde su calidad de vida hasta sus niveles de estrés, los estigmas sociales y la salud mental, incluidos antecedentes de depresión, ansiedad, trastornos de estrés postraumático o anímicos.

Las diferencias raciales y étnicas también afectan las experiencias perimenopáusicas. El Estudio de Salud Femenina a lo Largo de la Nación (SWAN, Study of Women's Health Across the Nation), por ejemplo, encontró que las afroamericanas en transición a la menopausia podían experimentar más síntomas vasomotores frecuentes, como bochornos y sudoraciones nocturnas, en comparación con otros grupos raciales. Además, informaron más molestias con otros síntomas. Los expertos todavía no comprenden en su totalidad estas diferencias raciales.

En conclusión: si bien ciertos cambios son regulares en la perimenopausia, tu experiencia será única. Pero con una comprensión sólida de lo que está pasando, estarás bien equipada para defender tus necesidades, ajustar lo que puedas en tu estilo de vida y gestionar la transición sin problemas.

PATRONES DE CAMBIOS HORMONALES

Si sientes que la perimenopausia te dio una sacudida tienes razones válidas. Lo más probable es que hayas estado siguiendo los patrones hormonales del ciclo reproductor desde que eras adolescente. Cada mes, tus ovarios han estado enviando una señal a la hormona foliculoestimulante (FSH, Follicle-Stimulating Hormone) desde tu glándula hipófisis, la cual les dice a los óvulos inmaduros en tus folículos ováricos que empiecen a crecer. Conforme los folículos y los óvulos maduran, producen más estrógeno y progesterona. Luego la hormona inhibina B envía una señal de "apagado" para que la hipófisis deje de generar más FSH. Para ese punto, uno de tus ovarios libera un óvulo maduro y, si hay esperma esperándolo, existe la probabilidad de concebir un bebé. Si no, entonces tus valores de progesterona caen, conduciendo a tu periodo.

En la perimenopausia, esos patrones cambian. La glándula hipófisis sigue liberando FSH para estimular a tus ovarios y que generen más estrógeno. Tus ovarios siguen liberando óvulos —pero no cada mes, y su cualidad y abastecimiento es menor—. Por ello, tu cuerpo produce menos inhibina B. Así, las cifras de FSH continúan en aumento, enviando señales a los ovarios para que produzcan más estrógeno; pero con una cantidad menor de óvulos, tus concentraciones de estrógenos responden menos a la señal de la FSH y se vuelven más erráticos.

De modo inevitable, tu cuerpo está reaccionando a formas nuevas de estas señales cambiantes. Tus circuitos cerebrales y tus sistemas corporales están acostumbrados a funcionar con un cierto patrón de valores de estrógeno, y luego esas cifras empiezan a fluctuar enormemente. No es ninguna sorpresa que estés experimentando síntomas en esta transición. Piénsalo como Han Solo cuando aprieta los controles para que su nave dé el salto al hiperespacio en *Star Wars*. Al principio, el viaje es un poco turbulento.

Una cascada de síntomas

Los ciclos desenfrenados de subidas y bajadas de estrógeno durante la perimenopausia pueden ser muy desconcertantes, tanto física como emocionalmente. Tales fluctuaciones de estrógeno pueden ser más erráticas, lo cual significa altibajos más altos y más bajos que durante un clásico ciclo menstrual. Esto es lo que está detrás de los bochornos y las sudoraciones nocturnas, de que te despiertes a la mitad de la noche y de mal humor, la ansiedad y el pensamiento nublado tan comunes en la perimenopausia.

Estos cambios hormonales, además, son la razón de que tus periodos se estén volviendo más irregulares e impredecibles. Al aproximarte a la menopausia, la anormalidad es enteramente, bueno, normal. Si tienes un cambio persistente de siete días o más en la longitud de tu ciclo menstrual, podrías estar en una perimenopausia temprana. Si tienes un periodo de 60 días o más entre ciclos, quizás estés al final de la perimenopausia.

Otros síntomas comunes de la perimenopausia incluyen migrañas que duran 1 o 2 días justo antes de tu periodo, dolor de articulaciones y aumento de irritabilidad o ansiedad, en particular cuando va a iniciar tu periodo.

Algunos estudios han descubierto que las mujeres que tienden a ser más sensibles al síndrome premenstrual (SPM) también tienen reacciones más potentes a los cambios hormonales de la perimenopausia. Cuéntale a tu practicante

FOCOS ROJOS: CUÁNDO VER A UN MÉDICO

Tu periodo se volverá más irregular al llegar a la perimenopausia; es casi un hecho. Esto puede implicar sangrados más ligeros o más abundantes que en el pasado, más días de sangrado o menos, y una longitud más amplia o más corta del ciclo. Cuando los valores de estrógenos se encuentran más elevados en comparación con la progesterona, suele resultar en un sangrado más cargado durante tu periodo, cuando la pared del útero se desprende. Saltarte un periodo también puede provocar que la pared se acumule, por lo que el sangrado será mayor en los siguientes meses.

Sin embargo, se presentan síntomas que podrían señalar problemas subyacentes con tu sistema reproductor. Llama a tu médico de inmediato si experimentas cualquiera de los siguientes:

- Sangrado que es lo suficientemente abundante como para que tengas que cambiar tus tampones o toallas cada 1 o 2 horas. Esto puede ser señal de fibromas, infecciones, una enfermedad de transmisión sexual, un problema tiroideo, pólipos en el endometrio o, en casos excepcionales, cáncer.
- Sangrado que dura más de siete días.
- Sangrado que ocurre entre periodos.
- Periodos que ocurren por lo regular en menos de 21 días.
- Sangrado en el sexo.

sanitario sobre cualquier síntoma o cambio, ya que algunos podrían parecer inconexos, pero en realidad están vinculados con tus hormonas. Asimismo, es importante comentar que los bochornos de inicio temprano en la perimenopausia —los cuales comienzan antes de que notes fluctuaciones mayores en tu periodo— podrían predecir un futuro riesgo de enfermedad cardiaca. Así que vale la pena poner atención en todo lo que se sienta fuera de lo normal y hablar con tu practicante.

MANEJAR LA TRANSICIÓN

Para ayudarte a superar esta etapa, es importante que visites a un doctor o a otro clínico que comprenda la transición de la menopausia, incluso si hoy día no estás experimentando síntomas. Elige a alguien con quien te sientas cómoda para que puedas mantener una línea abierta de comunicación relacionada con todos los síntomas que sí aparezcan, incluyendo cambios emocionales, como ansiedad y depresión. Con el tiempo, conforme se modifiquen tus hormonas, tu equipo de atención médica puede ayudarte a encontrar tratamientos y darte consejos de autocuidado para manejar algunos síntomas.

Algunas características distintivas de la perimenopausia, como los bochornos, las sudoraciones nocturnas y los cambios de ánimo, podrían continuar mucho después de tu último periodo. Aun así, los practicantes sanitarios abordan ambas etapas de distintas maneras y con tratamientos separados debido a las diferencias en los patrones hormonales de cada etapa. Después de las fluctuaciones variantes en los valores de estrógeno durante la perimenopausia, en los años posteriores a tu último periodo, el estrógeno cae a un nivel bajo y más constante.

Asimismo, prevenir el embarazo sigue siendo algo relevante hasta que estés segura de haber tenido tu último periodo. Es por ello que un control natal de baja dosis es un tratamiento hormonal frecuente para la perimenopausia. La terapia hormonal que se ofrece en la menopausia, en cambio, no contiene dosis lo suficientemente altas de hormonas para anular las fluctuaciones perimenopáusicas de hormonas y evitar la ovulación.

Cómo puede ayudar tu doctor

Si los siguientes síntomas están alterando tu vida es importante acudir con tu practicante sanitario. Existen tratamientos disponibles que te ayudarán a sentirte como tú misma otra vez.

Sangrado abundante / irregular. Si estás experimentando periodos más abundantes o sangrados intermenstruales, tu proveedor de atención médica puede sugerir una pastilla anticonceptiva de baja dosis o un DIU con progestina. Si buscas una opción sin hormonas, los antiinflamatorios no esteroideos (AINE) o el ácido tranexámico (Lysteda) pueden ofrecer algo de alivio. Ambos reducen las cifras de prostaglandina, las cuales se elevan en las mujeres con sangrados menstruales excesivos.

Con una hemorragia irregular o abundante sería recomendable hacer un ultrasonido pélvico para buscar pólipos, fibromas o causas alternas.

Bochornos. Una pastilla anticonceptiva te puede dar un poco de alivio si los bochornos son frecuentes o graves (o ambos), y se te dificulta gestionar tu vida diaria. Un DIU, junto con un parche de estrógenos, que también podría mejorar tu estado de ánimo, puede ser otra opción.

Estado de ánimo o cambios en la salud mental. Si experimentas ansiedad o depresión en la perimenopausia, dile de inmediato a tu practicante sanitario. Un antidepresivo de dosis baja en las últimas dos semanas del ciclo puede ayudarte a volver a la normalidad. Para algunas mujeres, un anticonceptivo hormonal de dosis baja puede mejorar los síntomas relacionados con el ánimo.

Dolor de cabeza. Las migrañas recientes o severas, vinculadas con la menstruación, son un síntoma común de las hormonas inestables en la perimenopausia. Si los dolores de cabeza son un problema, tomar de forma continua una pastilla anticonceptiva de baja dosis puede ayudar.

Lo que puedes hacer tú

Algunos síntomas de la perimenopausia se atienden mejor con cambios que puedes aplicar a tu rutina diaria y tus hábitos. Es más, te pueden llevar a tener una mejor salud en la menopausia y en adelante. Si bien no son soluciones espectaculares, pueden hacer una verdadera diferencia en tu salud y tu felicidad... hoy y a la larga.

Minimiza el aumento de peso. En esta etapa se suelen sumar kilos extra, incluso si comes y haces ejercicio como siempre. Desafortunadamente, el incremento de actividad física no combatirá por sí solo estos cambios corporales de mediana edad.

Algunas variaciones en tu metabolismo y en la forma de tu cuerpo se relacionan con el envejecimiento, más que con las hormonas. Tanto hombres como mujeres tienden a perder masa muscular y subir de peso al llegar a la mediana edad. Pero es factible que algunos cambios, en particular en la composición corporal, estén relacionados con la pérdida de estrógeno. Por ejemplo, incluso si tu peso no cambia en general en la perimenopausia, cierto peso tiende a redistribuirse en grasa alrededor del centro. No es sólo molesto al momento de cerrar tus jeans, sino que puede afectar tu salud.

Un incremento en la grasa abdominal puede elevar tu riesgo cardiovascular y de diabetes, incluso si tu peso corporal se encuentra dentro de un rango saludable.

La buena noticia es que realizar unos cuantos ajustes a tus hábitos en esta etapa puede tener un efecto duradero. Un estudio de 2022, publicado en la revista *Menopause*, sugirió que la transición de la perimenopausia podría ser el momento más oportuno para enfocarte en tus hábitos diarios con la idea de mejorar tu metabolismo y minimizar los cambios en tu composición corporal. En particular, los investigadores sugieren que podría ser útil enfocarte en conservar la masa muscular en la transición de la menopausia con una dieta más alta en proteínas y más baja en carbohidratos, así como una actividad relacionada con el entrenamiento de resistencia. (El beneficio adicional es que la actividad que construye músculo ayuda a contrarrestar la pérdida de densidad ósea durante la transición de la menopausia también.)

Inclusive, el ejercicio de moderada o alta intensidad también puede ayudarte a combatir el descenso del metabolismo que es común en la mediana edad. Pero se requieren más estudios para saber con exactitud cómo enfrentar estos efectos.

Limita el consumo de alcohol. Si bien podrías disfrutar una copa de vino para relajarte con tus amigos o desestresarte en la noche, dejar el alcohol podría ayudar a tu cuerpo a lidiar con síntomas de perimenopausia. El alcohol eleva la ansiedad y puede alterar el sueño. Aunado a ello, algunas investigaciones han descubierto que beber alcohol puede disparar e intensificar los bochornos. Incluso si tienes hábitos alimenticios saludables en general, tomar la misma cantidad de alcohol que solías podría conducir a un aumento de peso.

FERTILIDAD: ¿LA QUIERES O NO?

Hace unas cuantas generaciones, las mujeres solían ser madres más jóvenes. Dado que las carreras universitarias y los posgrados ahora son opciones viables para tantas mujeres, muchas tienen hijos más tarde, cuando su fertilidad empieza a declinar. Más mujeres están pensando en tener un hijo después de los 35 años, y a veces a principios de sus

cuarenta, así que es cada vez más común que las mujeres estén, al mismo tiempo, a inicios de la perimenopausia y tratando de embarazarse.

Tu experiencia puede ser muy distinta que la de tus amigas durante la transición de la perimenopausia. Algunas tendrán hijos que ya van a la preparatoria y en serio quieren evitar un feliz —o no tan feliz— accidente. Otras apenas empezarán a intentar embarazarse.

Algunas mujeres se embarazan tan pronto como dejan de utilizar métodos anticonceptivos. Para otras, puede ser un reto mayor.

Sin importar dónde te encuentres en la vida, es importante hablar con un proveedor de atención médica sobre los efectos del embarazo en tu estilo de vida y tu salud. Tu deseo de embarazarte o lo que sientes sobre el riesgo de quedar embarazada te ayudará a tomar decisiones sobre los beneficios de los anticonceptivos o el empleo de tecnología reproductiva avanzada.

Si intentas embarazarte en la perimenopausia, el cambio más significativo es la disminución de la fertilidad. La oportunidad de concebir cada mes es inferior porque tu ovulación es menos regular, tienes menos óvulos y la calidad de ellos no es la que era en tus veinte o treinta. Pero eso no quiere decir que no te puedas embarazar. Mientras sigas teniendo periodos, es posible que haya un embarazo natural.

Si no quieres embarazarte en la perimenopausia, tu proveedor de atención médica puede prescribir una pastilla anticonceptiva de baja dosis, la cual puede prevenir un embarazo y además mejorar algunos de los síntomas de la perimenopausia, como el sangrado anormal, los bochornos y las fluctuaciones de ánimo. Otra opción puede ser un DIU que distribuya una pequeña dosis de progestina. Esto provee un anticonceptivo mientras protege la pared uterina de sobrecrecimiento y evita que existan sangrados abundantes. Un parche de estrógeno se puede usar junto con el DIU para ayudar a aliviar los bochornos y las perturbaciones nocturnas.

Conservar la fertilidad

Históricamente, la pastilla anticonceptiva les ha permitido a las mujeres evitar los embarazos y así disfrutar de una libertad sexual y obtener poder económico. Hoy día, ese poder les permite a las mujeres congelar sus óvulos y tener acceso a su fertilidad más adelante. En 2012, la Sociedad Americana de Medicina Reproductiva (ASRM, American Society for Reproductive Medicine) retiró la etiqueta "experimental" del procedimiento para congelar óvulos, llamado

FERTILIDAD DESPUÉS DE LOS 40

La cantidad de mujeres que tienen bebés más tarde en la vida ha aumentado de forma dramática en años recientes. Alrededor de 9 % de los primeros hijos nacidos en Estados Unidos ahora son de mujeres mayores de 35 años, lo que implica un incremento de 23 % comparado con hace 20 años. En Estados Unidos, más de 100 000 mujeres al año dan a luz después de los 40.

Si bien es más difícil embarazarse después de los 35, y en definitiva pasados los 40, cuando sí sucede, existen algunos beneficios. Un estudio observacional de madres mayores de 40 años encontró una mejor salud y un mejor desarrollo en los niños hasta los cinco años de edad. En el estudio, los niños de padres mayores se lastimaban menos y tenían índices más elevados de inmunización, así como un mejor desarrollo social y de lenguaje. Inclusive, los padres más grandes tendían a ser más pacientes y darles más atención a sus hijos. Además, tenían más estabilidad emocional y financiera.

El principal reto de la fertilidad pasados los 40 es que es más difícil embarazarse de manera natural e incluso aplicando medicina reproductiva. Cuando una niña nace, sus ovarios tienen entre 6 y 7 millones de óvulos. En la pubertad, tiene 300 000 o 500 000, y esa cifra baja a 25 000 para cuando cumple 37. Al momento de entrar a la menopausia, una mujer sólo tiene mil óvulos. Y no se trata únicamente de una cuestión de cantidad, sino de calidad. Los óvulos más grandes tienden a presentar más mutaciones genéticas. Cuando un óvulo se fertiliza, los cambios pueden afectar su desarrollo en un embrión sano y un feto. Por ello, el aborto espontáneo tiene un riesgo más grande.

Después de los 37 años, el ecosistema de tu sistema reproductor cambia. Una calidad menor de óvulos, junto con los cambios en la composición de las hormonas reproductoras —como la FSH, la hormona antimülleriana (HAM) y la inhibina B—, dificulta la concepción y permanecer embarazada. Enfermedades como los miomas uterinos, la enfermedad tubárica y la endometriosis también se vuelven más prevalentes conforme envejeces.

criopreservación de ovocitos. Los médicos ahora ofrecen el retiro y congelamiento de óvulos en una gran cantidad de clínicas de fertilidad.

Sin embargo, este procedimiento es caro. La mayor parte de las pólizas de seguros no lo cubren y, si lo hacen, sólo representa una parte del costo. Así que esta opción continúa fuera del alcance para muchas personas. Y, por supuesto, sigue habiendo mucha incertidumbre respecto al éxito y los efectos a largo plazo de conservar la fertilidad a través de éste u otros métodos.

Si estás interesada en explorar esta ruta hacia la fertilidad, habla con tu médico.

PREDECIR EL FUTURO

Si no has congelado tus óvulos, entonces trabajar con un endocrinólogo reproductivo puede ayudarte a determinar el estado de tu fertilidad midiendo tus concentraciones de FSH y hormona antimülleriana (HAM). Los estudios sugieren que la FSH, el estradiol y la inhibina B sólo son bajos en la justa medida de la capacidad de una mujer de concebir o de cómo sus ovarios responderán a la estimulación. Sin embargo, cada vez más investigaciones muestran que medir los niveles de HAM en combinación con la edad puede ayudar a predecir tu capacidad para concebir cada mes. Se están

Asimismo, antecedentes de cirugía en ovarios, quimioterapia, infección pélvica, fumar o tener antecedentes familiares de menopausia temprana pueden influir en el tamaño de los folículos ováricos que contienen y liberan los óvulos. Esto puede afectar la fertilidad.

Y no olvidemos: no se trata sólo de las mujeres. Con la edad disminuye el número de espermatozoides en los hombres, empiezan a nadar más lento y desarrollan más anormalidades genéticas. Las investigaciones han demostrado que los bebés nacidos de papás mayores elevan sus índices de muchas enfermedades, incluyendo trastornos de neurodesarrollo del espectro autista.

La tecnología reproductiva puede ayudar mucho, y su uso está aumentando. Un estudio demográfico reciente predijo que, hacia el año 2100, 400 millones de personas a nivel mundial podrán concebir con tecnologías de reproducción asistida. Pero estos métodos no son infalibles, ya que la edad sigue siendo un factor. En las mujeres menores de 35 años con problemas en su fertilidad, poco más de 40% de los ciclos de fertilización in vitro (FIV) permiten llevar un bebé a casa.

Ese porcentaje disminuye a 12% en mujeres de 41 y 42 años, a 5% en mujeres de 43 y 44 años, y a 1% en mujeres mayores de 44 años. Las mujeres que tienen más de 40 pueden tener la opción de utilizar óvulos donados por alguna mujer más joven y más de la mitad de esos ciclos da como resultado un bebé.

Si tienes más de 40 años y esperas quedarte embarazada, habla con tu médico sobre tus opciones antes de empezar a probar algo. Trabajar con tu equipo de atención médica y comprender tu propio cuerpo, así como las estadísticas y los riesgos, es importante para ayudarte a tomar decisiones inteligentes y lograr un embarazo y un alumbramiento sanos antes de llegar a la menopausia.

realizando estudios sobre esta prueba y, con evidencia cada vez mayor, puede ser una herramienta predictiva útil que esté disponible más ampliamente. Si tus cifras de HAM en realidad son bajos, entonces la fertilización in vitro, ya sea con tus propios óvulos o con óvulos donados, podría ser el siguiente paso hacia el embarazo.

NAVEGAR EL CAMINO POR DELANTE

Al adentrarte en la transición a la menopausia, sin importar tu edad, la clave para abordar la transformación de tu cuerpo es la conciencia y la educación. La información recabada en este libro puede ayudarte a comprender un rango amplio sobre lo que es típico y las soluciones disponibles. Empléala como punto de partida para discutir tu particular situación con tu doctor y para abogar por ti misma.

Si estás experimentando nuevos síntomas físicos o mentales, comenta con un practicante sanitario bien versado en perimenopausia y menopausia. Un médico clínico de confianza te puede ayudar a tratar tus síntomas, señalar otras cuestiones de salud y aconsejarte el mejor camino, ya sea para lograr o evitar un embarazo mientras te acercas a tu última menstruación.

HISTORIA PERSONAL: SARAH | 43 AÑOS

"Yo todavía tengo mi periodo. Y dada mi edad, las estadísticas dicen que aún lo tendré varios años más. Pero en definitiva siento los síntomas del cambio hormonal. Tenía 40 años cuando comencé a tener síntomas, y al principio no me di cuenta de lo que estaba pasando. La menopausia no estaba en mi radar. Así que, cuando empecé a notar que tenía más vello facial, más cambios de ánimo y subía de peso (después de mantener el mismo peso durante dos décadas), simplemente pensé que los culpables eran el envejecimiento y un estilo de vida ocupado. Nunca había escuchado hablar de la perimenopausia.

De hecho, cuando comencé a experimentar sensibilidad en los senos a los 41 años, pensé, para mi gran sorpresa, que estaba embarazada. Después de todo, el dolor en los senos había sido mi primer indicador de embarazo con mis hijos, 10 y 13 años atrás. Estaba tan segura. Cuando la prueba de embarazo fue negativa, estaba a la vez aliviada y confundida.

En cuestión de un año, mis periodos se volvieron irregulares. Si bien llegaban casi cada cuatro semanas, se volvieron más impredecibles. Un mes tenía un periodo ligero que no duraba más que unos días. Al mes siguiente, mi periodo duraba toda la semana y era tan abundante que cambiar tampones y toallas se sentía como un trabajo de tiempo completo.

Le comenté mis síntomas a mi proveedor de atención médica. Me preocupaba que algo estuviera mal. Pero después de una evaluación me dijo que ya había empezado mi perimenopausia. Me quedé sorprendida... aunque también aliviada de que mis síntomas no fueran señal de algo malo.

Ahora, los periodos irregulares y mis otros síntomas perimenopáusicos (como una sensibilidad cíclica en los senos) se han vuelto mi norma. Y aun si no puedo decir que necesariamente disfruto el proceso, es una parte más de mi día, igual que ir a reuniones o llevar a mis hijos a sus actividades. Dicho lo cual, tengo muchas ganas de completar este ciclo y atravesar la menopausia. Ahora que ya voy encaminada, me siento lista para la siguiente fase.

CAPÍTULO 4

Menopausia prematura

Hacia la primera mitad de los cuarenta e inicios de los cincuenta, la mayoría de las mujeres ya empezó a notar los síntomas de la perimenopausia. Está buscando señales de su último periodo… a veces con los brazos abiertos.

Para algunas, sin embargo, la menopausia aparece mucho antes. Dejan de tener su periodo en los veinte, treinta o principios de los cuarenta. Se dice que se trata de una menopausia prematura cuando las mujeres entran en ella antes de cumplir 40. Esta condición afecta alrededor de 1 a 3 % de las mujeres. Entre 5 y 10 % de éstas atraviesan la menopausia entre los 40 y 45 años de edad, lo cual se considera menopausia temprana.

Se presentan muchas razones por las que los ovarios dejarían de funcionar antes. Sin importar la causa, una menopausia prematura es una condición manejable. Este capítulo te ayudará a comprenderla y te guiará a través de todas las decisiones que puedes tomar para proteger tu salud… y si es importante para ti, tus sueños de crear una familia.

MENOPAUSIA PREMATURA: POR QUÉ SE DA

Gracias a las investigaciones médicas, se pueden tratar o curar más enfermedades y condiciones que nunca antes. Por desgracia, algunos de los tratamientos que pueden salvar tu vida también pueden dañar tus ovarios. Si atraviesas la menopausia a consecuencia de tratamientos médicos, como cirugías, quimioterapia o radiación, recibe el nombre de *menopausia prematura inducida*. Si experimentas la menopausia por tu cuenta antes de cumplir 40 —como resultado de condiciones de salud, algunas genéticas o incluso razones desconocidas—, se conoce como *insuficiencia ovárica prematura* (IOP). Otro término común para ella es *insuficiencia ovárica primaria*.

Menopausia debida a la extirpación de los ovarios

Por varias razones, alguna vez los ovarios necesitan ser extraídos quirúrgicamente durante la edad reproductiva. Este procedimiento se llama *ooforectomía*. Depende del procedimiento, pero puede acarrear distintos niveles de síntomas de menopausia. Si tienes una operación para retirar ambos ovarios (ooforectomía bilateral), por ejemplo, dejarás de tener tu periodo mensual de inmediato, tus hormonas bajarán con rapidez y entrarás en la menopausia.

Si en cambio tienes una cirugía para retirar tu útero (histerectomía), pero conservas tus ovarios, de inmediato dejarás de tener tu periodo y serás incapaz de volverte a embarazar. Sin embargo, no entrarás en la menopausia porque tus ovarios seguirán produciendo las hormonas estrógeno y progesterona. Esto significa que tal vez no experimentes síntomas de menopausia. No obstante, a las mujeres que se les realizó una histerectomía pueden experimentar la menopausia algunos años antes de lo que el promedio indica.

A veces se retira un ovario en cirugía (ooforectomía unilateral). En este caso, tu cuerpo puede seguir utilizando el otro ovario para producir hormonas. Por ejemplo, quizás hayas tenido una histerectomía con ooforectomía unilateral.

Aun así, esto se vincula a experimentar la menopausia antes que las personas con la histerectomía sola.

Si pasas por una menopausia prematura relacionada con la extirpación de ambos ovarios, tus síntomas pueden ser más fuertes de lo que serían si hubieras llegado a esta etapa de manera natural. Esto se debe a que, en la menopausia natural, con el tiempo experimentas una disminución más lenta del estrógeno y la progesterona. Pero cuando tus ovarios se retiran de forma quirúrgica, experimentas un alto repentino e inmediato de la producción hormonal, incluida una porción de tu producción de testosterona.

En tal caso, síntomas como los bochornos pueden iniciar incluso al día siguiente de la cirugía. Por fortuna, existen alternativas efectivas para manejar los síntomas. Antes de la cirugía, habla con tu proveedor de atención médica sobre opciones de tratamiento.

Otras causas de insuficiencia ovárica prematura

Cuando algo no está del todo bien en tu cuerpo, es normal que quieras respuestas. Podrías querer saber qué lo provoca, cómo pasó y cómo puedes arreglarlo. Por desgracia, para 75 % o 90 % de la gente que experimenta insuficiencia ovárica prematura (IOP), los proveedores de atención médica simplemente desconocen la causa.

Algunos factores que podrían contribuir al IOP son:

Trastornos genéticos. Ciertos problemas cromosómicos, como los que se encuentran involucrados en el desarrollo de tus hormonas reproductoras o tus ovarios, pueden ser causantes de IOP. Por ejemplo, en una condición llamada *síndrome de Turner*, las mujeres nacen sin una parte o sin todo un cromosoma X, y como resultado tienen ovarios poco desarrollados. El síndrome de Turner es una de las causas más frecuentes de insuficiencia ovárica primaria.

Además, hay evidencia de que las mujeres que tienen el gen FMR1 —vinculado con una condición llamada *síndrome X frágil*— tienen un mayor riesgo de IOP. Estas mujeres podrían tener en un inicio ciclos menstruales regulares, pero sus valores hormonales estarían más cerca de empatar con los de los ovarios envejecidos. Muchos otros síndromes genéticos también se relacionan con la insuficiencia

CONSIDERAR UNA OOFORECTOMÍA

En ciertas situaciones, como en el tratamiento de cáncer ovárico, puede ser necesario retirar los ovarios (ooforectomía). Pero inclusive podrías considerar retirar los ovarios como una medida de salud preventiva. Esto se conoce como *ooforectomía profiláctica*. Si quieres reducir tu elevada probabilidad de desarrollar cáncer de seno o de ovario, por ejemplo, podría ser una opción.

La ooforectomía no es una decisión que deba tomarse a la ligera. Conlleva riesgos considerables. Los signos y síntomas comunes de la menopausia, como los bochornos y la resequedad vaginal, a lo mejor ocurrirán y suelen ser más graves que en mujeres que atraviesan la menopausia de manera natural. La ooforectomía también podría aumentar tu peligro de sufrir depresión o ansiedad, de cardiopatías, osteoporosis y muerte prematura. Además, el procedimiento podría cobrar una cuenta emocional. Si quieres tener hijos (o más hijos), la pérdida de tu fertilidad podría ser devastadora. Algunas mujeres aún luchan con su sentido de feminidad.

Por otra parte, si tu riesgo de cáncer es elevado, retirar los ovarios lo reduce significativamente. Si ya estás premenopáusica y tienes cambios en los genes BRCA, que generan proteínas para ayudar a reparar el ADN, este procedimiento podría disminuir tu posibilidad de padecer cáncer de seno hasta en 50 % y de cáncer ovárico en 80 o 90 %. El intercambio bien valdría la pena.

Si estás en un riesgo alto de cáncer de seno o de ovario, podrías hablar con tu practicante sanitario sobre la alternativa de retirar los ovarios de manera preventiva. Te podrían ayudar las recomendaciones de un terapeuta genético, un especialista en la salud de senos o un ginecólogo oncólogo para tomar una decisión más informada.

ovárica primaria. Sin embargo, la mayor parte son en extremo raros.

Enfermedades autoinmunes. Cuando presentas una condición autoinmune, el sistema inmunológico de tu cuerpo identifica tus propias células como invasores y las ataca. En algunos casos, como la enfermedad tiroidea, el lupus o la artritis reumatoide, tu sistema inmunológico podría atacar tus ovarios, evitando que generen hormonas. Esto puede conducir a la IOP.

Trastornos metabólicos. Algunos trastornos metabólicos, como la galactosemia, pueden contribuir a la IOP. Por ejemplo, las personas con galactosemia son incapaces de descomponer la galactosa, un azúcar en la leche. Las investigaciones muestran que los efectos de la galactosa en el metabolismo pueden influir en el funcionamiento ovárico.

Causas infecciosas. Las paperas y el VIH, entre otras infecciones, pueden contribuir al IOP dañando el tejido ovárico.

Antecedentes familiares. Si tienes familiares con menopausia temprana o IOP, eres más propensa a tener menopausia temprana también.

Menopausia inducida por la quimioterapia

La quimioterapia es un medicamento diseñado para atacar y matar células cancerígenas. Desafortunadamente, así como ataca células que se dividen con rapidez, también puede dañar tus ovarios.

No todos los medicamentos de quimioterapia dañan el sistema reproductivo. Algunos podrían no tener ningún efecto en tus ovarios, mientras que otros podrían provocar un alto temporal o permanente de tus periodos. Tu riesgo de entrar a la menopausia depende de muchos factores, incluyendo tu edad, la clase de medicamentos de quimioterapia que tomarás y la cantidad de quimioterapia que se emplee.

Por lo general, cualquier daño que haya se presenta en los folículos, los sacos llenos de fluido que guardan tus óvulos. Las mujeres que recibieron quimioterapia podrían tener cifras menores de folículos maduros. Mientras que algunas mujeres no ven ningún efecto, otras pueden experimentar la menopausia después de una sola dosis.

Incluso si experimentas insuficiencia ovárica debido a la quimioterapia, la condición podría ser temporal. Algunas

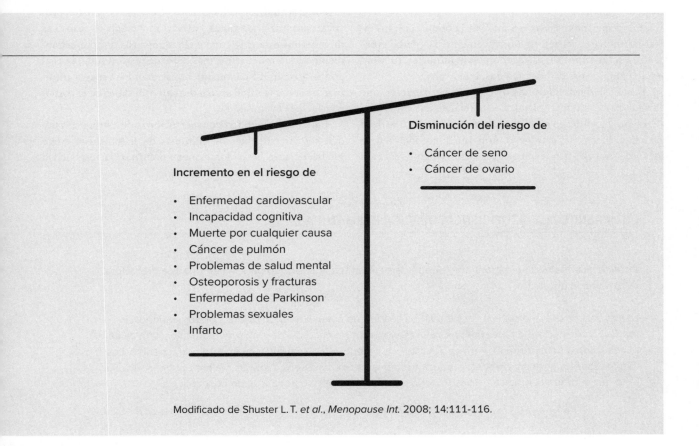

Disminución del riesgo de

- Cáncer de seno
- Cáncer de ovario

Incremento en el riesgo de

- Enfermedad cardiovascular
- Incapacidad cognitiva
- Muerte por cualquier causa
- Cáncer de pulmón
- Problemas de salud mental
- Osteoporosis y fracturas
- Enfermedad de Parkinson
- Problemas sexuales
- Infarto

Modificado de Shuster L. T. *et al., Menopause Int.* 2008; 14:111-116.

mujeres, menores de 40, notarán que su fertilidad regresa meses o incluso años después de terminado el tratamiento.

Menopausia inducida por radiación

Al igual que la quimioterapia, la terapia de radiación puede ser un método muy efectivo para combatir el cáncer. Pero cuando la radiación se enfoca en tu zona pélvica, es capaz de dañar tus ovarios. De hecho, la terapia de radiación muchas veces es más nociva para tus ovarios que la quimioterapia.

El efecto de la radiación en tu fertilidad depende de tu edad y de la dosis que recibas. La insuficiencia ovárica inducida por radiación puede, en ocasiones, ser temporal, en particular en mujeres jóvenes y en quienes recibieron dosis bajas. Estas mujeres podrían observar que sus periodos reaparecen 6 o 18 meses después del tratamiento. A veces se hace un procedimiento para alejar los ovarios del cambio de radiación (ooforopexia).

ATENDER TU SALUD FÍSICA

Cuando experimentas IOP o menopausia prematura, tus cifras hormonales decaen significativamente. La pérdida prematura o temprana de estrógeno puede influir en tu salud de una gran diversidad de maneras. Puede afectar:

Salud cardiovascular. Las investigaciones sugieren que la menopausia prematura quizás está relacionada con un incremento en el riesgo de cardiopatías e infarto. Esto se debe tal vez al efecto del estrógeno en la función endotelial, la salud de las células que cubren tus vasos sanguíneos. Para saber más sobre problemas cardiovasculares después de la menopausia, consulta el capítulo 19.

Salud ósea. El estrógeno tiene una función fundamental en la salud de tus huesos. Como resultado, cuando atraviesas una menopausia prematura, presentas un riesgo mayor de desarrollar menos densidad mineral ósea de la normal (osteopenia) y la pérdida ósea puede provocar que los huesos se debiliten y se vuelvan débiles y quebradizos (osteoporosis). Es particular cierto si experimentas IOP o menopausia prematura en tus veinte, antes de que la masa ósea llegue a su máximo punto. Puedes conocer más sobre la salud ósea después de la menopausia en el capítulo 18.

Cognición. Algunos estudios sugieren que aquellas mujeres a quienes les quitan los ovarios o que no toman terapia hormonal (estrógeno) tienen un aumento en la posibilidad de demencia y otros deterioros cognitivos. Cuanto más joven se haga la ooforectomía, más alto será el riesgo de alteraciones cognitivas. Sin embargo, la información no es tan precisa para mujeres con IOP relacionada con otras causas. Para más información sobre cuestiones cognitivas y menopausia, consulta el capítulo 20.

Salud sexual. Los valores bajos de estrógeno pueden provocar síntomas que quizá vuelvan incómodo el sexo. Las mujeres que están viviendo una menopausia temprana también podrían tener cifras más bajas de testosterona, la cual podría afectar el funcionamiento sexual. Para mayor información sobre la salud sexual durante y después de la menopausia, lee el capítulo 12.

Calidad de vida. Las concentraciones de estrógeno pueden ser las culpables de síntomas de menopausia como los bochornos, las sudoraciones nocturnas, la resequedad

COMPRENDER LA INSUFICIENCIA OVÁRICA PREMATURA

*Insuficiencia ovárica prematur*a (IOP) puede parecer un término técnico para la menopausia prematura, pero no es lo mismo.

La IOP describe lo que sucede en los ovarios cuando no están liberando óvulos con regularidad. La IOP involucra muchos de los cambios de la menopausia: la carencia de ciclos menstruales y una caída en los valores de estrógeno. Pero con la IOP, estos cambios no son necesariamente permanentes. Los ovarios todavía podrían, a veces, producir hormonas y liberar óvulos. Algunas mujeres pueden incluso tener un retorno esporádico de sus periodos, y entre 5 y 10 % son capaces de concebir.

vaginal y los cambios de ánimo. Lee más sobre síntomas de menopausia en el capítulo 2 y consulta los capítulos 6 a 13 para saber cómo manejarlos.

AYUDA DE LAS HORMONAS

Todas las personas que atraviesan la menopausia pueden beneficiarse de una terapia hormonal. La meta principal es poder manejar síntomas como bochornos o cambios de ánimo. En las mujeres con menopausia temprana o prematura, devolver hormonas ováricas al cuerpo incluso ayuda a prevenir la enfermedad cardiaca, a proteger la cognición y minimizar la resequedad vaginal. Y la terapia hormonal es vital para prevenir la pérdida ósea después de la menopausia prematura.

Para personas con menopausia temprana o prematura se pueden necesitar dosis más altas de estrógeno, comparadas con las dosis para mujeres que atraviesan una menopausia natural. Se suelen dar dosis más elevadas para imitar la producción de estrógeno en una mujer en edad reproductiva, no sólo para tratar los síntomas, aunque también para disminuir los riesgos de salud por la pérdida de estrógeno en mujeres más jóvenes. La mayoría de los proveedores de atención médica recomiendan que aquellas con menopausia temprana o prematura tomen terapia hormonal al menos hasta llegar a la edad de una menopausia natural: alrededor de 52 años.

Pero la terapia hormonal no es una cura para todo. Aunque puede reducir o eliminar muchas de las consecuencias de salud negativas de la IOP o de la menopausia prematura, no las elimina todas. Los cambios de ánimo y la función sexual, en particular, no se pueden manejar enteramente con terapia hormonal. Para aprender más respecto a la terapia hormonal, véase el capítulo 6.

¿Qué hay de los riesgos?

Se ha escrito mucho sobre los riesgos de la terapia hormonal. Si tienes IOP o menopausia temprana, es probable que te preocupe tomar terapia hormonal a una edad tan joven o durante mucho tiempo.

No dejes que esto te inquiete. Los estudios médicos que revelaron los riesgos de la terapia hormonal se llevaron a cabo con mujeres mayores, posmenopáusicas, no con mujeres pasando por una menopausia temprana o prematura. Los resultados simplemente no se pueden aplicar a mujeres jóvenes. De hecho, sabemos que los riesgos de no tomar terapia hormonal podrían ser peores para este grupo.

Conclusión: si tienes menopausia prematura y no tomas estrógeno, tienes un riesgo mucho más alto de demencia, enfermedad de Parkinson, enfermedad cardiovascular, osteoporosis, disfunción sexual, depresión, ansiedad y muerte.

LIDIAR CON LA MENOPAUSIA PREMATURA

Atravesar la menopausia puede ser una época emocional a cualquier edad. Podrías estar lidiando todos los días con los síntomas y sentirte ansiosa sobre tu cuerpo y tu identidad en los meses o años que tengas por delante. Si atraviesas una menopausia temprana o prematura, estas emociones podrían ser aún más intensas.

TERAPIA CON CÉLULAS MADRE PARA IOP

Las células madre son la materia prima del cuerpo: la fuente de todas las demás células con funciones especializadas. Éstas se pueden cultivar en un laboratorio y guiar para que se conviertan en células específicas capaces de regenerar y reparar tejidos dañados o enfermos. Esta tecnología podría cambiarlo todo para muchas condiciones médicas, incluyendo la IOP.

Hasta ahora, los estudios con células madre usadas en otros animales han mostrado cierto potencial para recuperar la función ovárica. Trasplantar células madre podría ayudar a restaurar los valores hormonales e incluso activar los folículos. Por ahora, todavía se necesitan hacer más estudios para saber si el tratamiento es seguro y efectivo para las personas antes de que esté listo para usarlo.

Quizá te sientas en shock por el diagnóstico, segura de que estás demasiado joven para pasar por esto. A lo mejor te sientas confundida o insegura sobre qué medidas tomar más adelante. Si tenías la esperanza de tener hijos en el futuro —o incluso si no te habías decidido aún—, podrías quedar devastada por la pérdida de tu fertilidad.

Es posible que estés enojada por los cambios que la menopausia prematura ocasiona en tu vida cotidiana, como los síntomas que experimentes o las hormonas u otros medicamentos que tal vez necesites tomar. Padecer bochornos o resequedad vaginal en los veinte o treinta podrían hacerte sentir vieja de la noche a la mañana, envejeciendo apartada de tus amigas. La menopausia temprana o prematura puede ser traumática y dar lugar al aislamiento. Puede conducir a sentimientos depresivos y ansiedad.

La buena noticia es que no tienes por qué pasar por esto sola. Existen muchos recursos disponibles para que puedas tener las respuestas que mereces y encontrarles sentido a tus circunstancias. Cuida tu salud emocional y mental con este consejo:

Adquiere perspectiva. Atravesar la menopausia a los veinte o treinta quizá no era parte de tu plan de vida, pero eso no quiere decir que no puedas realizar tus sueños de todas maneras. Muchas mujeres experimentan IOP o menopausia prematura, y siguen adelante con una vida sana y productiva, con los síntomas bajo control… e incluso con una familia propia.

Busca información veraz. Infórmate sobre lo que le está sucediendo a tu cuerpo. Ninguna pregunta es tonta. Tu proveedor de atención médica está ahí para ayudarte a obtener respuestas. Cuando busques información en línea, asegúrate de que sean páginas web acreditadas, en particular las que se alinean con instituciones médicas establecidas, como www.MayoClinic.org o las que terminan en .gov.

Busca apoyo emocional. Pide a tu proveedor de atención médica que te remita con un terapeuta o un grupo de apoyo. Los grupos se conforman por personas que comprenden por lo que estás pasando porque lo están viviendo también. Pueden aportarte la compasión y el ánimo que otros tal vez no sean capaces de dar. Si un grupo local no es una opción, un grupo en línea, como los que se encuentran a través de Mayo Clinic Connect o Daisy Network, quizá sean comunidades útiles que te ofrezcan apoyo y consejos verdaderos. Además, hablar con un terapeuta especializado en menopausia prematura o en problemas de fertilidad puede darte una sensación de control sobre tu diagnóstico.

¿PODRÍAS ESTAR EXPERIMENTANDO IOP?

Las mujeres que experimentan IOP muchas veces no se dan cuenta. Esto se debe a que los signos no siempre son claros.

Alguien en las primeras etapas de IOP podría dejar de tener periodos por completo o podría sólo saltarse 1 o 2 inicialmente. Quizá tenga algunos síntomas de menopausia, como bochornos o resequedad vaginal, o podría no tener ninguno todavía. Esto se debe a que, incluso si alguien tiene IOP, los ovarios a veces aún liberan estrógeno y óvulos.

Entonces, ¿cómo sabes si tus síntomas son los primeros signos de IOP o un problema de salud aparte? Tu mejor apuesta es consultar con tu practicante sanitario. Si tus periodos cambian de forma significativa (se vuelven considerablemente más largos o cortos, o varían de forma acentuada de tu calendario normal) o cesan por completo en el lapso de tres ciclos antes de cumplir 40 años, agenda una cita.

Es importante que te revisen, ya que perder ciclos podría ser señal de otro problema de salud. Incluso, si experimentas IOP, estás en riesgo de desarrollar condiciones de salud como osteoporosis y cardiopatía. El diagnóstico puede ser una herramienta poderosa, permitiéndote tomar medidas que cuiden tu salud lo más posible.

¿QUÉ HAY DE LA TESTOSTERONA?

El estrógeno y la progesterona no son las únicas hormonas que disminuyen durante la menopausia. Cuando experimentas menopausia prematura, en particular si retiran tus ovarios, también tendrás una disminución de andrógenos ováricos, que son las hormonas sexuales masculinas, como la testosterona. Para algunas mujeres, un descenso de testosterona no es un problema. Para otras, la pérdida de testosterona puede contribuir a problemas con la disfunción sexual. Esto se debe a que la testosterona tiene una función en el deseo y la excitación sexuales. Como resultado, algunas mujeres pueden verse beneficiadas de tomar una terapia de testosterona.

Date un poco de tiempo. A veces, el mejor regalo que te puedes dar es tiempo para hacer las paces con tu diagnóstico. No pasará de la noche a la mañana. Date un poco de espacio para llegar a aceptarlo. Lo lograrás.

Permite que fluya la emoción de tu duelo... y habla de ello. Es natural estar triste por perder la visión que tenías de crear una familia. Es normal luchar con este cambio de identidad. Mantén la comunicación abierta mientras manejas tus sentimientos. Y date permiso de contemplar una versión distinta de tus sueños.

¿TODAVÍA PUEDES TENER UNA FAMILIA?

Si esperabas tener hijos en el futuro, enfrentar una menopausia prematura o temprana —o incluso la posibilidad de

Para ayudarte a localizar la causa de tus síntomas o de tus periodos faltantes, tu proveedor de atención médica podría:

- Preguntarte sobre cualquier síntoma de menopausia que hayas tenido.

- Hacer una prueba de embarazo. Esto confirmará que los ciclos que te saltaste no se deben a un embarazo.

- Analizar tus valores hormonales. Los análisis de sangre pueden evaluar tu cifra de hormona foliculoestimulante (FSH) para determinar si se encuentra en el rango menopáusico.

- Buscar condiciones médicas que puedan afectar tu periodo. Los análisis de sangre pueden medir tus concentraciones de hormona estimulante de la tiroides (TSH, Thyroid-Stimulating Hormone), la glucosa en ayunas, el calcio o fósforo en suero, por mencionar algunos.

- Revisar tu reserva ovárica. El análisis para medir los valores de hormona antimülleriana (HAM) puede estimar tu reserva ovárica. Se puede realizar un ultrasonido pélvico para observar la cantidad de óvulos en tus ovarios.

CONCEBIR DE MANERA NATURAL CON INSUFICIENCIA OVÁRICA PREMATURA: ¿ES POSIBLE?

Has escuchado historias. Mujeres a quienes les dijeron que nunca tendrían hijos —que incluso pudieron haber estado luchando durante años con la infertilidad debido a una insuficiencia ovárica prematura— se embarazaron de pronto. ¿Te podría pasar a ti?

La respuesta es un cauto quizá, pero las probabilidades son pocas. Las investigaciones nos dicen que alrededor de 5 o 10% de las mujeres que experimentan IOP pueden quedar embarazadas. Así que, si bien hay esperanza, no es una circunstancia sólida para planear una familia. Si tu meta es tener hijos, tu mejor apuesta es considerar las alternativas en este capítulo y platicar con tu practicante sanitario. Podrías pedir un análisis de reserva ovárica, el cual puede medir si aún existe la opción de embarazarte con tus propios óvulos.

tenerla— puede ser un puñetazo en el estómago. Pero no tienes por qué perder la esperanza. Muchas mujeres que experimentan IOP o menopausia prematura sí se convierten en madres.

Opciones que involucran tus propios ovarios

Existen diversas alternativas que utilizan o protegen la función ovárica que tienes hoy día. Si estás lidiando con una condición médica o un tratamiento que podría comprometer tu fertilidad y esperas tener hijos en el futuro, pide a tu proveedor de atención médica que te remita a un especialista de fertilidad. Éste podrá ayudarte a decidir cuáles son tus mejores opciones para formar una familia, que podrían incluir:

Congelar tus embriones (criopreservación de embriones). La criopreservación de embriones es cuando un especialista retira tus óvulos, crea embriones con el esperma de tu pareja (o de un donador) y luego los fertiliza y los conserva para una futura fertilización in vitro. Los embriones se pueden resguardar muchos años, dándote la oportunidad de recuperar la salud o esperar a que sea el momento. Y cuando haya llegado, se descongelan los embriones y se implantan en tu útero (o en el de una gestante sustituta). La criopreservación de embriones llega a tener índices de éxito altos, pero puede ser costosa.

Congelar tus óvulos (criopreservación de ovocitos). La criopreservación de ovocitos es cuando se extraen tus óvulos sanos, luego se congelan para una fertilización in vitro futura. Para que puedas emplear estos óvulos después, una pareja o un donador deben proveer esperma. Quizá sea un método exitoso para conservar tu fertilidad, pero hay un par de advertencias: el procedimiento llega a ser costoso y, al igual que intentar embarazarte de manera natural, no existen garantías.

Ooforopexia. La radiación puede ser un método efectivo para tratar el cáncer, pero si estás recibiendo radiación en tu zona pélvica, podría dañar tus ovarios y su capacidad de producir óvulos. Una ooforopexia puede ayudar a minimizar tu riesgo de este daño. Durante el procedimiento, tu proveedor de atención médica mueve los ovarios lejos del área a radiar. Esto se hace antes de iniciar cualquier tratamiento de radiación, con un procedimiento poco invasivo.

Congelar el tejido ovárico (criopreservación ovárica). Una nueva alternativa prometedora involucra congelar tejido ovárico sano para protegerlo de la quimioterapia o la radiación durante el tratamiento para el cáncer. Una vez que haya finalizado el tratamiento, el tejido se reimplanta. Si bien este proceso sigue siendo experimental, se ha demostrado que restaura la producción hormonal y la fertilidad en algunas personas.

Otras vías

Si te tomó por sorpresa un diagnóstico de IOP y no tuviste tiempo de incorporar medidas de conservación, sigue habiendo otras maneras de tener una familia.

Fertilización in vitro (FIV) con óvulos donados. Aun si no eres capaz de producir óvulos por tu cuenta (e incluso si ya

" Cuando tenía 36 años dejé de menstruar. Además, empecé a experimentar bochornos, sudoraciones nocturnas, resequedad/ardor vaginal, una mayor ansiedad e irritabilidad, falta de concentración, insomnio, incremento de peso abdominal a pesar de no haber hecho cambios en mi dieta ni en mi programa de ejercicios, y una rigidez generalizada en el cuerpo. Sabía que algo andaba mal. Me comuniqué con mi médico de cabecera y juntos monitoreamos los síntomas un par de meses. Nada cambió. Luego realizamos análisis de sangre, con resultados anormales. A mi médico le preocupaba la infertilidad. Nunca olvidaré esa consulta. Mi "plan" era tratar de embarazarme después de un tan anticipado viaje de trabajo, por el que había luchado durante años para obtener. Ahí quedó mi plan. Me sentí destrozada.

Después de mi viaje laboral, me acerqué a la Clínica de Infertilidad y Endocrinología Reproductiva para buscar opciones de fertilidad. Luego fui al Centro de Salud Femenina. Ahí me diagnosticaron insuficiencia ovárica primaria (IOP). En otras palabras, menopausia temprana. Eso cambió todo. Había estado enfocada en mi infertilidad, pero lo que no conocía eran los riesgos de salud relacionados con los bajos valores de estrógeno a tan corta edad.

Primero me dieron un parche de estrógeno, junto con progesterona para promover un desprendimiento mensual de la pared uterina y evitar el engrosamiento endometrial y el cáncer. La terapia de estrógenos mejoró de forma notable mis síntomas. Sin embargo, los efectos secundarios de la progesterona no son broma: fatiga, rigidez (mialgia), depresión, aumento de peso, pesadillas y estreñimiento. Para mí, la progestina sintética ha tenido efectos secundarios menos graves. Cuando la tomo 12 días al mes, aplico nuevos trucos que me son útiles para reducir los efectos secundarios. Para la fatiga, la mialgia y la depresión, sigo una rutina que incluye yoga y actividades de autocuidado. Para reducir el alza de peso y el estreñimiento, consumo una dieta extra bien balanceada, bebo mucha agua y minimizo mi consumo de alcohol. He descubierto que incluso una copa de alcohol incrementa mi fatiga y mi insomnio.

Siete años después, manejo mis síntomas bastante bien y he aprendido más sobre mi cuerpo de lo que nunca hubiera imaginado. Conforme envejezco, soy más propensa a la irritación vaginal y las infecciones por levadura, las cuales afectan la vida sexual. Cambiar a un lubricante sin parabenos ni glicerina (como Good Clean Love) me ha ayudado mucho; también "airear la vagina", evitando el uso de pantalones ajustados y dejando de usar ropa interior, siempre que puedo. Además, contribuye tomar mucha agua y reducir mi consumo de azúcar.

La parte más difícil de mi viaje con la IOP han sido los estragos psicológicos y psicosociales. Cuando me diagnosticaron, me cambió la vida. Estaba lista para iniciar una familia. Me di cuenta de que muchas personas minimizaban las implicaciones del diagnóstico porque no empatizaban. No es algo terminal. No es visiblemente debilitante. Mi comentario favorito era: "Por lo menos no es cáncer". Ha cambiado mi forma de ver a otras personas que enfrentan diagnósticos capaces de transformarles la vida.

Aunado a ello, vivo en una comunidad orientada a la familia. Aprendes a navegar las conversaciones. Hemos aprendido a enfocarnos en las múltiples bendiciones que se presentan en nuestra vida y que la vida misma puede ser satisfactoria, tengas hijos o no. Ésta es mi historia. Aunque muchas de mis amigas todavía no pasan la menopausia, cuando lleguen a esa etapa de la vida, yo tendré años de consejos que darles.

HISTORIA PERSONAL: CYNTHIA | 52 AÑOS

 Como madre de una niña de 12 años, he tenido muchas conversaciones con ella sobre cómo funciona su cuerpo, incluyendo lo que implica tener su periodo y por qué yo ya no lo tengo. A mí me indujeron la menopausia de forma quirúrgica a los 33 años debido al cáncer de ovario.

Cuando era chica, en verdad no recuerdo que nadie me hablara del "cambio" y qué tan desafiante sería.

En 2004, la información sobre menopausia y las preferencias de tratamiento no eran lo que son ahora. Yo aprendí más sobre los efectos secundarios previsibles de la quimioterapia y la radiación que de lo que pasaría después de una histerectomía y una ooforectomía completas. Se me dijo que tal vez tendría algunos bochornos y sudoraciones nocturnas, pero no hubo más datos.

A lo largo de la década siguiente se me acabó la paciencia. Padecía insomnio, un incremento de ganas de orinar (por lo regular en la noche), ansiedad, depresión y presión sanguínea alta. Cuando escuché a la doctora Faubion hablar en una conferencia sobre cáncer, ¡quedé impactada al saber que todos mis síntomas estaban relacionados con la menopausia! No tenía idea de que el cuerpo de una mujer cambia cuando ya no tiene los efectos protectores del estrógeno. Tampoco sabía que los síntomas podían durar años.

Hoy día, si bien aún me levanto media docena de veces cada noche (a orinar), mi presión ya está bajo control y tengo un equipo de expertos en salud femenina ayudándome a tener una calidad de vida posmenopáusica. Debido al cáncer, no soy candidata para terapia hormonal, pero encontré otras opciones que me ayudan a lidiar con los cambios constantes.

Si bien no puedo cambiar el pasado, sí hablo de él con la esperanza de crear conciencia sobre la menopausia y los problemas que las mujeres jóvenes pueden enfrentar. Y a pesar de los gestos de mi hija cuando le comparto perlas de sabiduría, sé que estará más preparada cuando llegue a esta etapa.

no tienes tus ovarios), podrías ser capaz de embarazarte por medio de la fertilización in vitro con óvulos donados. En este procedimiento se recolectan óvulos de una donadora, se fertilizan con el esperma de tu pareja o de un donador y se implantan en tu útero.

La FIV con óvulos donados tienen altos índices de éxito en mujeres que han experimentado IOP. En algunos casos, sin embargo, la FIV no es aconsejable. Por ejemplo, el embarazo puede ser peligroso para mujeres con síndrome de Turner. (Véase la página 52.)

Gestante sustituta. Podrías considerar utilizar una gestante sustituta, una mujer que cargue al bebé por ti. En esta situación, se crea un embrión por medio de FIV y se transfie-

re al útero de la gestante sustituta. No se transmiten genes de la gestante sustituta al bebé. Dado que las leyes relacionadas con implicar a otra persona (tercera persona) en un embarazo pueden variar dependiendo de dónde vivas, es recomendable contactar a un abogado cerca de ti, familiarizado con cuestiones de donadores, para que te aconseje de modo legal si estás considerando esta opción.

Adopción. Muchas personas incapaces de concebir un niño biológicamente recurren a la adopción para completar su familia. La adopción suele ser una forma gratificante y satisfactoria de ver realizado tu sueño de ser madre. De hecho, muchos padres que buscan adoptar dicen que ahora no podrían imaginar haber formado su familia de otra manera.

HISTORIA PERSONAL: LILI | 24 AÑOS

" Tenía 22 años cuando me diagnosticaron insuficiencia ovárica primaria. Nunca había escuchado ese nombre antes. El doctor me dio un panfleto y luego me remitió con un endocrinólogo. Sería la primera referencia de muchas, mientras trataba de mantener mis síntomas bajo control: insomnio crónico, taquicardia, osteopenia, niebla mental, pérdida de libido, depresión y ansiedad. El síntoma que se te ocurra, seguramente lo tuve. No había nada que me hubiera preparado, estaba en shock. En la escuela no me enseñaron nada de la menopausia y las mujeres mayores parecían evitar el tema como si hubiera un velo de vergüenza alrededor.

Ha sido una lucha interminable poderme sentir normal desde mi diagnóstico. He pasado tiempo con y sin terapia hormonal, experimentando con dietas como la carnívora y la keto, y practicando yoga. Muchas veces me siento como si tuviera que controlar intensamente cada detalle de mi vida sólo para sentirme un poco normal o sana. Esto provoca una sensación de aislamiento de mis pares. Además, todavía lidio con el manejo de los síntomas y eso afecta mi desempeño en el trabajo. Ver a un terapeuta ha sido útil para enseñarme a ver por mi bienestar, tanto ante los médicos como ante mis jefes.

Ojalá los profesionales de la salud supieran que la insuficiencia ovárica primaria afecta más que sólo tu fertilidad. Se trata de una enfermedad metabólica compleja que puede desembocar en síntomas graves. He conocido a varias mujeres en grupos de apoyo que se enfrentaron a una discapacidad desde el inicio de su diagnóstico. Se trata de mujeres jóvenes. Me preocupan quienes carecen de seguro médico y ni siquiera pueden costear el tratamiento. En el futuro, espero que se le dé más prioridad a la salud de la mujer en las investigaciones científicas.

CAPÍTULO 5

Experiencias diversas en la menopausia

Bochornos, cambios de ánimo, noches en vela. Cuántas de nosotras no nos hemos acercado a nuestras madres, tías o amigas para preguntar: "¿Soy la única?". Si has estado leyendo el libro, sabes que la respuesta es un rotundo no. La transición de la menopausia nos afecta a todas en un grado u otro. Pero sus efectos varían muchísimo.

La pregunta es: ¿por qué? ¿Por qué algunas viven la menopausia como si las atropellara un tráiler mientras que a otras parece que todo se les resbala?

La genética podría ser parte del rompecabezas. Pero el panorama es mucho más complicado que eso. Investigaciones recientes apuntan a una multitud de factores que podrían moldear tu forma personal de experimentar la menopausia. Algunos de ellos se relacionan con el estilo de vida: comportamientos que podríamos cambiar para mejorar nuestros síntomas.

Otros factores —como nuestro cuerpo, historia, exposición a la adversidad (incluyendo racismo) y a otras experiencias— simplemente son parte de quienes somos. Estos aspectos de nuestra historia de vida única se pueden extender más allá de lo personal, reflejando cuestiones más amplias dentro de la sociedad. Ninguna persona y ningún libro pueden resolver por sí solos estos problemas mayores, pero el presente capítulo no los evade tampoco. La esperanza es que, al informarte con conocimiento científico y médico, te sientas empoderada para buscar y pedir el cuidado que necesitas y mereces.

TU ESTILO DE VIDA

Lo que comes, qué tan activa eres, tu sueño, tus hábitos alimenticios y si fumas son algunos de los comportamientos que pueden dañar tu manera de experimentar la menopausia. ¿La buena noticia? Tienes cierto control sobre estos factores. En varios casos, cambios sencillos pueden mejorar esos molestos síntomas y reforzar tu salud en general.

Lo que comes

Una dieta no muy nutritiva puede empeorar los síntomas de la menopausia. Uno de los culpables en particular escurridizos son los alimentos procesados. Piensa en pastelitos, nuggets de pollo, refrescos, papas fritas, comidas congeladas… tú entiendes. ¿Convenientes y sabrosos? Sí. ¿Nutritivos? No tanto.

Un estudio reciente reveló la dieta de casi 300 posmenopáusicas. Las mujeres que incluyen cantidades más elevadas de alimentos ultraprocesados en su dieta informaron tener síntomas menopáusicos más graves, incluyendo bochornos y sudoraciones nocturnas, problemas sexuales y de memoria y concentración. En cambio, una dieta basada en plantas se vincula con menos bochornos, sudoraciones nocturnas y problemas sexuales en menopáusicas. Si es posible, intenta tener una dieta que incluya una variedad de frutas, verduras y granos enteros. Limita las grasas saturadas, los aceites, los azúcares y la comida procesada. Podría hacer una diferencia en cómo te sientes.

CORRELACIÓN VERSUS CAUSALIDAD

Este libro —y en particular este capítulo— reúne hallazgos de muchas investigaciones. Es importante tener presente que, con frecuencia, cuando los estudios encuentran una vinculación entre dos cosas, esto no implica que una sea causa de la otra. O por lo menos, no demuestran que una origina la otra, sino sólo se expone una relación. (Esto depende del motivo por el cual se realizó el estudio.) En otras palabras, la correlación no es lo mismo que la causalidad.

Por ejemplo, sabemos que las personas con estrés crónico tienden a experimentar una menopausia temprana y peores síntomas relacionados con ella. Cuando este vínculo aparece de forma repetida en las investigaciones, podemos estar bastante seguros de que existe una conexión. Pero muchas veces seguimos sin saber a ciencia cierta si las dos partes están relacionadas, cómo una lleva a la otra o si existe un factor aislado que está involucrado en ambas.

Qué tanto te mueves

Sabes que el ejercicio es bueno para tu salud, pero ¿sabías que además puede mejorar tus síntomas de menopausia? Algunos estudios sugieren que el ejercicio aeróbico regular puede disminuir los bochornos y las sudoraciones nocturnas, mejorar qué tan bien duermes y estimular tu estado de ánimo en los años que dura la menopausia. Pero se necesitan llevar a cabo más investigaciones para comprender cómo —y en qué cantidad— la actividad física te ayuda a disminuir estos síntomas. La recomendación para la mayoría de los adultos sanos es hacer por lo menos 150 minutos de actividad aeróbica moderada o 75 minutos de actividad aeróbica vigorosa a la semana, o una combinación de ambas. Una buena regla es 30 minutos de actividad física moderada todos los días, ya sea caminar con rapidez, andar en bicicleta, nadar o podar el césped. Si quieres maximizar tu tiempo, sube un poco la intensidad con ejercicios vigorosos como correr, trabajar en una actividad ardua en el jardín o danza aeróbica. Sólo asegúrate de consultar con un médico u otro clínico antes si has estado inactiva durante un tiempo. Y ten en mente que cualquier cantidad de actividad física es buena para tu salud. No importa empezar poco a poco.

Qué tan bien duermes

Te guste o no, el sueño es otro factor que podría afectar tu manera de experimentar la menopausia. No está claro si dormir mal contribuye a experimentar síntomas como los bochornos, o simplemente influye en tu forma de percibir y manejar esos síntomas. Los cambios hormonales en la menopausia son conocidos por provocar sudoraciones nocturnas e insomnio. Así que es más probable que los bochornos conduzcan a dormir mal que viceversa. Pero cuando menos, dormir mal aumenta el riesgo de depresión en mujeres que padecen bochornos frecuentes y graves. Si te despiertas exhausta con regularidad, no tendrás mucha energía para enfrentar los retos de la vida, incluyendo el subibaja que representa la menopausia.

Pero no todo está perdido. Hay alternativas efectivas ahí afuera para tratar los problemas de sueño. Consulta el capítulo 11 para leer todo al respecto.

Si fumas (y qué tanto)

Las investigaciones muestran un fuerte vínculo entre fumar y el momento en que inicia la menopausia. Comparado con personas que nunca fumaron, quienes fuman en la actualidad o lo hicieron en el pasado tienen un riesgo mayor de entrar a la menopausia antes de los 45 años, y sube cuanto más tiempo haya fumado la persona y más cigarros haya consumido en una semana normal. Dejar de fumar hace una diferencia. Cuanto más pronto deja de fumar alguien, menor será la posibilidad de experimentar una menopausia temprana.

La gente que fuma mucho en la actualidad tiene más del doble de probabilidad de presentar bochornos graves y frecuentes. La gente que empezó a fumar a los 15 años o antes también podría tener un riesgo más elevado de estos síntomas. Pero dejarlo antes de los 40 o llevar más de cinco años

DEJAR EL VICIO

Si has intentado dejar de fumar sin mucho éxito o quieres dejarlo, pero no sabes por dónde iniciar, no temas... hay recursos magníficos ahí afuera. Dos lugares de confianza donde podrías empezar es la Sociedad Americana del Cáncer y los Centros para el Control y la Prevención de Enfermedades (CDC, Centers for Disease Control). Ambas agencias ofrecen abundante información y consejos para dejar el tabaco en sus páginas web. Los CDC también ofrecen asesoramiento gratis en inglés al 1-800-QUIT-NOW (1-800-784-8669), en español (1-855-335-3569), en mandarín y cantonés (1-800-838-8917), en coreano (1-800-556-5564) y en vietnamita (1-800-778-8440).

sin fumar reduce tu riesgo a casi el mismo nivel de una persona que nunca fumó.

TU CUERPO

Una serie de factores relacionados con tu cuerpo puede influir en tu experiencia de la transición de la menopausia. Éstos son varios de los más comunes.

Índice de masa corporal

Tu índice de masa corporal (IMC) es una medida basada en tu estatura y tu peso. No es una medida perfecta, pero, en general, un IMC más alto indica un porcentaje mayor de grasa corporal total. Un IMC de 30 o más se considera un rango obeso. Tener un IMC dentro de ese rango puede aumentar el riesgo de tener peores bochornos y que sean más frecuentes. Un IMC más alto se relaciona con valores más elevados de estrógeno, pero el vínculo entre el peso y los bochornos es complejo.

Tu IMC también puede tener una función en el momento en que aparece la menopausia. Las mujeres con un IMC de 25 o más podrían ser más propensas a entrar a la menopausia después de cumplir 51. En cambio, tener un IMC de menos de 18.5, que se cataloga bajo de peso, podría incrementar las probabilidades de entrar a la menopausia a los 45 años o antes.

Cantidad de partos

Aunque no lo creas, tener hijos puede afectar la época en que entras en la menopausia. Está quizá relacionado con la interrupción de la ovulación durante el embarazo. Un estudio reciente con más de 300 000 mujeres encontró que la edad de la menopausia aumentaba con el incremento del número de partos de una mujer. Así pues, por ejemplo, una mujer que dio a luz dos veces podría llegar a la menopausia más tarde en la vida que si sólo hubiera parido una vez. Pero existe un límite: los efectos de este fenómeno parecen tener un tope de tres partos. ¿Otro dato curioso sobre tener hijos? Las mujeres que son madres pueden ser más propensas a recibir el final de la menstruación con alivio en lugar de remordimiento.

LAS EXPERIENCIAS QUE HAS VIVIDO

Cuando piensas en los muchos factores que afectan tu salud, podrías enfocarte en las cosas que has leído hasta ahora: tu genética, tus hábitos, tu composición física y tus antecedentes de salud. Lo que tal vez no estás considerando es que también influye en tu salud la forma en que existes en el mundo y la manera en que éste te trata. O quizá ya tienes una idea al respecto. O es posible que sea una idea novedosa para ti. De cualquier modo, esta sección tratará sobre algunas de las cuestiones ocultas que podrían afectar tu experiencia de la menopausia.

Estatus socioeconómico

El término *estatus socioeconómico* hace referencia a los aspectos en la vida de alguien, como la formación académica, el ingreso y la ocupación. Y sí, puede tener un impacto en la menopausia. Las investigaciones muestran que las mujeres con grados más elevados de educación, ingreso y empleo son más propensas a tener menos síntomas de menopausia o menos graves. Un estatus socioeconómico más bajo se vincula con la menopausia temprana, bochornos más frecuentes y más problemas de sueño durante la transición de la menopausia. Ser indigente o no tener seguro médico también son factores de riesgo en el desarrollo de síntomas más graves.

Actitudes y normas sociales

¿Cómo visualizas tu proceso de envejecimiento en la mediana edad? ¿Lamentas cada nueva arruga, temiendo que todo vaya cuesta abajo? ¿O ves el envejecimiento como una fase normal de la vida, quizás incluso algo que honrar y celebrar? La forma en que respondas a esa pregunta podría tener mucho que ver con la cultura o la comunidad con la cual te identificas.

Las inquietudes relacionadas con la menopausia, incluyendo bochornos, depresión y una imagen corporal negativa, se han ligado a la perspectiva de una cultura respecto a la menopausia. El estatus de las mujeres en una comunidad puede ser asimismo un factor. En un estudio se reveló que aquellas que vivían en comunidades donde los hombres tenían posiciones dominantes en la familia presentaban peores síntomas de menopausia. En cambio, las mujeres de comunidades que valoran las familias guiadas por mujeres o se comparte la toma de decisiones entre hombres y mujeres tenían síntomas menos intensos. Las mujeres que se identifican con culturas que valoran las familias y las comunidades unidas también podrían tener un riesgo más bajo de síntomas graves relacionados con la menopausia.

La orientación sexual podría tener una función también. Un estudio reciente examinó las actitudes de mujeres que se identifican como heterosexuales, bisexuales o lesbianas. Encontró que las mujeres heterosexuales suelen tener una opinión más negativa de la menopausia y experimentan más remordimientos por el final de su menstruación. El estudio mostró que las mujeres bisexuales y lesbianas por lo general ven la menopausia bajo una luz más positiva. En general, les preocupa menos cómo el proceso de envejecimiento en la mediana edad afectará su sentido de identidad.

Circunstancias estresantes

Todos tenemos estrés a veces. El estrés puede ser una reacción sana a las demandas de la vida. Una pequeña cantidad de estrés puede motivarnos a enfrentar los retos y hacer lo que sea necesario para superarlos. Pero si tu botón de estrés está siempre encendido, puede provocar un caos en tu mente y en tu cuerpo. El estrés crónico es capaz de elevar tu riesgo de una horda de problemas de salud, incluyendo ansiedad y depresión, problemas estomacales, presión arterial alta y cardiopatía. El estrés crónico, además, está ligado

a la menopausia temprana o a peores síntomas relacionados con la menopausia.

Acontecimientos graves y estresantes, como violencia, una lesión grave, acoso sexual, abuso o una agresión, podrían también afectar la experiencia de la menopausia. Es posible que un traumatismo previo incremente las probabilidades de tener menopausia temprana y síntomas relacionados con la menopausia con mayor incidencia. Incluso el traumatismo que ocurrió en la infancia está vinculado con síntomas más graves de menopausia y podría impactar de muchas formas en la salud y el bienestar más adelante en la vida.

Racismo y prejuicios implícitos

Seamos realistas: a nuestra sociedad le falta recorrer un largo camino para acabar con el racismo y los prejuicios implícitos: las actitudes inconscientes y los estereotipos relacionados con grupos raciales minoritarios. Estas cuestiones se ven reflejadas en las interacciones cotidianas y aparecen en leyes, políticas e instituciones, incluido el sector salud.

Puede no sorprenderte, entonces, que miembros de grupos minoritarios tengan pocas representaciones en investigaciones médicas sobre menopausia. Sigue habiendo mucho que explorar y descubrir, pero siguen surgiendo datos sobre la función que tienen la raza y el racismo. Por ejemplo, las mujeres afroamericanas son significativamente más propensas a experimentar bochornos y sudoraciones nocturnas frecuentes que las mujeres blancas, y en promedio sus síntomas duran al menos tres años más. Parte de la razón se debe al racismo estructural: es más probable que las mujeres afroamericanas experimenten los factores socioeconómicos vinculados con la menopausia temprana y síntomas peores.

La exposición diaria al racismo aún está ligada con problemas de salud durante la transición hacia la menopausia. Las experiencias o percepciones repetidas de discriminación están conectadas con presión sanguínea alta, un aumento en los índices de diabetes y de los factores de riesgo que pueden llevar a la enfermedad cardiovascular. Se cree que el desgaste provocado por estos encuentros estresantes le pasa factura al cuerpo.

A este cuadro se suman las investigaciones de afroamericanas tratadas por síntomas menopáusicos como bochornos. Un estudio reciente de casi 300 000 mujeres veteranas de mediana edad mostraron que las mujeres afroamericanas no hispánicas y las mujeres hispánicas tenían menos probabilidades de recibir prescripciones de terapia hormonal, en comparación con mujeres blancas no hispánicas, incluso si experimentaban los mismos síntomas.

TERMINOLOGÍA DE GÉNERO

La *identidad de género* hace referencia a tu sentido interno de género. El término *transgénero* alude a una persona cuya identidad de género no empata con el sexo asignado. Una persona cuya identidad de género y el sexo asignado al nacer sí empatan se considera cisgénero. Alguien de género no conforme o de género fluido podría no acatar las expectativas sociales de lo que es consistente para cualquier género en específico. En tanto, los términos *no binario* y *género queer* se refieren a personas que consideran su género fuera de las categorías masculino o femenino. Incluso algunas personas nacen con diferencias en el desarrollo sexual (DDS), cromosomas o una anatomía que difiere de lo típico para su sexo. *Intersexual* es otro término para DDS.

Identidad de género

Para las personas que se identifican como transgénero o no binarias, este aspecto de su identidad podría tener un impacto en su experiencia de la menopausia.

Como parte de un cuidado que reafirme su género, la gente transgénero podría recibir terapia hormonal, incluyendo testosterona para los hombres trans, y estrógeno —muchas veces con un bloqueo de andrógenos o una forma sintética de la hormona liberadora de gonadotropina (GnRH, Gonadotrophin-Releasing Hormone)— para mujeres trans. Incluso, muchas pasan por alguna clase de cirugía como parte de su transición. ¿Cómo afectan estos tratamientos sus cambios hormonales y síntomas en la menopausia? Eso tiene una respuesta diferente para cada individuo. Para gestionar cualquier versión de una transición en la mediana edad es crucial trabajar con un practicante sanitario de confianza, de preferencia que sepa de salud transgénero.

No obstante, buscar y recibir cuidado es muchas veces más difícil para los integrantes de la comunidad transgénero. En una encuesta nacional de transgéneros en Estados Unidos, muchos informaron evitar ver a un médico por miedo a los prejuicios que hay en contra de los transgéneros. Entre los que sí buscaron ayuda, uno de cada tres comentó haber tenido una experiencia negativa, como que se le negara el tratamiento adecuado o tuviera que informar al médico sobre cuestiones transgénero. La gente transgénero afroamericana es en particular propensa a enfrentar discriminación en entornos sanitarios.

Los seguros médicos son otro problema frecuente, con coberturas limitadas en cuanto a cuidados relacionados con la afirmación de género. Aunado a ello, los cuidados específi-cos de género, como el manejo de la menopausia o ciertas evaluaciones preventivas, podrían no estar cubiertos para sujetos transgénero.

Como consecuencia, dados estos factores, entre otros, las personas transgénero y no binarias experimentan niveles elevados de estrés. Y el estrés, a su vez, afecta también los síntomas de menopausia (véase la página 65).

Experiencias con la atención médica

Sin importar la identidad de género, un médico experto y bien informado, que te escuche y en quien puedas confiar, puede tener un efecto positivo en tu salud y tu bienestar. Pero ¿qué pasa si tu médico se incomoda o se queda en blanco cuando mencionas la menopausia? ¿Qué pasa si no puedes costear una consulta médica en lo absoluto?

Más de 1 de cada 10 mujeres en Estados Unidos entre los 18 y los 64 años de edad no tienen seguro. Estas cifras son todavía más altas entre mujeres con ingresos inferiores, mujeres afroamericanas y mujeres inmigrantes indocumentadas. En un estudio, las mujeres sin seguro eran más propensas a decir que experimentaban más síntomas de menopausia molestos que las mujeres con seguro.

Otra barrera para recibir atención médica solidaria es la falta de practicantes entrenados en discutir la menopausia y tratar sus síntomas.

Las investigaciones muestran que pocos residentes de medicina se sienten preparados para hablar y manejar los síntomas de la menopausia. Un médico incómodo con el tema —o peor, displicente— puede dejarte descorazonada, confundida y más ansiosa sobre lo que le está pasando a tu cuerpo.

HISTORIA PERSONAL: LINDE | 79 AÑOS

" Experimenté la menopausia como una persona intersexual. Nací con características de ambos sexos y un análisis genético reciente determinó que tengo el síndrome 46, XY de reversión sexual. En mi infancia, crecí como un niño. Pero la pubertad nunca me llegó en realidad, así que no desarrollé características muy masculinas.

En la edad adulta, no me veía muy masculino. Pero viví bien como un hombre, me casé y cursé un doctorado en ciencias biomédicas.

Durante 36 años estuve felizmente casado con una mujer. Luego, alrededor de los 55 años de edad, las cosas cambiaron. Llegué a la menopausia y perdí todos los atributos masculinos que tenía. Incluso, de pronto mi esposa y yo discutíamos a cada rato. Ella también estaba pasando por la menopausia y ambos experimentábamos enojo y apatía. Fue como un cambio de personalidad y el matrimonio con el paso del tiempo terminó.

Mientras mi cuerpo se volvía más femenino, empecé a vivir como mujer, y más adelante me quité los testículos y mi micropene. Ahora mi cuerpo empata con mi forma de sentir. Y por años ya he estado tomando terapia hormonal: estrógeno, progesterona y testosterona. Creo que hoy vivo como debí haber vivido siempre. Planeo seguir tomando las hormonas a largo plazo y mantener la comunicación con mi endocrinólogo.

Si la irritabilidad de la menopausia me puede pasar a mí, le puede pasar a cualquiera. Sugiero buscar terapias hormonales o tratamientos alternos cuando aparezcan los primeros síntomas. En mi experiencia, muchos practicantes sanitarios no tienen idea de lo que es la terapia hormonal.

Muchas veces me tratan como una vieja estúpida, algo muy distinto de mi experiencia como hombre. Yo me veo obligada a "entrenar" a cada doctor. Mi educación médica me ayuda a defenderme. Parte de mi misión es mostrar que la gente intersexual son personas normales, sólo con cuerpos ligeramente distintos.

Experiencias de inmigración

Cada año, millones de personas dejan o son forzadas a salir de su tierra natal. Llegan a un país nuevo buscando la oportunidad de una mejor educación, carrera o forma de vida. Algunas han perdido sus raíces como resultado de circunstancias difíciles, por ejemplo, guerra, pobreza, conflictos políticos o crisis medioambientales.

Si tú o alguien cercano a ti acaba de migrar a un nuevo país, sabes lo difícil que puede ser desenterrar tus raíces y verlas crecer de manera lenta en un nuevo lugar. Los inmigrantes pueden sentir una profunda sensación de pérdida, extrañar a sus amigos y a su familia en casa. Tal vez tengan que aprender un nuevo idioma, adaptarse a expectativas culturales que no les son familiares y ajustarse a una forma distinta de vida. Muchos inmigrantes y refugiados a nivel global experimentan discriminación y luchan por encontrar un hogar estable, trabajo y acceso a un sistema de salud. Todo esto puede dañar la salud física y mental de una persona.

Los estudios de mujeres que han migrado a Estados Unidos sugieren que estas vivencias pueden influir en sus años menopáusicos. Las investigaciones muestran una relación entre la longitud del tiempo que una persona ha vivido como inmigrante en Estados Unidos y la gravedad de síntomas como la depresión, dificultades para dormir y problemas de concentración y olvido.

Aun así, un estudio observó que las mujeres que migraron a Estados Unidos tenían, en promedio, menos síntomas graves de menopausia que las mujeres nacidas en Estados Unidos.

Una posibilidad es que la familia cercana y las conexiones culturales, las cuales son más comunes en comunidades de inmigrantes, puedan tener beneficios para la salud que cuiden a las mujeres de síntomas más graves en la menopausia.

Otra cuestión es que los practicantes podrían sentirse renuentes de educar a mujeres inmigrantes sobre menopausia al sentirse poco preparados para discutir el tema en alguna manera que sea propia culturalmente.

Barreras de lenguaje

El viejo dicho "el conocimiento es poder" se sigue repitiendo por una razón. Estar informado sobre temas relacionados con la salud, como la menopausia, puede empoderarte para tomar mejores decisiones. Los estudios muestran que tener acceso a fuentes confiables de información sanitaria podría incluso mejorar tus síntomas. Los practicantes sanitarios lo entienden, y es por eso que comparten conocimiento médico en la forma de folletos, fuentes en línea, videos, aplicaciones y otras guías.

Pero ¿qué pasa si alguien no tiene acceso a la información por una barrera lingüística? ¿O qué sucede si la información no refleja los valores o las experiencias culturales del lector?

En Estados Unidos, puede ser muy difícil encontrar información confiable sobre menopausia que sea culturalmente sensible y esté escrita en otros idiomas. En su desesperación, la gente se acerca a fuentes menos confiables, como redes sociales o chats grupales, dejándola caer al vacío de la desinformación. Esto engaña a una persona que podría beneficiarse de una comprensión precisa de sus síntomas y cómo manejarlos.

Exposición a la contaminación

La edad promedio en que las mujeres entran a la menopausia varía por región, raza y etnicidad. Y, entre muchos factores, la contaminación podría llegar a influir. *Material particulado* (MP) es el término para las minúsculas partículas de polvo, humo y otros químicos en el aire. La mayor parte de esta contaminación del aire proviene de automóviles, la industria y las plantas eléctricas, aunque también de caminos de tierra, construcciones e incendios.

EN RESUMEN: ¿QUÉ LLEVA A CREAR DIFERENCIAS EN LA SALUD EN LA MENOPAUSIA?

Nivel de influencia
(individual, interpersonal, comunitaria, social)

Ambiente sociocultural

- Estatus socioeconómico
- Identidad
- Estatus migratorio
- Idioma
- Redes sociales
- Discriminación
- Racismo institucional
- Normas sociales

Ambiente creado/físico

- Acceso peatonal en tu vecindario
- Acceso a comida
- Seguridad de tu vecindario
- Áreas verdes y parques
- Contaminación del aire
- Emplazamientos industriales

A lo largo del transcurso de la vida

Evidencia reciente sugiere que vivir en zonas con una mayor contaminación de aire y más tráfico se vincula con un inicio ligeramente más temprano de la menopausia. En un estudio amplio de mujeres por todo Estados Unidos, las que viven en zonas con altas cantidades de MP durante su mediana edad llegan a la menopausia alrededor de medio mes antes que las mujeres en zonas con menos valores de material particulado.

SACAR EL MAYOR PROVECHO A TU ATENCIÓN MÉDICA

Tus experiencias de vida y tu identidad pueden influir en tu viaje a través de la menopausia, pero no deberían afectar la calidad de tu atención médica. Si te ha decepcionado una visita al médico en el pasado, considera tratar de nuevo. El impulso de evitar el consultorio del doctor es comprensible si te has sentido ignorada o menospreciada o discriminada, pero mereces encontrar un practicante que te vea, te escuche, te respete y te comprenda.

El primer paso es buscar un médico clínico que conozca el tema, tenga experiencia y una buena reputación. La Sociedad Norteamericana de la Menopausia (North American Menopause Society) es un buen lugar donde iniciar. Su página web (www.menopause.org) tiene un motor de búsqueda que te permite encontrar practicantes especializados en menopausia por código postal en Estados Unidos, o por país.

Y si tienes amigas de confianza que vivan cerca, sobre todo si ya han experimentado síntomas de perimenopausia o menopausia, no te dé vergüenza pedirles consejo. Podrían ayudarte a encontrar un practicante que sea una buena alternativa.

El siguiente paso es confiar en tu instinto. ¿Tu practicante comprende tus circunstancias y toma tus inquietudes en serio? ¿Sientes que se preocupa por ti y prioriza lo que es mejor para ti? ¿Te da seguridad su experiencia y te parece confiable? Son la clase de cualidades que promueven una relación sólida entre médico y paciente. Y una firme relación con tu proveedor de atención médica puede tener un buen efecto en tu salud.

Si un médico u otro clínico no posee las cualidades que estás buscando —o si percibes formas de discriminación sutiles (o no tan sutiles)—, sigue adelante y busca una mejor opción.

Mereces un aliado de confianza que pueda ser una fuente de consuelo y guía mientras surfeas en ocasiones las agitadas olas de la menopausia.

De comportamiento

- Dieta
- Actividad física
- Sueño
- Manejo del estrés
- Estrategias de adaptación

Biológicas

- Hormonas sexuales
- Carga alostática
- Longitud telomérica
- Marcadores de inflamación
- Sistema vascular

Sistema de salud

- Conocimiento de salud
- Cobertura de seguros
- Acceso a cuidados
- Relación paciente-médico
- Tratamientos preferentes
- Calidad del cuidado
- Políticas de salud

Marco conceptual de factores promotores de inequidades en la salud durante la menopausia (adaptado de NIMHD, Marco de investigación de salud de las minorías y disparidades en la salud).

Manejarla

CAPÍTULO 6

Terapias hormonales

¿Te adelantaste a este capítulo? Si es así, lo más probable es que tus síntomas estén interfiriendo con tu vida y quieras tenerlos bajo control *ya*. Escuchaste qué tan efectiva puede ser la terapia hormonal. Sin embargo, tal vez también te preocupan los riesgos potenciales de tomar esta clase de medicamentos. Hay mucha información contradictoria afuera. ¿Cómo filtrarla para saber cuáles podrían ser las mejores alternativas para ti?

Este capítulo te ayudará a comprender las distintas prescripciones de terapias hormonales disponibles para tratar síntomas de menopausia… así como sus beneficios y riesgos. Ten en mente que no existe cura mágica en lo que se refiere a los síntomas de menopausia. Pero después de leer el capítulo, estarás mejor preparada para tener una charla informada con tu proveedor de atención médica sobre el tratamiento que podría ser más seguro y efectivo para ti.

Se presentan diversos factores que tu proveedor de atención médica y tú necesitan considerar, incluyendo:

- Qué síntomas estás experimentando y su gravedad.
- Tu edad.
- Cuánto tiempo ha pasado desde que inició la menopausia o —si te encuentras en la perimenopausia— si aún necesitas anticonceptivos.
- Si tienes o no útero.
- Si llegaste a la menopausia de forma natural o como resultado de una cirugía.
- Si estás experimentando una menopausia más temprana que el promedio.

- Tus antecedentes personales de cáncer, en particular de seno, endometrio y ovario.
- Tus factores de riesgo personales para enfermedad cardiovascular.
- Tus antecedentes familiares y el riesgo de enfermedad cardiovascular, coágulos, cáncer de seno y osteoporosis.
- Factores de estilo de vida, como tu peso y si fumas.
- Tus preferencias personales y tu tolerancia al riesgo.

LO BÁSICO DE UNA TERAPIA HORMONAL

La terapia hormonal es tal vez el más controvertido de los tratamientos disponibles para la menopausia. Y es cierto: hay muchísima información que consultar.

Antes de entrar en detalles, éstos son algunos datos básicos que debes saber.

La terapia hormonal es efectiva. No existe duda de que la terapia hormonal es el tratamiento más eficaz para los bochornos y las sudoraciones nocturnas moderadas a graves. También es el mejor alivio para los síntomas vaginales que aparecen con la menopausia, como la resequedad, la comezón, el ardor y la molestia durante la penetración. Inclusive, minimiza la pérdida ósea después de la menopausia.

Se presentan riesgos y beneficios. La terapia hormonal puede mejorar tus síntomas y tu calidad de vida mientras atraviesas esta transición, y podría tener otros beneficios más para la salud. Pero como sucede con cualquier fármaco,

TERAPIAS HORMONALES **71**

TERMINOLOGÍA DE LAS TERAPIAS HORMONALES

Éstos son algunos términos útiles cuando empiezas a aprender sobre terapias hormonales.

El estrógeno es, en realidad, una clase de muchos compuestos diferentes. Los tres tipos que conforman el cuerpo humano son 17beta-estradiol (el más activo o el más fuerte, y el principal estrógeno producido por el ovario antes de la menopausia), estrona (el principal estrógeno presente en las mujeres posmenopáusicas) y estriol (la forma de estrógeno que se produce en la placenta durante el embarazo). Los términos *estradiol* y *17beta-estradiol* hacen referencia al mismo compuesto químico. El término *estrógenos conjugados* se emplea para una combinación de numerosos estrógenos que de inicio se derivan de la orina de yeguas preñadas. También existen estrógenos sintéticos, incluyendo estrógenos sintéticos conjugados y etinilestradiol (la forma de estrógeno que se usa en la mayor parte de los anticonceptivos orales).

La progesterona es una hormona que producen los ovarios. Este mismo compuesto químico se puede derivar con exactitud de forma sintética en un laboratorio. Las progestinas son hormonas sintéticas que imitan la progesterona, pero tienen una estructura química diferente. El término *progestágeno* hace referencia a cualquier sustancia con una actividad similar a la progesterona, incluidas la progesterona y las progestinas.

existen riesgos —en algunos casos, considerables— que debes tener presentes. Necesitas buscar el beneficio de la terapia en relación con tu riesgo personal.

No todos los tratamientos hormonales son idénticos. Puede ser tentador agrupar todas las terapias hormonales y etiquetarlas como buenas o malas. Pero la realidad es más compleja. Hay distintos tratamientos disponibles que varían en términos de las hormonas empleadas y sus dosis, así como las vías de administración. Cada tipo conlleva sus propios riesgos y beneficios. Sin importar el tipo de terapia hormonal que sea, la dosis y la duración del tratamiento deberían individualizarse a tus preferencias y los objetivos de tu tratamiento.

La terapia hormonal no se recomienda como medida preventiva. La terapia hormonal ha demostrado (y no demostrado) hasta cierto punto algunos beneficios para la salud más allá de tratar los síntomas de la menopausia. Pero no se recomienda para prevenir ni tratar enfermedades crónicas. La excepción a esta regla es si has experimentado una menopausia temprana. Véase la página 83 para más información sobre menopausia prematura y el empleo de la terapia hormonal.

Los expertos sí están de acuerdo. Dada la información disponible, los expertos sí concuerdan en que los beneficios de la terapia hormonal sobrepasan los riesgos para las mujeres menores de 60 años y con menos de 10 años después de tener su último periodo que buscan alivio para los síntomas graves o moderados de la menopausia. Pasados los 60 años, no es aconsejable empezar a tomar terapia hormonal. Pero continuar el tratamiento se puede considerar según tus síntomas y tus factores de riesgo.

Con estos conceptos básicos en mente, entremos en detalle.

¿QUÉ ES LA TERAPIA HORMONAL?

La terapia hormonal es el uso de hormonas femeninas para tratar los síntomas menopáusicos. Durante mucho tiempo se le llamó *terapia de reemplazo hormonal* (TRH). Pero ese término cayó en desuso, ya que implica que las posmenopáusicas necesitan restaurar sus hormonas a los valores premenopáusicos. Después de la menopausia, es natural tener cifras hormonales inferiores. La meta del tratamiento no es recuperar los valores que tenías a los 25 años, sino encontrar una dosis que sea suficiente para calmar los síntomas de la menopausia, para darte un respiro de los bochornos, ayudarte a dormir, estabilizar tu estado de ánimo y más. Ahora llamada *terapia hormonal* (TH) o *terapia hormonal para la menopausia*, el empleo de hormonas es un tratamiento efectivo para los síntomas de esta transición. Las principales hormonas sexuales femeninas utilizadas en una TH incluyen estrógeno y progesterona.

El estrógeno es la principal hormona que calma los síntomas de la menopausia. Uno de los puntos que crean confusión sobre la TH es que tal vez muchas de tus amigas han recibido una prescripción con tipos diferentes. Pero eso se debe al hecho de si tienen o no útero.

Las mujeres que se les realizó una histerectomía y ya no tienen útero, pueden tomar estrógeno solo. Esto se conoce como *terapia de estrógeno* (TE). Pero las mujeres que no tuvieron una histerectomía necesitan un método distinto. El motivo es que darles sólo estrógeno puede provocar un sobrecrecimiento en la pared uterina, lo cual lleva a cambios celulares y al final a un posible cáncer en la pared del útero (cáncer de endometrio). Para proteger la pared uterina se añade una progesterona. Este tipo de tratamiento con estrógeno más progesterona se llama *terapia combinada* o *terapia de estrógeno-progesterona* (TEP).

UNA BREVE HISTORIA

A lo largo de varias generaciones, millones de mujeres han utilizado la terapia hormonal para tratar sus síntomas de menopausia. La primera vez que se comercializó una preparación hormonal —un estrógeno conjugado— fue en 1942. Los primeros estudios parecían indicar que una terapia hormonal ayudaba a proteger a las mujeres contra enfermedad cardiaca, pérdida ósea y demencia. Se usó de forma amplia como tratamiento para los síntomas, así como medida de salud preventiva. Sin embargo, con los años, más estudios pusieron en duda algunos de los beneficios mencionados.

En 1991 se lanzó la Iniciativa de Salud de la Mujer (WHI, Women's Health Initiative). Buscaba comprender mejor muchas condiciones de salud comunes que las mujeres experimentaban con la edad. Con 161 000 posmenopáusicas inscritas por todo Estados Unidos, la WHI se convirtió en el estudio controlado más grande a la fecha sobre terapia hormonal, y observó tanto la terapia de estrógeno (TE) como la terapia de estrógeno-progesterona (TEP).

El componente de terapia hormonal de la WHI pretendía durar hasta 2005. Sin embargo, se detuvo la rama de TEP en 2002 por un incremento en la probabilidad de cáncer de seno en el grupo que tomaba hormonas. Los investigadores además notaron un alza en el riesgo de infarto, ataque cardiaco y coágulos en este grupo. El mismo riesgo no se vio inicialmente en el grupo de TE, pero en 2004 quedó claro

que las mujeres que tomaban TE sin la progesterona estaban experimentando un aumento en la posibilidad de infarto.

Ambos tratamientos indicaron algunos beneficios: una probabilidad reducida de fracturas óseas con ambas terapias, un menor riesgo de cáncer de colon con la TEP y una disminución ligera de la posibilidad de desarrollar cáncer de seno con la TE. Pero en general, los resultados iniciales contradecían la interpretación prevalente de que la terapia hormonal tenía efectos protectores. Comprensiblemente, los datos de la WHI fueron preocupantes, y en consecuencia hubo una disminución abrupta en el uso de la terapia hormonal.

Los resultados de la WHI en contexto

En los años que han transcurrido desde que se publicaron estos resultados iniciales, se ha seguido estudiando la información de la WHI y se han realizado otros estudios, lo cual ha llevado a la comunidad médica a desarrollar una comprensión más detallada de los riesgos y beneficios de la terapia hormonal. Los miedos del principio quedaron despejados, o por lo menos se pusieron en contexto. Por ejemplo, aunque las edades de las mujeres que participaron en la WHI oscilaban entre los 50 y 79 años, el promedio de edad era de 63 años, mujeres mayores de las que suelen buscar alivio para los síntomas menopáusicos. Incluso algunas fumaban y ya tenían cardiopatías. Además, dado que el estudio se diseñó para examinar las formas de terapia hormonal más comúnmente prescritas, sólo incluyó dos regímenes —un estrógeno conjugado de origen equino por sí solo o una combinación con una progestina— en una única dosis, administrada de forma oral. Sin embargo, ahora sabemos que distintos tipos de hormonas, así como sus dosis y sus vías de administración, pueden presentar riesgos diferentes para las mujeres en distintas edades (más al respecto a continuación).

Conclusión: la terapia hormonal no es de manera total buena ni enteramente mala. Después de un periodo de uso extendido, seguido de un tiempo de miedo e incertidumbre, queda claro que los riesgos de la terapia hormonal pueden variar a partir de tu historia clínica personal. Para muchas mujeres jóvenes y sanas, los riesgos son pocos, y es la forma más efectiva de manejar los síntomas de la menopausia y mejorar la calidad de vida.

¿Quién debería usar —y quién debería evitar— la terapia hormonal?

Antes de contestar esa pregunta, veamos lo que parece decirnos la evidencia actual. Ve las páginas 80-81 donde hay una sinopsis de algunas consideraciones de salud relacionadas con la terapia hormonal.

LOS BENEFICIOS Y EL RIESGO ABSOLUTO DE LA TERAPIA HORMONAL

Es posible que hayas escuchado sobre los riesgos relativos de ciertos tratamientos médicos, es decir, qué tanto puede cambiar el peligro de padecer algo como resultado del tratamiento. Pero cuando la probabilidad es baja desde un principio, incluso una modificación pequeña es capaz de elevarla en un porcentaje significativo. Eso puede hacer que un riesgo relativo suene más terrible de lo que debería.

El riesgo absoluto mide qué tan seguido algo sucede en cifras en lugar de porcentajes. Las siguientes tablas comparan los beneficios y los riesgos absolutos de dos formulaciones de terapias

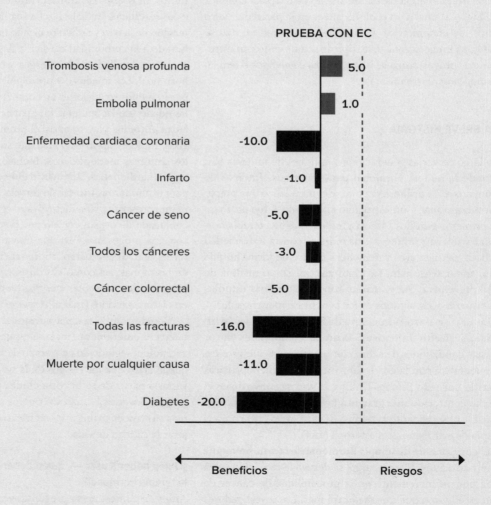

PRUEBA CON EC

Trombosis venosa profunda — 5.0
Embolia pulmonar — 1.0
Enfermedad cardiaca coronaria — -10.0
Infarto — -1.0
Cáncer de seno — -5.0
Todos los cánceres — -3.0
Cáncer colorrectal — -5.0
Todas las fracturas — -16.0
Muerte por cualquier causa — -11.0
Diabetes — -20.0

Beneficios ← → Riesgos

Nota: los efectos secundarios que ocurrieron en hasta 10 de cada 10 000 personas (representados por la línea punteada) se consideran efectos poco frecuentes.

hormonales en mujeres de 50 a 59 años, del WHI. Las barras grises muestran las probabilidades que aumentaron con estrógenos conjugados (EC) o EC más acetato de medroxiprogesterona (AMP), un progestágeno. Sin embargo, los eventos adversos fueron escasos, aumentando en 10 o menos personas de cada 10 000.

Las barras negras muestran los beneficios de la terapia en cada prueba, incluyendo una reducción en la diabetes y la muerte por cualquier causa.

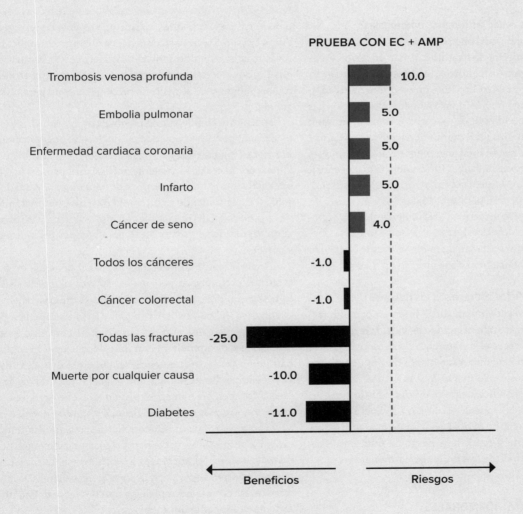

PRUEBA CON EC + AMP

Trombosis venosa profunda	10.0
Embolia pulmonar	5.0
Enfermedad cardiaca coronaria	5.0
Infarto	5.0
Cáncer de seno	4.0
Todos los cánceres	-1.0
Cáncer colorrectal	-1.0
Todas las fracturas	-25.0
Muerte por cualquier causa	-10.0
Diabetes	-11.0

← Beneficios   Riesgos →

Fuente: NAMS. 2022. Hormone Therapy Position Statement/Manson J. E. *et al.*

En general, los resultados de los estudios parecen mostrar que la terapia hormonal representa un mayor peligro para las mujeres mayores que para las más jóvenes. La evidencia además indica que, si bien se requiere para prevenir el cáncer de endometrio, añadir un progestágeno al estrógeno provoca una posibilidad más elevada de presentar efectos adversos que con el estrógeno por sí solo, aunque la evidencia también demuestra que la progesterona puede tener menos riesgos que las progestinas. Inclusive, las hormonas administradas a través de la piel podrían no ser tan riesgosas como las píldoras que se toman de forma oral.

Entonces, ¿quién debería considerar tomar una terapia hormonal y quién no?

¿Cuándo deberías evitar las terapias hormonales?

La terapia hormonal podría no ser la mejor alternativa para ti si tienes una enfermedad cardiovascular presente, antecedentes de coágulos sanguíneos, un riesgo de infarto ya incremental, enfermedad hepática grave o sangrados vaginales anormales que no han sido evaluados, o si tienes o has tenido cáncer dependiente de estrógeno, como el de seno o endometrio. Estudios recientes indican que la posibilidad de coágulos sanguíneos e infarto es menor con las hormonas administradas a través de la piel (de manera transdérmica), frente a la vía oral. Así que la terapia hormonal transdérmica podría ser una opción para aquellas mujeres en riesgo de estas condiciones. De modo ideal, las mujeres que toman terapia hormonal no deberían fumar. Y si los síntomas de menopausia son leves y no dañan de modo relevante la calidad de vida, la terapia hormonal no se necesita para estar sana.

¿Cuándo los beneficios sobrepasan los riesgos?

Cuando los síntomas de menopausia interrumpen con frecuencia tu sueño o afectan tu calidad de vida, la terapia hormonal es muchas veces el tratamiento más efectivo. Podría ser una buena opción si estás sana, tienes menos de 60 años o menos de 10 años desde que tuviste tu última menstruación, y no tienes condiciones específicas de salud que te eviten usar terapia hormonal. Asimismo, si ya perdiste densidad ósea, la terapia hormonal podría ser una alternativa viable para ayudarte a reducir tu riesgo de fracturas. Veamos los distintos tipos de tratamientos hormonales.

TIPOS DE TERAPIAS HORMONALES

La terapia hormonal está disponible en diversas vías de administración, preparaciones y dosis.

Vías de administración

La *terapia hormonal sistémica* hace referencia a la administración de hormonas a lo largo de todo el cuerpo para lograr el alivio tanto de los bochornos como de los síntomas vaginales. Las hormonas sistémicas pueden ingerirse (vía oral), a través de la piel (aplicación transdérmica) con parches, geles o atomizadores, o con un anillo vaginal que suministre una dosis sistémica de estrógeno.

Las terapias localizadas sólo afectan una zona del cuerpo. En la menopausia, los estrógenos localizados se pueden emplear para tratar la resequedad vaginal, parte de lo que se conoce como *síndrome genitourinario de la menopausia*. Si buscas alivio para síntomas vaginales en particular y los humectantes y lubricantes de venta libre no te han ayudado o no lo suficiente, podrías aplicar una terapia de estrógeno vaginal localizada con una crema, una tableta o un anillo. Las dosis más bajas de hormonas utilizadas con la terapia vaginal local con estrógeno significan que el cuerpo absorbe mucho menos y no se necesita un progestágeno para proteger el útero.

La dehidroepiandrosterona vaginal (DHEA, dehydroepiandosterone) podría ser otra opción. Incluso se pueden ofrecer hormonas vaginales de baja dosis a mujeres con una historia clínica de cáncer de seno o enfermedad cardiovascular si las alternativas sin hormonas no han funcionado. Aunado a esto, si estás tomando una terapia de estrógeno sistémico de baja dosis, podrías necesitar añadir una terapia de estrógeno vaginal localizada o DHEA para atender los síntomas vaginales.

La mejor vía de administración para ti depende en parte en tus preferencias personales. Tal vez te cueste trabajo tragar píldoras, o quizá sientas que la crema ensucia o el adhesivo del parche irrita tu piel. Otras consideraciones tendrán que ver más con los riesgos de los diversos métodos. Las vías de administración transdérmica por lo general han demostrado ser menos riesgosas que las orales. Esto se debe a que las hormonas que se absorben a través de la piel no se metabolizan en el hígado. Sin embargo, las píldoras son muchas veces más baratas y todavía podrían ser adecuadas para algunas mujeres. Si usas una emulsión tópica, gel o atomizador, necesitarás tomar precauciones para evitar transferir las hormonas a los niños y a las mascotas, quienes podrían verse afectados por la exposición. De igual manera, las cremas hormonales vaginales no se deben utilizar como lubricante durante el sexo.

Si buscas alivio sólo de síntomas vaginales, el estrógeno vaginal se considera la terapia más efectiva y no deberías necesitar un tratamiento sistémico.

PRODUCTOS ORALES, TRANSDÉRMICOS Y VAGINALES DE ESTRÓGENOS

Entre las terapias de estrógenos comúnmente prescritas se encuentran:

Compuestos orales	Productos
Estrógenos conjugados	Premarin
Estrógenos conjugados sintéticos	Cenestin (descontinuado)
Estrógenos esterificados	Menest
17beta-estradiol	Estrace, genéricos
Estropipato	Ogen

Compuestos transdérmicos	Productos
Parche de matriz de 17beta-estradiol	Alora, Climara, Vivelle, Vivelle-Dot, Minivelle, genéricos
Gel transdérmico de 17beta-estradiol	Oestrogel, Divigel
Emulsión de 17beta-estradiol	Estrasorb (descontinuado)
17beta-estradiol en atomizador	Evamist

Terapias vaginales	Productos
Crema de 17beta-estradiol	Estrace crema vaginal
Crema de estrógenos conjugados	Premarin crema vaginal
Anillos vaginales	Estring, Femring
Insertos vaginales	Vagifem, Yuvafem, Imvexxy

Preparaciones

Los tratamientos hormonales para los síntomas de la menopausia contendrán ya sea únicamente estrógeno o un estrógeno más una progesterona. En las perimenopáusicas, los anticonceptivos hormonales muchas veces son el tratamiento sugerido para tratar los síntomas y tener cubierta la anticoncepción, hasta que llegas a la menopausia. Luego, al entrar a la menopausia, cambiarías a una preparación de terapia hormonal para menopausia (véase "Anticonceptivos durante la transición de la menopausia" en la página 82).

En el pasado, las únicas preparaciones hormonales disponibles eran los estrógenos conjugados y una progestina sintética. Ahora existe una variedad de opciones, incluidas las siguientes.

Estrógenos. No todos los estrógenos son iguales. Las siguientes formas distintas se pueden utilizar en la terapia hormonal.

El 17beta-estradiol es bioidéntico al estrógeno. Es el equivalente químico del estrógeno que producen tus ovarios en los años reproductivos.

Los estrógenos conjugados (EC) presentan una mezcla de estrógenos. La forma utilizada en las pruebas de la WHI, estrógenos conjugados de origen equino (ECE), se crea a partir de la orina de yeguas preñadas. Contiene una mezcla de EC, incluyendo sulfato de estrona. El EC sintético es una mezcla de sustancias de estrógenos sintéticos, incluidos el sulfato de estrona, sulfato de equilina y sulfato de estradiol.

Los estrógenos esterificados y el estropipato además contienen sulfato de estrona, el cual se convierte en estrona y en el estradiol en el cuerpo.

El estetrol (E4) es un estrógeno que se produce de manera natural por el hígado del feto. Se está estudiando como tratamiento para bochornos menopáusicos.

El etinilestradiol es un estrógeno sintético. Se usa principalmente con progestina en anticonceptivos hormonales.

Progestágenos. Imitan la progesterona creada en el cuerpo en los años reproductivos para regular los efectos del estrógeno y proteger el útero.

La progesterona micronizada es bioidéntica, estructuralmente la misma que la progesterona elaborada por el cuerpo. Es la fórmula preferida en la terapia hormonal.

El acetato de medroxiprogesterona, el levonorgestrel y el acetato de noretisterona (NETA, Northisterone Acetate), también conocido como acetato de noretindrona, son progestinas sintéticas. Tienen una estructura tan similar a la progesterona que actúan de la misma manera en el cuerpo.

Moduladores selectivos de los receptores de estrógenos (MSRE). Son compuestos parecidos a los estrógenos que bloquean o permiten la actividad del estrógeno en los tejidos sobre los que actúan (de manera selectiva, como implica el nombre). Algunos MSRE se emplean para prevenir y tratar la osteoporosis (raloxifeno) o para tratar el dolor durante la penetración (ospemifeno.)

Estrógenos conjugados y bazedoxifeno. Un tipo nuevo de fármaco combina estrógenos con un MSRE cuyo nombre es *complejo de estrógenos con efectos selectivos de tejido* (TSEC, Tissue-Selective Estrogen Complex). En el medicamento Duavee, los estrógenos conjugados ofrecen alivio por los bochornos, y el MSRE bazedoxifeno se usa en lugar de un progestágeno. El bazedoxifeno tiene un efecto protector en el útero, pero no parece ocasionar un incremento en la densidad de los senos, como se ve con algunos progestágenos. Este fármaco combinado también disminuye el riesgo de fracturas y ya se aprobó en la prevención de osteoporosis. Sin embargo, se desconoce su efecto a largo plazo en la posibilidad de cáncer de seno y de ovario.

Se requieren más investigaciones para comprender enteramente la función que podrían tener estos medicamentos combinados en el tratamiento de los síntomas de menopausia. En teoría, los TSEC son una alternativa para quienes se preocupan por un sangrado irregular y los riesgos para la salud que conlleva agregar un progestágeno a la terapia de estrógenos. Combinar una forma específica de estrógeno con un MSRE en particular puede ofrecer beneficios similares con menos desventajas. No obstante, la combinación con el TSEC sigue conteniendo estrógenos conjugados orales, los cuales se relacionan con una probabilidad incremental de infarto y coágulos.

Lo cierto es que estas preparaciones tienen diferentes riesgos vinculados. Ninguna es inherentemente mejor ni peor. Y la vía de administración de cada preparación también afecta el nivel del riesgo.

Régimen continuo versus régimen cíclico

El calendario de dosis de la terapia hormonal con estrógeno y progesterona depende de una variedad de factores.

Por lo general, la terapia de estrógenos se da de forma continua. En combinación con la terapia hormonal, un progestágeno puede añadirse ya sea en un régimen continuo, el cual se toma diario, o en un régimen cíclico, que tiene periodos de tratamiento intercalados con periodos sin progestágeno. Existen pros y contras para ambas tomas de progestágeno, continua y cíclica. La dosis cíclica reduce la exposición a los progestágenos, pero provoca un sangrado mensual por privación. Eso puede ser molesto; después de todo, uno de los beneficios de la menopausia es el fin del ciclo menstrual. En muchas mujeres, tomar progestágenos de manera continua conduce a tener amenorrea, la ausencia de cualquier sangrado mensual. Pero puede causar en ocasiones un sangrado irregular, sobre todo cuanto más cerca te encuentres de la menopausia. Podrías tomar un régimen continuo también porque la terapia de progestágeno (en particular de progesterona) te ayuda a dormir. Así que tomarla diario a la hora de acostarte aporta este beneficio, no sólo durante una parte del mes.

Muchas mujeres recién entradas en la menopausia comienzan a tomar un régimen cíclico porque el riesgo de un sangrado intermenstrual es elevado y tener un sangrado programado muchas veces es más fácil de manejar que uno imprevisto. Pueden cambiar a una terapia continua una vez que la probabilidad de sangrado intermenstrual sea más baja, más adelante en la menopausia. Sin embargo, cada persona es distinta, y otras consideraciones y factores de riesgo afectarán el tipo de dosis que sea mejor para ti. Si experimentas cualquier sangrado vaginal anormal —en especial después de un periodo de amenorrea—, habla con tu proveedor de atención médica de inmediato.

DOSIS Y DURACIÓN

La mayoría de las preparaciones de terapias hormonales se encuentra disponible en una variedad de dosis. Los expertos recomiendan tomar la más baja que calme tus síntomas o alcance los objetivos de tu tratamiento, y quizá requiera un poco de prueba y error descubrir esta cantidad. La terapia hormonal puede tener una gran diversidad de efectos secundarios, incluyendo sangrado vaginal, inflamación y retención de líquidos, sensibilidad en los senos, dolores de cabeza y cambios de ánimo. Usar una dosis baja podría ayudar a aliviar los síntomas a la vez que reduciría algunos de los riesgos más serios de la terapia hormonal. Y aunque muchas mujeres temen que el incremento de peso sea un efecto secundario de la terapia hormonal, no se ha demostrado que haya ninguna influencia en el peso. Y podría disminuir tu riesgo de diabetes.

La terapia hormonal por lo general se toma por el tiempo que sea necesario tratar los síntomas. Sin embargo, no hay un tiempo límite para dejarla y su duración implicará una conversación constante entre tu proveedor de atención médica y tú a partir de tus riesgos, beneficios y preferencias.

Si tu médico y tú deciden que es tiempo de abandonar la terapia hormonal, tal vez la irás dejando de manera gradual, aunque las investigaciones no han dejado claro si es mejor

así que dejarla de pronto en lo que se refiere a la recurrencia de los síntomas. Si tus síntomas siguen siendo moderados a graves después de suspender el tratamiento, tu proveedor de atención médica y tú decidirán si reiniciar la terapia hormonal o probar con una opción no hormonal es lo mejor para ti.

Unir las piezas

Las mujeres tienen muchas alternativas en lo referente a la preparación, vía de administración y dosis de la terapia hormonal que pueden tomar. Quizá necesites mezclar y adaptar algunas antes de encontrar la solución correcta para ti. Tus condiciones de salud y tus preferencias personales pueden ser útiles para guiar tus decisiones. Y el tratamiento adecuado para ti podría cambiar con el tiempo.

ALTERNATIVAS NO RECOMENDABLES

Después del rechazo que hubo de la terapia hormonal, otros tratamientos ganaron terreno. En el vacío de opciones confiables para el manejo de la menopausia, estos productos ofrecieron alivio con pocos riesgos. Pero, de hecho, sus riesgos podrían ser igual de preocupantes.

Compuestos hormonales personalizados y bioidénticos

Cuando salieron los resultados del estudio WHI y provocaron mucha inquietud relacionada con los efectos de la terapia hormonal, apareció de pronto una gran cantidad de tratamientos "compuestos personalizados bioidénticos" que supuestamente eran más seguros que las prescripciones comerciales disponibles. No obstante, no es necesariamente el caso, y estos tratamientos deberían abordarse con precaución.

¿Qué es bioidéntico? El término *bioidéntico* suele implicar que las hormonas en un producto son químicamente idénticas a las que produce tu organismo. Pero esta definición no se aplica de manera consistente. Los mercadólogos de los tratamientos compuestos personalizados muchas veces denominan sus productos *bioidénticos*, implicando que son más naturales que las terapias hormonales tradicionales. Pero muchos productos de estradiol aprobados por la Administración de Alimentos y Medicamentos de Estados Unidos (FDA, Food and Drug Administration) —como Estrace, Climara y Vivelle-Dot— son idénticos química y estructuralmente a los compuestos creados por tu cuerpo. De forma técnica son bioidénticos, pero la FDA elige no usar este término.

CONSIDERACIONES DE SALUD RELACIONADAS CON LA TERAPIA HORMONAL (TH)

Las hormonas que podrías tomar para manejar los síntomas de la menopausia pueden afectar tu cuerpo de varias formas.

Enfermedad cardiovascular. La evidencia reunida sugiere que la pérdida de estrógeno tiene una función directa en el desarrollo de arterias endurecidas (aterosclerosis), una de las causas principales de enfermedad cardiovascular. Esto indica que darles estrógeno a mujeres con menopausia más jóvenes no incrementa —y podría incluso reducir— su riesgo de cardiopatía.

Para describir esta relación, los investigadores han propuesto una "hipótesis del tiempo", la cual sugiere que la terapia de estrógenos tiene un efecto benéfico en la salud cardiovascular si se empieza a tomar poco después de iniciada la menopausia, pero tiene un efecto perjudicial si se inicia más tarde. Depende del grado en que la aterosclerosis ya se haya desarrollado para cuando el tratamiento comienza, y las mujeres mayores son propensas a tener aterosclerosis más avanzada.

Cáncer de seno. La relación es compleja. Múltiples estudios indican que la terapia de estrógeno y progesterona aumenta de forma ligera la probabilidad de tener cáncer de seno después de cinco años de uso más o menos. El incremento es similar al riesgo de cáncer de seno por consumir 1 o 2 copas de vino diario, ser inactiva o tener sobrepeso. Se presenta evidencia que indica cómo los estrógenos por sí solos no suman a la posibilidad de desarrollar cáncer de seno. Sin embargo, no todos los estudios concuerdan.

La terapia hormonal, en particular el estrógeno combinado con un progestágeno, puede elevar la densidad de tus senos, haciendo que el cáncer de seno sea más difícil de detectar en etapas tempranas con una mastografía.

Si tienes antecedentes de cáncer de seno, no deberías utilizar la TH sistémica, ya que se vincula con un aumento en el riesgo de recurrencia del cáncer de seno. El estrógeno vaginal localizado puede considerarse para los síntomas vaginales.

Colesterol. Las TH orales tienen efectos ambiguos en los valores de colesterol. Han demostrado aumentar las cifras del colesterol de lipoproteínas de alta densidad ("bueno") y disminuir las concentraciones del colesterol de lipoproteínas de baja densidad ("malo"). Aunque es algo bueno, también suben las cantidades de triglicéridos (algo no bueno). Las terapias hormonales aplicadas a la piel (terapias transdérmicas) no han mostrado tales efectos.

Infarto. La evidencia indica que las dosis regulares de TH orales pueden elevar el riesgo de infarto isquémico, en el que un coágulo viaja al cerebro y bloquea el flujo sanguíneo. Para las posmenopáusicas más jóvenes, el riesgo absoluto es más bajo, pero es más significativo para las mujeres mayores.

Tromboembolismo venoso (TEV). Se refiere a un coágulo en una vena profunda (trombosis de vena profunda) o en un pulmón (embolia pulmonar). La terapia hormonal ha demostrado incrementar la posibilidad de TEV, la cual tiende a ser menor en mujeres que empiezan el tratamiento pronto al llegar a la menopausia y es por lo general baja para mujeres sanas más jóvenes. Los tratamientos transdérmicos inclusive pueden conllevar un riesgo más bajo de TEV que los regímenes orales.

Estado de ánimo. Datos recientes aportaron una sólida evidencia de los efectos positivos que tiene el estrógeno en los cambios de ánimo relacionados con la menopausia. Parece ser más efectivo para los síntomas anímicos durante la perimenopausia, cuando los valores hormonales fluctúan.

Cognición. La hipótesis del tiempo también aplica aquí, aunque los estudios han dado resultados contradictorios. Cierta evidencia muestra que la TH tiene un efecto neutral o incluso protector en la cognición y la demencia cuando se emplea en mujeres más jóvenes. Sin embargo, suele tener un efecto nocivo en mujeres mayores o cuando se usa por periodos prolongados.

Diabetes. La terapia hormonal reduce el riesgo de diabetes. Para las mujeres que ya presentan diabetes, es necesario analizar el riesgo de enfermedad cardiovascular, pero la TH todavía podría ser una alternativa. La sugerencia es elegir una forma transdérmica de TH, en lugar de una sistémica, para aminorar la probabilidad de enfermedad cardiovascular en estas mujeres.

Osteoporosis. El estrógeno ha demostrado prevenir y tratar la pérdida ósea, reduciendo el riesgo de fractura. Está aprobado para la prevención de pérdida ósea y la disminución del peligro de fracturas en posmenopáusicas.

Enfermedad de la vesícula biliar. La terapia hormonal puede elevar la posibilidad de cálculos biliares y enfermedad de la vesícula biliar. Los riesgos suelen ser mayores con terapias orales, contrario a las terapias transdérmicas.

Otros efectos. Además, la TH puede tener un impacto en:

- **El sueño.** La terapia hormonal puede ayudar con el insomnio y las sudoraciones nocturnas.
- **El cabello.** La terapia hormonal puede impulsar el crecimiento capilar.
- **Los ojos.** La resequedad en los ojos durante la menopausia puede empeorar o mejorar con la TH.

ANTICONCEPTIVOS DURANTE LA TRANSICIÓN DE LA MENOPAUSIA

Una combinación de anticonceptivos orales con estrógeno y una progestina es una buena alternativa para controlar los bochornos en perimenopáusicas que todavía necesitan control natal. Conducen a periodos más ligeros y más regulares, los cuales pueden ser un alivio si tienes sangrados irregulares y abundantes. Además, ayudan a conservar la densidad ósea, reducen el riesgo de cánceres de ovario y endometrio, disminuyen los cólicos dolorosos, ayudan con el acné y pueden ser útiles para manejar las migrañas menstruales. Estos anticonceptivos suelen ser seguros para las no fumadoras sanas que no tienen sobrepeso, y el empleo a largo plazo no ha demostrado incrementar el riesgo de cáncer de seno. Las opciones sólo con progestina se pueden utilizar en mujeres que fuman o tienen otras implicaciones de salud que les evitan el uso de una pastilla con estrógeno. Sin embargo, los tratamientos con sólo progestina tal vez no ayudarán con los bochornos ni las migrañas.

Si el control natal es tu objetivo principal y prefieres evitar la complicación de tomar una pastilla diario y no necesitas alivio para los bochornos, están disponibles opciones a largo plazo, como los implantes subdérmicos que se insertan justo debajo de la piel, un DIU de cobre o un DIU liberador de levonorgestrel (LNG). El DIU hormonal en ocasiones se usa para aportar protección endometrial a las mujeres perimenopáusicas o posmenopáusicas que toman terapia de estrógenos, aunque no se aprobó para este propósito. Incluso puede disminuir significativamente el sangrado menstrual.

Habla con tu proveedor de atención médica sobre tus elecciones. Después de la menopausia se recomienda que las mujeres cambien a terapias hormonales para esta etapa, las cuales contienen dosis mucho más bajas de hormonas, sólo para lidiar con los síntomas.

Pero ¿no son creados específicamente para mí? Los mercadólogos detrás de las hormonas compuestas personalizadas promueven que sus productos son mejores porque son preparaciones individualizadas, creadas para ti a partir de análisis de sangre o saliva para medir tus valores hormonales. Sin embargo, las concentraciones hormonales en tu saliva o tu sangre pueden variar de modo considerable de un día para otro —e incluso de una hora a otra— y no necesariamente reflejan las cifras de tus tejidos. Asimismo, los tratamientos muchas veces intentan llevar las hormonas de cada mujer al mismo nivel predeterminado. Tus síntomas y su gravedad son una mejor guía para determinar tus necesidades terapéuticas específicas.

Para adquirir estos tratamientos personalizados, necesitas hacerlo a través de una farmacia de compuestos, especializada en crear fármacos en dosis y preparaciones que no se encuentran disponibles de forma comercial. Las farmacias de compuestos personalizados no están reguladas por la FDA y sus productos no están sujetos a los mismos estándares y pruebas rigurosas de seguridad, efectividad, pureza y consistencia que deben cumplir las preparaciones hormonales tradicionales, comercialmente disponibles.

Una prueba de productos de compuestos personalizados y bioidénticos llevada a cabo por la FDA encontró que los ingredientes diferían bastante de lo que decía la etiqueta, y la FDA amonestó a las empresas por sus afirmaciones comerciales engañosas.

¿Son seguros? No existe información científica veraz que indique que los productos de compuestos personalizados y bioidénticos sean más seguros o más efectivos que las terapias hormonales comercialmente disponibles. Se debe suponer que tienen los mismos riesgos de salud, y éstos en realidad podrían ser todavía mayores con los productos de compuestos personalizados si los valores de progesterona no son suficientes para proteger a las mujeres de cáncer endometrial.

Aunque deberías tener precaución ante los productos de compuestos personalizados, el proceso es útil en algunas circunstancias. Por ejemplo, la forma comercial disponible de progesterona micronizada contiene aceite de cacahuate, así que tu proveedor de atención médica podría prescribir una versión personalizada si eres alérgica al cacahuate.

Hormonas de venta libre

Podría darte curiosidad emplear hormonas sin prescripción y suplementos herbales para tratar tus síntomas. Estos productos se tratan a fondo en el capítulo 8.

REDUCIR LOS EFECTOS ADVERSOS

Si una terapia hormonal es una buena opción para ti, éstas son algunas formas de reducir el riesgo de tener efectos adversos:

Encuentra el mejor producto y la mejor vía de administración. Habla con tu profesional de salud sobre los factores mencionados anteriormente para encontrar qué tratamiento es el ideal para tu situación personal.

Toma la dosis correcta para tus necesidades. Colabora con tu médico para encontrar la dosis que cumpla mejor con los objetivos de tu tratamiento. Podrías requerir un poco de prueba y error hasta ubicar la dosis adecuada para manejar tus síntomas. Si estás tomando terapia hormonal porque experimentas una menopausia temprana, habla con tu proveedor de atención médica sobre qué dosis y duración debe tener la terapia para proteger tu salud.

Dales un seguimiento regular a tus cuidados. Visita con regularidad a tu proveedor de atención médica para asegurar que los beneficios sigan superando los riesgos y para recibir cuidados preventivos, como mastografías y evaluaciones de cáncer cervical (véase el capítulo 22). Acude con tu médico si experimentas cualquier sangrado vaginal inusual, sobre todo si ya llevas cierto tiempo sin sangrar.

Toma decisiones saludables en tu estilo de vida. Incluye actividad física y ejercicio en tu rutina diaria, come de manera sana, mantén un peso saludable, no fumes, limita el consumo de alcohol, maneja el estrés y gestiona las condiciones crónicas de salud, como el colesterol elevado y la presión arterial alta.

EN PERSPECTIVA

Recuerda que la terapia hormonal no es permanente. Puedes suspenderla en cualquier momento, y ten presente que tu necesidad de él —así como los beneficios— disminuirá con el paso del tiempo.

Además, es importante tener en mente que todos los fármacos y tratamientos presentan riesgos hasta cierto grado. Los de la terapia hormonal son en realidad similares a los de otros tratamientos comunes para las mujeres. Para poner las cosas en perspectiva: el incremento de la probabilidad de cáncer de seno relacionado con una terapia hormonal combinada después de cinco años es más o menos equivalente al riesgo incremental que tendrías por beber entre 1 y 2 copas de vino todos los días. Aunque las posibles consecuencias de la terapia hormonal no se deberían tomar a la ligera, los beneficios suelen sobrepasar los riesgos para mujeres sanas menores de 60 años que empezaron su tratamiento en los primeros 10 años de su menopausia.

LA MENOPAUSIA PREMATURA Y LA TERAPIA HORMONAL

Si estás experimentando una menopausia prematura —ya sea que se haya dado de manera natural o provocada por intervenciones quirúrgicas—, la pérdida temprana del estrógeno afecta tu cuerpo de varias maneras. Aunque la menopausia temprana reduce el riesgo de cáncer de seno, puede elevar el de osteoporosis, cardiopatía, demencia, disfunción sexual, trastornos anímicos y hasta una muerte prematura. Para las mujeres que llegaron a la menopausia de forma prematura, los beneficios protectores de una terapia hormonal casi siempre superan los riesgos. La terapia hormonal se recomienda por lo menos hasta alcanzar la edad promedio de la menopausia (52 años). Una vez que llegues a ese punto, puedes evaluar tus síntomas, riesgos y elecciones de tratamiento con tu proveedor de atención médica.

CAPÍTULO 7

Tratamientos no hormonales de prescripción

Si tuviste cáncer de seno u otras condiciones que te evitan tomar con seguridad una terapia hormonal —o de manera simple te parece que los riesgos son mayores de lo que estás dispuesta a aceptar— tal vez te preguntes qué otras opciones existen para ti. La terapia hormonal puede ser el tratamiento más efectivo para los bochornos, pero existen otras opciones que también han demostrado calmar los síntomas.

Las estrategias basadas en el estilo de vida y la medicina holística o integral pueden funcionarles a algunas mujeres, y éstas se tratan en el capítulo 8. Asimismo, hay una variedad de medicamentos de prescripción que no son hormonales disponibles, y se comentan aquí.

ANTIDEPRESIVOS EN DOSIS BAJAS

Los estudios han mostrado que ciertos inhibidores selectivos de la recaptación de serotonina (ISRS) y de inhibidores de la recaptación de serotonina y norepinefrina (IRSN) —por lo común utilizados como antidepresivos— se encuentran entre los tratamientos no hormonales más efectivos para los bochornos. Aun cuando no funcionan tan bien como la terapia hormonal, estos fármacos se pueden emplear si la TH no es una alternativa deseable. Los ISRS y los IRSN también son una buena opción para mujeres que necesitan un antidepresivo para un trastorno anímico y alivio de sus bochornos, y en ocasiones se emplean junto con la terapia hormonal por ese mismo propósito.

El ISRS paroxetina (Brisdelle) fue el primer tratamiento no hormonal de prescripción aprobado para tratar los bochornos. Este tratamiento es una dosis menor (7.5 mg) de lo que se suele emplear para tratar los trastornos anímicos. De manera notable, esta dosis tan baja no se ha relacionado con disfunción sexual ni aumento de peso. Dosis más elevadas (10 mg) de paroxetina (Paxil) sin marca podrían usarse para los síntomas de la menopausia. Otros ISRS e IRSN utilizados para los bochornos incluyen escitalopram (Lexapro), citalopram (Celexa), venlafaxina (Effexor XR) y desvenlafaxina (Pristiq).

Los ISRS y los IRSN son reconocidos por tener una variedad de efectos secundarios comunes, como molestias estomacales, mareo, resequedad en la boca, aumento de peso e insomnio. Además, pueden ocasionar problemas de carácter sexual, como un deseo menor o dificultad para excitarse o llegar al orgasmo. Sin embargo, las dosis necesarias para tratar los síntomas de la menopausia son menores de lo que se necesita para tratar la depresión y la ansiedad, y los efectos secundarios son menos probables. Cualquier efecto secundario que pueda ocurrir podría desaparecer después de las primeras dos semanas de tratamiento, pero algunos quizá persistan. Comenta con tu practicante sanitario para ver si hay alguna manera de minimizar estos efectos y a la vez obtener alivio.

La efectividad de los ISRS y los IRSN en el tratamiento de los bochornos se puede medir bastante rápido; por lo general entre 2 y 4 semanas. Tal vez necesites probar unos cuantos ISRS e IRSN distintos para ver si te funcionan antes de decidir cambiar a otro tipo de fármaco. Y dado que la única forma de saber si tus síntomas bajaron de manera natural es abandonar el tratamiento, deberás dejar de tomar los medicamentos periódicamente para evaluar tus síntomas.

OTROS MEDICAMENTOS Y TRATAMIENTOS

Los antidepresivos no son las únicas terapias de prescripción que ayudan con los síntomas de la menopausia. Otros incluyen:

Gabapentina (Neurontin)
Este medicamento, usado para prevenir convulsiones, incluso ha demostrado ser efectivo en el tratamiento de los bochornos. Podría ayudar, asimismo, a lidiar con las migrañas o condiciones de dolor.

El tratamiento común requiere tomar píldoras hasta tres veces al día, aunque muchas mujeres sólo pueden tomar una dosis al acostarse. La gabapentina tiene un efecto sedante, junto con su utilidad con los bochornos, así que podría ser una buena elección tomarlo en las noches si las sudoraciones nocturnas y las perturbaciones del sueño son tus principales molestias.

Pregabalina (Lyrica)
Este fármaco es similar a la gabapentina y se utiliza para tratar el dolor relacionado con los nervios. Aunque parece ser efectivo en el tratamiento de los bochornos, su uso no se ha estudiado de forma extensa en menopáusicas. Sin embargo, se vincula con un aumento de peso considerable. Por tales motivos, no se recomienda para tratar los síntomas de la menopausia.

Oxibutinina
Este medicamento trata la vejiga hiperactiva y puede ayudar a controlar los problemas de incontinencia que surjan en la menopausia. Se ha visto también que vuelve menos frecuentes y menos graves los síntomas vasomotores (bochornos y sudoraciones nocturnas). Es importante mencionar que el uso a largo plazo de un anticolinérgico, como la oxibutinina, se relaciona con un aumento en el riesgo de demencia. Para algunas mujeres, este medicamento es quizás una buena opción a corto plazo.

Fezolinetant
Este medicamento de primera clase recién elaborado promete mucho en el alivio de los bochornos. Esto se debe a que ataca las reacciones en cadena en el cerebro que apenas se acaban de descubrir como la causa de los bochornos.

El fezolinetant se enfoca en las células del cerebro llamadas neuronas KNDy, las cuales producen kisspeptina, neurocinina B y dinorfina, en el hipotálamo. Los cambios hormonales de la transición de la menopausia provocan que las neuronas KNDy sobreactúen, inundando el área circundante de neurocinina B, lo cual altera el centro regulador de temperatura del cuerpo en el hipotálamo, provocando bochornos que te hacen sudar y parecen salir de la nada.

El fezolinetant actúa como un inhibidor de la neurocinina-B, controlando la inundación. En las primeras pruebas parecía reducir de forma significativa los síntomas vasomotores de una manera más efectiva que otras terapias no hormonales. Está siendo examinado para su aprobación por parte de la Administración de Alimentos y Medicamentos de Estados Unidos (FDA, Food and Drug Administration) desde principios de 2023.

Medicamentos como suvorexant (Belsomra), eszopiclona (Lunesta), zaleplón (Sonata) y zolpidem (Ambien)
Se emplean para tratar el insomnio. El suvorexant es un fármaco nuevo, y algunas investigaciones han encontrado que ayuda a reducir las sudoraciones nocturnas, lo que a su vez disminuye las interrupciones del sueño. La eszopiclona, el zaleplón y el zolpidem han mostrado ser útiles para dormir mejor, aunque no afectan los bochornos ni las sudoraciones nocturnas. Sólo te ayudan a dormir durante toda la noche.

Bloqueo del ganglio estrellado
Este procedimiento implica inyectar un analgésico en el ganglio estrellado, un grupo de nervios en la parte frontal de tu cuello. Por lo general se usa para aliviar el dolor o tratar la sudoración excesiva, pero además, puede dar cierto alivio por los bochornos. La conexión entre los bochornos y el ganglio estrellado no está del todo clara. Es posible que los nervios afecten el flujo de sangre en las zonas de tu cerebro que regulan la temperatura corporal.

El procedimiento sólo tarda unos cuantos minutos, y por lo general es seguro cuando lo realiza un practicante experimentado, en particular cuando se hace con un ultrasonido como guía. Pero sí involucra cierto riesgo y la inyección puede ser cara. Se necesitan hacer más estudios para comprender mejor su efectividad en el tratamiento de los bochornos.

HISTORIA PERSONAL: JESSICA | 53 AÑOS

" Tuve mi primer periodo a la tierna edad de nueve años, dándome cuenta con rapidez de que el baño de una escuela primaria no está bien abastecido de productos femeninos. Fui a la enfermería y llamaron a mi mamá para que fuera por mí temprano y de modo gentil me felicitó. Mi papá, lo recuerdo bien, empezó a llorar diciendo, con un grado de asombro, "ya eres una mujer".

Definitivamente NO era una mujer. Era una revoltosa de cuarto grado que no estaba feliz con sangrar y tener dolor repentinamente, ni con esa enervante sensación de que ya no era libre, por lo menos no de la forma en que los hombres lo son. Yo sabía, incluso a los nueve, que no quería tener hijos (una decisión que nunca cambió). Y cuando quedó claro que mi periodo implicaría dolores menstruales terribles cada mes, de inmediato lamenté convertirme, como mi padre había dicho de manera nostálgica, en "una mujer".

Durante las siguientes cuatro décadas, mi cuerpo —aunque en su mayor parte sano y fuerte— era emocionalmente volátil cuando experimentaba SPM, o en un estado de profundo, y al parecer interminable, dolor. Yo lo describía "como un picahielo en el útero". Tomaba cantidades infinitas de ibuprofeno. Me recostaba y gemía. Estaba de malas e impaciente con los demás, o desbordada con sentimientos melancólicos y tristes.

Luego, un mes después de cumplir 50, mi cuerpo y mi mente —de pronto, de modo feliz— cambiaron. Para mí, la menopausia fue una entrada clara y deslumbrante a una nueva fase de libertad: era libre del dolor, libre de las olas de emociones hormonales, de tanto lío y tanta molestia, y de los picahielos en el útero. Una vieja amiga me dijo que ella le llamaba "brotes de energía" a sus bochornos y por fin entendí a qué se refería: el calor, agitándose en el interior, era de cierta manera psicodélico y emocionante. Era libre, al fin, del control que mi cuerpo tenía sobre quien yo era y lo que hacía. La menopausia fue una evolución emocionante que al final me hizo darle la bienvenida a todo lo que implica ser una mujer.

LA DECISIÓN ES TUYA

Si hacer cambios en tu estilo de vida no ayuda con tus síntomas, una terapia de prescripción puede ser la decisión óptima para ti. Ten en mente que quizá tome tiempo encontrar el medicamento correcto o la combinación adecuada de fármacos. Sea cual sea la alternativa que elijas, es importante mantenerte en contacto con tu proveedor de atención médica. Los investigadores continúan aprendiendo más y cada vez se presentan más medicamentos disponibles.

Aunado a ello, el mejor tratamiento para ti podría cambiar con el paso del tiempo. Necesitarás reevaluar los riesgos y los beneficios de las distintas terapias conforme envejezcas, dependiendo de tu salud, tus síntomas y los objetivos del tratamiento.

CAPÍTULO 8

Terapias holísticas
e integrales

La medicina integral es una forma de atención médica que incorpora la medicina convencional y prácticas naturales de curación. Este método pone énfasis en el cuidado integral de la persona, con un enfoque en la salud y la curación, incluyendo prácticas como acupuntura, masajes, yoga, suplementos alimenticios, asesoría de bienestar y meditación. Muchas terapias de medicina integral se basan en prácticas tradicionales de curación. Conforme se acumula la evidencia de su efectividad y su seguridad, cada vez se usan más los tratamientos integrales junto con las prácticas convencionales de la medicina moderna.

Este capítulo trata algunos métodos y productos complementarios de salud que podrían ayudar a controlar los síntomas comunes de la menopausia. Si bien no es una lista exhaustiva, ya que cada campo es amplio, sí cubrirá algunos productos y prácticas populares que podrían darte curiosidad. Unos ayudan a controlar los síntomas de la menopausia y otros son útiles para apoyar otras condiciones habituales de salud que las mujeres experimentan en la mediana edad.

Mientras exploras las opciones de tratamientos integrales, ten en cuenta que la evidencia científica de su efectividad muchas veces no es tan sólida como la de los medicamentos. Se consideran menos efectivos que la terapia hormonal para tratar los síntomas de la menopausia; aun así, algunas elecciones pueden aportar un alivio adecuado para las personas con síntomas leves o moderados.

Vale la pena señalar que los estudios que están investigando las terapias para los bochornos por lo general tienen un índice de respuesta de 30 o 40 % al placebo, es decir, que han encontrado la misma respuesta con una pastilla de azúcar. Así pues, algunas de las mejoras que se han observado con las terapias integrales podrían deberse a este mismo efecto.

Pero no todas las terapias integrales son seguras. Algunas tienen el potencial de generar efectos secundarios graves y de interactuar con otros fármacos. Además, emplear terapias integrales sin buscar consejo médico podría obstaculizar que recibas un cuidado efectivo para condiciones serias. Asegúrate de comentar los tratamientos integrales que te interesen con tu proveedor de atención médica, y en particular antes de tomar cualquier nuevo suplemento.

PRÁCTICAS DE CUERPO Y MENTE

Las prácticas de cuerpo y mente dependen de la conexión entre la mente y el cuerpo para promover la salud y el bienestar. Aunque no necesariamente se enfocan de manera directa en las fluctuaciones hormonales de la menopausia, sí pueden bajar el estrés, mejorar el ánimo y los patrones de sueño, y aumentar la calidad de vida y tu capacidad de lidiar con esta transición en la vida.

Terapia cognitivo-conductual

También llamada TCC, la terapia cognitivo-conductual es una asesoría de salud mental o psicoterapia. La TCC explora la conexión entre los pensamientos, los sentimientos y los comportamientos. Entre los tratamientos holísticos, la TCC ha demostrado ser una de las más efectivas para manejar los bochornos y las sudoraciones nocturnas (síntomas vasomotores) en la menopausia.

Por medio de la autoevaluación, la TCC asiste a la gente a identificar creencias no saludables o incorrectas, y luego las replantea en pensamientos más constructivos. Se ha observado efectividad en el tratamiento de la depresión y la ansiedad, y puede ser una herramienta eficaz para aprender cómo manejar situaciones estresantes en la vida.

Los estudios han demostrado que tanto la TCC individual como grupal ayuda con el manejo de los bochornos y las sudoraciones nocturnas. Tal vez la terapia reduzca la percepción y el impacto de los bochornos —quizás aminorando la ansiedad y aportando una mayor sensación de control—, en lugar de disminuir su actual frecuencia o gravedad. No obstante, las investigaciones muestran que puede tener un beneficio real. La TCC en general es segura y es un tipo de terapia muy utilizado. Además de la terapia individual o grupal, están disponibles muchas opciones autoguiadas, junto con programas en línea y aplicaciones.

Hipnosis

Cada vez existe más evidencia de que la hipnosis clínica es uno de los pocos tratamientos no farmacéuticos en verdad efectivos para el control de los bochornos. La hipnosis induce un estado de profunda relajación que te ayuda a concentrarte y facilita que te abras al poder de la sugestión. Ciertas investigaciones han encontrado que la hipnosis ayuda a reducir la frecuencia y la gravedad de los bochornos.

En el pasado, encontrar un profesional entrenado podía ser difícil, pero hoy se presentan opciones de autohipnosis disponibles con aplicaciones para smartphones.

Yoga

Originaria de India, esta combinación de posturas físicas, respiración controlada y meditación se ha vuelto una de las prácticas modernas más populares de autocuidado.

El yoga está vinculado a una serie de beneficios para la salud. Es capaz de ayudar a aminorar el dolor, reducir tu ritmo cardiaco y tu presión sanguínea, calmar la ansiedad y la depresión, mejorar el sueño, disminuir el estrés y elevar en general tu calidad de vida. Puede, además, incrementar tu fuerza, tu equilibrio y tu flexibilidad, aunque tiene menos efecto en la condición aeróbica. Sin embargo, es probable que el yoga no cure tus bochornos. Algunos estudios recientes, incluyendo una revisión sistemática de pruebas controladas al azar, mostraron que el yoga presentaba un efecto limitado en la reducción de los síntomas vasomotores.

Tai chi

Si bien es un arte marcial originaria de China, el tai chi tiene beneficios como una práctica de salud y bienestar. Consiste en una serie de movimientos suaves y fluidos, combinados con respiración enfocada y conciencia. Se dice que ayuda a facilitar el flujo del chi —o la energía vital— en el cuerpo. El tai chi se practica por una variedad de beneficios de salud, incluyendo mejor equilibrio, coordinación, fuerza y sueño. Se requieren más estudios para comprender cualquier beneficio potencial que pueda tener en la menopausia.

Chi kung

Parte de la medicina tradicional china, la práctica del chi kung incorpora meditación, movimiento físico y ejercicios de respiración para restaurar y conservar el equilibrio. Hay pruebas que indican cómo el chi kung puede mejorar el sueño en las mujeres que experimentan perturbaciones del sueño relacionadas con la menopausia. Inclusive podría ayudar a aliviar la ansiedad y la depresión.

Técnicas de meditación y mindfulness

La meditación es una técnica de cuerpo y mente que se ha practicado desde hace miles de años. Se emplea a menudo para bajar el estrés y crear un estado de relajación. Las investigaciones sugieren que quizá tenga muchos más beneficios para la salud, como disminuir la presión sanguínea y aliviar la ansiedad, la depresión y el insomnio. Hay distintos tipos de meditación que puedes probar. La mayor parte involucra eliminar las distracciones del exterior, enfocar tu atención y adoptar una mentalidad libre de juicios.

La meditación por sí sola no parece ayudar con los bochornos, pero algunas estudios han mostrado que otras prácticas de mindfulness pueden ayudar a disminuir su impacto. La reducción del estrés con mindfulness, la cual involucra meditación, yoga y conciencia del cuerpo, tal vez ofrezca algunos beneficios para tener bochornos menos graves y menos disruptivos.

MÉTODOS INTEGRALES Y DE ESTILO DE VIDA

Además de las técnicas de cuerpo y mente, existe una variedad de otras prácticas que adoptan un enfoque holístico a la salud y el bienestar.

Ejercicio

Tener una actividad física cotidiana de cualquier tipo aporta muchos beneficios a tu salud, en especial durante la mediana edad. Te puede ayudar a dormir mejor, a aliviar el estrés y a regular tu estado de ánimo. Te asiste a construir y mantener la masa muscular, protege tus articulaciones y sirve para evitar el aumento de peso.

Ahora bien, el ejercicio por sí solo no parece hacer mucho por los bochornos. Los investigadores han observado una gran variedad de tipos de actividad y, en general, el ejercicio no parece tener un efecto relevante en los síntomas vasomotores. Aun así, sigue siendo una buena herramienta para manejar otros síntomas de la menopausia y tu salud en general.

Pérdida de peso

Las mujeres obesas son más propensas a tener bochornos más frecuentes y fuertes que mujeres con un peso normal. Bajar de peso no es una solución simple ni inmediata, pero para estas mujeres, las investigaciones sugieren que perder peso es un método efectivo para mejorar los síntomas.

Los estudios de adelgazamiento por cambios conductuales, así como un estudio piloto de un fármaco adelgazante, encontraron una mejoría considerable en los bochornos con la disminución del peso.

Acupuntura

La acupuntura tal vez es la terapia de energía más conocida, basada en la idea de que los campos energéticos naturales se pueden equilibrar o ajustar para promover la salud. Involucra la inserción de varias agujas delgadas en la piel, en puntos específicos del cuerpo. Aunque los investigadores siguen estudiando cómo y por qué la acupuntura podría tener efectos benéficos en la medicina tradicional china, se cree que la práctica reequilibra la energía vital del cuerpo (chi).

Las investigaciones muestran que la acupuntura puede ayudar a calmar el dolor relacionado con una variedad de condiciones y podría incluso prevenir o reducir la frecuencia de los dolores de cabeza. Algunos estudios sugieren que la acupuntura podría disminuir los bochornos y mejorar el sueño y la salud mental de las menopáusicas. No obstante, los resultados de los estudios son desiguales y por lo general la acupuntura no ha mostrado tener efecto en los bochornos, comparada con la falsa acupuntura, una clase de terapia placebo.

La acupuntura es por lo común de bajo riesgo cuando la practica un profesional con licencia. En Estados Unidos, en la mayor parte de los estados es obligatorio que la Comisión Nacional de Certificación para Acupuntura y Medicina Oriental certifique a los acupunturistas no médicos.

Terapias manuales

Las terapias manuales o con las manos, como los masajes, involucran aplicar un contacto físico al cuerpo para mejorar los síntomas y fomentar la salud. Con un profesional bien entrenado, un masaje puede aliviar el dolor, promover la relajación y mejorar el sueño; estos resultados te podrían interesar cuando atraviesas la menopausia. Existen algunos estilos de masajes, desde movimientos suaves hasta una manipulación profunda de los músculos.

La terapia manipulativa —practicada por lo común por quiroprácticos y médicos osteopáticos— podría ser otro método conocido. Involucra la aplicación de fuerza controlada a un músculo o una articulación para aliviar los síntomas. Otras terapias con las manos incluyen el método Feldenkaris y la técnica Alexander, las cuales favorecen una conciencia elevada de tu postura y tus movimientos corporales (aunque no se han estudiado en específico para la menopausia).

Si bien los tratamientos manuales suelen ser seguros si los aplica un profesional experimentado y certificado o con licencia, las mujeres con ciertas condiciones de salud quizá necesiten evitar estas terapias. Comenta con tu proveedor de atención médica para saber si necesitas tomar precauciones.

Ayurveda

Traducido como *la ciencia de la vida* en sánscrito, el ayurveda es un sistema de curación originario de India. Adopta una perspectiva integral, combinando prácticas como el yoga y los masajes con las intervenciones nutricionales, incluidos remedios herbolarios y desintoxicación. Los efectos de las prácticas ayurvedas en los síntomas de la menopausia han sido poco estudiados. Aun así, algunas mujeres dicen encontrar útil el método o sus partes individuales.

Medicina tradicional china (MTC) herbal y terapias alimentarias

Se han estudiado las terapias alimentarias y herbales chinas en cuanto al alivio de los síntomas de la menopausia, y casi todas son inconclusas o contradictorias. Una pequeña cantidad de estudios sugiere que las terapias MTC fueron efectivas para mejorar el ánimo y el sueño, y para reducir los bochornos. Sin embargo, fueron menos efectivas que la terapia hormonal estándar y no son tratamientos recomendados por el momento. Algunos de los suplementos herbales individuales que se utilizan en esta compleja práctica se comentan más adelante en este capítulo.

Otro concepto de las MTC es el equilibrio entre el yin y el yang. La terapia alimentaria china incorpora más alimentos yin (fríos), como pepino y melón, en el manejo de los bochornos. No existe mucho riesgo en probar este método.

DIETA, VITAMINAS Y MINERALES

Ya que la menopausia hace que te enfoques en tu salud y tu cuerpo en la mediana edad, te podrías estar preguntando cómo es que tu dieta y tu nutrición acaban siendo factores importantes. Estudios recientes han sugerido que la forma en que nutres y alimentas tu cuerpo puede tener un impacto real en la menopausia, así como en tu salud a largo plazo. En particular, llevar una dieta a base de plantas y alimentos de soya se relaciona con menos síntomas vasomotores. De la misma manera, comer más frutas y verduras está ligado a tener menos síntomas de menopausia en general.

Come hojas verdes

Las vitaminas y los minerales son micronutrientes esenciales para el funcionamiento de tu cuerpo. Brindan apoyo a una variedad de procesos internos, incluyendo la formación de huesos y dientes fuertes, apoyar la piel y la visión, promover el funcionamiento del sistema inmunitario y mucho más. Asegurar que recibas una cantidad suficiente de éstos te puede ayudar a maximizar tu nutrición y tu salud.

Las vitaminas y los minerales se encuentran en una variedad de alimentos, sobre todo integrales y vegetales. Aunque las dietas con abundantes frutas y verduras se relacionan con un menor riesgo de enfermedad, no está claro si tomar un multivitamínico o un suplemento propicie la salud o prevenga la enfermedad. Además, muchas vitaminas y suplementos tienen riesgos conexos.

Vitaminas	Ingesta diaria recomendada para mujeres de 31 a 70 años
Vitamina A	700 microgramos (mcg)
Vitamina B1 (tiamina)	1.1 miligramos (mg)
Vitamina B2 (riboflavina)	1.1 mg
Vitamina B3 (niacina)	14 mg
Vitamina B6 (piridoxina)	1.3 mg (31-50 años de edad) 1.5 mg (51-70 años de edad)
Vitamina B9 (folato, ácido fólico)	400 mcg
Vitamina B12 (cianocobalamina)	2.4 mg
Vitamina C	75 mg 110 mg (fumadoras)
Vitamina D	600 unidades internacionales (UI) (800 UI para mujeres mayores de 70)*
Vitamina E	15 mg o 22.5 UI
Vitamina K	90 mcg†

Es mejor recibir vitaminas y minerales de fuentes alimentarias. Si comes una dieta sana, variada y balanceada, quizás estés cubriendo tus necesidades nutricionales y no requieras tomar un multivitamínico después de la menopausia. Si tu dieta es restringida o si tienes problemas con la digestión y la absorción de nutrientes, entonces podrías requerir suplementos para complementar tu consumo. Tu proveedor de atención médica te puede ayudar a decidir si un suplemento de vitaminas o minerales es una buena elección para ti.

Con cualquier suplemento, cuida no sobrepasarte. Las vitaminas que son solubles en grasa —es decir, que se disuelven en grasa— se almacenan en tu cuerpo por mucho tiempo. Tienen un potencial mucho mayor de acumulación en el cuerpo. Entre las vitaminas solubles en grasa se encuentran la A, D, E y K.

¿Qué tanto necesitas?

Es necesario tener un criterio de equilibrio en lo referente a vitaminas y minerales. Un exceso de una podría bloquear la absorción de otras o causar efectos adversos. De la misma manera, se necesitan ciertas vitaminas o minerales —en las cantidades correctas— para que tu cuerpo pueda hacer uso de otras.

Por fortuna, existen lineamientos establecidos, llamados Ingestas Alimentarias de Referencia (IAR), para ayudarte a encontrar un rango de micronutrientes saludable (consulta el recuadro inferior). Los estándares se basan en los rangos generales de edad para la población promedio, así que coménta con tu proveedor de atención médica para descubrir si tus necesidades podrían ser diferentes.

Las unidades utilizadas para cada vitamina o mineral pueden variar: algunas se miden en miligramos (mg) o en

Minerales	Ingesta diaria recomendada para mujeres de 31 a 70 años
Calcio	1 000 mg (31-50 años de edad) 1 200 mg (51-70 años de edad)
Cromo	25 mcg (31-50 años de edad)[†] 20 mcg (51-70 años de edad)[†]
Cobre	900 mcg
Hierro	18 mg (31-50 años de edad) 8 mg (51-70 años de edad)
Magnesio	1.8 mg[†]
Molibdeno	45 mcg
Fósforo	700 mg
Selenio	55 mcg
Zinc	8 mg

Fuente: Ingestas Alimentarias de Referencia. Instituto de Medicina.

* La Fundación Nacional de Osteoporosis recomienda 400 a 800 UI de vitamina D al día para las mujeres menores de 50 años y 800-1 000 UI para las mujeres de 50 años en adelante.

† Ingesta adecuada: no se ha establecido una ingesta diaria recomendada.

microgramos (mcg), y otras en unidades internacionales (UI). Aunque esto pueda parecer confuso, la mayor parte de los suplementos te dirá qué porcentaje aporta del consumo diario recomendado. Si comes alimentos enteros que no tienen una etiqueta, quizá necesites apoyarte en aplicaciones o páginas web acreditadas para consultar la información nutricional. Ten en mente que los valores diarios recomendados para vitaminas y minerales hacen referencia a todo lo que comes y bebes.

TRATAMIENTOS ALTERNATIVOS PARA LOS BOCHORNOS

Muchas mujeres están interesadas en conocer si los productos y suplementos de venta libre podrían ser útiles para calmar los bochornos. Tal vez, pero la evidencia suele ser limitada o contraria.

Progesterona tópica

Existen numerosas cremas y geles disponibles que afirman contener progesterona. Dichos productos muchas veces se elaboran a partir de frijoles de soya o ñame silvestre. Se publicita que tienen muchos beneficios para la salud antienvejecimiento, incluyendo tratar los síntomas menopáusicos.

Las cremas de progesterona son relativamente seguras. Sin embargo, la evidencia no apoya su empleo para los síntomas de la menopausia. La absorción de la progesterona a través de la piel es muy variable. Por ello, estas cremas seguramente no aportan una cantidad suficiente de la hormona para proteger el útero ante el uso del estrógeno. No deberían utilizarse con este propósito. Algunas cremas de ñame silvestre se comercializan específicamente con un contenido de un compuesto llamado *diosgenina*, el cual se publicita como un desencadenante de la progesterona. No obstante, tu cuerpo en realidad no puede convertir este ingrediente en progesterona. No se recomiendan las cremas de ñame silvestre tópico de venta libre etiquetadas con un contenido de progesterona.

Suplementos

Si has estado buscando alivio para tus bochornos, tal vez has escuchado hablar de suplementos como los fitoestrógenos y las isoflavonas. Los fitoestrógenos son una variedad de compuestos a base de plantas que tienen leves propiedades similares a los estrógenos. La evidencia no sustenta su empleo para el manejo de los bochornos.

Las isoflavonas son un tipo de fitoestrógeno y son las que más se han estudiado para uso en el tratamiento de los síntomas de menopausia. Se encuentran en leguminosas como la soya, las lentejas, los garbanzos y los frijoles. Son productos que contienen los valores más altos de isoflavonas y, por ende, reciben la mayor atención.

Soya. Muchos estudios sobre el efecto de las isoflavonas de soya en los bochornos son incompletas. Aun así, las investigaciones actuales parecen sugerir que, aunque no son tan efectivas como la terapia hormonal, las isoflavonas derivadas de la soya pueden mejorar de manera modesta los bochornos y la calidad de vida de las posmenopáusicas.

Estudios recientes han ayudado a los investigadores a comprender mejor los tipos específicos de isoflavonas que podrían aportar mejores beneficios para los bochornos y otras condiciones de salud. Una mejoría en los bochornos vinculada al consumo de la soya parece tener relación con dos isoflavonas en específico: la genisteína y la daidzeína.

Cuando tus bacterias intestinales descomponen la daidzeína, ésta produce un compuesto llamado *equol*, que tiene efectos similares al estrógeno en el cuerpo capaces de ayudar con los síntomas de la menopausia. Sólo algunas mujeres tienen las bacterias necesarias para producir equol: se estima que entre 25 y 35 % de las mujeres en Norteamérica producen equol, en comparación con hasta 60 % de las mujeres en países asiáticos.

En general, los estudios no han descubierto que las isoflavonas sean benéficas en la prevención de pérdida ósea o para brindar beneficios cognitivos. Sin embargo, cierta evidencia inicial indica que las productoras de equol que consumen soya en su dieta podrían ver beneficios mayores en estos campos —así como en el control de los bochornos—, comparadas con quienes no producen equol.

Respecto a los beneficios cardiovasculares, las isoflavonas de soya a lo mejor tienen un mínimo impacto en la reducción del colesterol y de la presión sanguínea, aunque podrían ayudar a que tus arterias conserven su flexibilidad. Como sucede con el uso de la terapia hormonal de prescripción, existe una hipótesis del tiempo en juego, la cual sugiere que este efecto beneficioso podría percibirse si la soya se utiliza antes o después de la menopausia. El estatus productor de equol de una mujer también podría afectar el hecho de que experimente o no estos beneficios cardiovasculares.

Queda mucho por aprender sobre la efectividad y la seguridad a largo plazo del equol y las isoflavonas. Hoy día, no hay una prueba comercial disponible que puedas hacer para constatar si produces equol o no. Si consideramos el bajo índice de productoras de equol en Estados Unidos, los productos de soya quizá no alivien mucho tus síntomas, y deberías afrontar con cautela cualquier suplemento concentrado de

LAS ISOFLAVONAS Y EL RIESGO DE CÁNCER

Dado que las isoflavonas tienen efectos similares al estrógeno, los estudios han observado su seguridad en relación con los cánceres de seno y endometrio. Hasta ahora, las investigaciones sugieren que la soya alimentaria no incrementa la probabilidad de tener cáncer de seno o de endometrio. De hecho, una dieta alta en soya se ha relacionado con un riesgo menor de cáncer de seno, pero es necesario hacer más estudios para comprender con exactitud qué tan bajo podría ser. La soya no se ha vinculado al riesgo incremental de una recurrencia de cáncer, y la soya alimentaria es tal vez segura para las sobrevivientes de cáncer de seno. No obstante, las mujeres con cáncer de seno o que tienen una gran probabilidad de desarrollarlo, deberían evitar los suplementos de soya en general hasta que exista más información disponible sobre su seguridad a largo plazo.

soya. Para la mayoría de las mujeres, empero, es muy poco dañino incluir alimentos enteros de soya como parte de una dieta balanceada.

Trébol rojo. También pertenece a la familia de las leguminosas y es fuente de isoflavonas. Algunos estudios han demostrado que los suplementos de trébol rojo no son efectivos para aliviar los síntomas de la menopausia. Aunque el trébol rojo parezca seguro en un consumo a corto plazo, no existe evidencia para asegurar su seguridad a largo plazo en mujeres con un historial de cánceres dependientes de hormonas.

Además de los fitoestrógenos, hay otros suplementos a base de plantas que se analizan para el alivio de los bochornos.

Cimicifuga racemosa (cohosh negro). Un miembro de la familia ranunculácea, la cimicifuga racemosa se ha utilizado en Europa durante muchos años para tratar los síntomas de la menopausia. Sin embargo, una revisión sistemática de los estudios concluyó que no era más efectiva para disminuir ni para tratar los bochornos que un placebo. Asimismo, hay varias inquietudes relacionadas con su seguridad, en particular su potencial toxicidad para el hígado. No es aconsejable.

Aceite de onagra. Nativa de Norteamérica, las semillas de la planta onagra contienen ácido gammalinolénico, un ácido graso esencial. Se fomentan sus suplementos para aliviar los bochornos, pero hay poca evidencia científica que sustente su efectividad para este uso o cualquier otro. Además, puede tener efectos secundarios adversos, como diarrea, coágulos, una función reducida del sistema inmunológico y, en mujeres tomando antipsicóticos, convulsiones. No se recomienda y, sobre todo, no se debería utilizar con anticoagulantes y antipsicóticos.

Salvia. Tal vez estés familiarizada con esta hierba común por cuestiones culinarias, pero también es un remedio tradicional. Algunas mujeres la emplean para tratar los bochornos. Estudios menores han mostrado cierta efectividad, pero la evidencia es limitada y no se recomienda por este motivo. La salvia es, en general, segura, pero evita preparaciones a base de aceite, ya que contienen un compuesto llamado tujona, el cual daña el sistema nervioso. Podría provocar vómito, convulsiones, daño renal y mareo.

OTROS SUPLEMENTOS COMUNES

Además de un alivio para los bochornos, podrías estar buscando procedimientos alternativos para otra clase de cuestiones de salud. Varios de los tratamientos que se mencionan a continuación se han utilizado desde hace mucho tiempo en preparaciones medicinales. Sin embargo, es común la ausencia de datos científicos definitivos sobre su efectividad y su seguridad a largo plazo.

Un "alivio" de los múltiples síntomas de la menopausia

Amberen, MENO, Relizen y otros. Una extensa lista cada vez más larga de suplementos con varios ingredientes asegura dar alivio para los múltiples síntomas de la menopausia. Estos productos se comercializan como tratamientos libres de hormonas y muchas veces libres de soya para mejorar los bochornos, el sueño, la memoria, el estado de ánimo y más. Hasta ahora no se presenta evidencia sólida de que en realidad funcionen.

Cannabis. Cada vez es más el interés y el acceso al uso medicinal de la marihuana (cannabis), incluso para mejorar los síntomas de la menopausia. Sin embargo, hoy día no hay evidencia que sustente su seguridad ni su eficacia para el manejo de los síntomas de la menopausia. Por el momento no se recomienda como tratamiento.

Para el estado de ánimo

Ginseng. Hay evidencia que sugiere que la raíz de la planta asiática *Panax ginseng* —un pilar de la medicina china— puede apoyar a mejorar la fatiga, el bienestar y el ánimo, pero no los bochornos. Su uso a corto plazo en dosis recomendadas parece seguro, pero es necesario hacer más estudios para aseverar su inocuidad a largo plazo. Sé consciente de que el ginseng puede bajar los valores de glucosa en la sangre y elevar la presión sanguínea; también podría incrementar el sangrado uterino, así que consúmelo con precaución si estás tomando un anticoagulante.

S-adenosilmetionina (SAM-e). Aunque la evidencia no es concluyente, algunas investigaciones muestran que la SAM-e podría ser efectiva para aliviar la depresión leve a moderada.

Véase más información sobre este suplemento en la sección de salud de articulaciones en la página 97.

Hierba de San Juan. Las flores de esta hierba se han añadido por siglos a preparaciones medicinales. Algunas investigaciones indican que la hierba de San Juan es útil en el tratamiento de depresiones leves a moderadas. Además, se utiliza para tratar los bochornos, ya sea sola o junto con la cimicifuga, sin que haya evidencia que apoye su empleo.

Se ha encontrado, además, que la hierba de San Juan puede interactuar con numerosos medicamentos, incluyendo antidepresivos, así como inmunosupresores, anticonceptivos, fármacos para el tratamiento de cáncer y anticoagulantes. Y tambien puede reducir la efectividad del tamoxifeno. Si estás tomando otros medicamentos, comenta con tu

LA SEGURIDAD DE LOS SUPLEMENTOS

Un extenso mundo de productos entra en la categoría de suplementos alimenticios. Algunos pueden ser parte de un estilo de vida sano y son seguros en dosis recomendadas, mientras que de otros existen dudas sobre su seguridad. Siempre es una buena idea evaluar los suplementos con ojo crítico.

Ten en mente que los suplementos —así como los medicamentos de prescripción— pueden tener un efecto en tu cuerpo en muchos niveles. Es posible que sus efectos secundarios varíen desde leves hasta potencialmente mortales. Y quizá tengan interacciones nocivas con otros suplementos, medicamentos de prescripción y fármacos de venta libre. Muchos suplementos precisan más estudios científicos antes de establecer su efectividad y su seguridad.

Los suplementos alimentarios se regulan con reglas diferentes de las aplicables a los medicamentos de prescripción. Los suplementos no pasan por las mismas pruebas y procesos de aprobación rigurosos para determinar su seguridad y efectividad. Depende de cada fabricante asegurar que el etiquetado del producto es suficiente y veraz, y que el producto es seguro y efectivo. Las etiquetas tal vez no contengan información sobre los efectos adversos o las posibles interacciones con medicamentos. Y aunque la Administración de Alimentos y Medicamentos (FDA) puede monitorear los productos una vez en el mercado, tiene poco poder para involucrarse hasta que sale a la luz un problema.

Algunas empresas sí crean productos de alta calidad, pero puede ser todo un reto separar lo bueno de lo malo. Éstos son unos cuantos consejos que te ayudarán a aproximarte con precaución a los suplementos:

proveedor de atención médica o tu farmaceuta antes de tomar la hierba de San Juan.

Valeriana. La planta de la valeriana se ha utilizado en Europa desde hace mucho tiempo como hierba medicinal. Los suplementos se elaboran con sus raíces y tallos subterráneos. La valeriana se promociona tradicionalmente como sedante y ha demostrado tener cierta efectividad en la reducción de la ansiedad, pero se necesita estudiar más.

Tiene pocos efectos secundarios con un uso a corto plazo; sin embargo, no se ha establecido su seguridad a largo plazo.

Vitex (sauzgatillo). La fruta del arbusto *Vitex* se ha empleado para tratar los síntomas menstruales durante milenios. Aunque no tenemos evidencia confiable, los suplementos pueden ayudar a las perimenopáusicas a manejar el SPM y los sangrados irregulares. No se sabe que el vitex provoque efectos secundarios graves, aunque podría afectar de manera negativa el deseo sexual. Esto le ha granjeado a la planta

su nombre común: *Agnus castus*. El vitex también aumenta la probabilidad del embarazo. No se debería consumir junto con antipsicóticos ni los medicamentos usados en el tratamiento del párkinson, ya que pueden afectar los valores de dopamina en el cerebro.

Para dormir

Melatonina. La hormona melatonina tiene una función en el ciclo natural de sueño y vigilia de tu cuerpo. Los resultados de las investigaciones sobre la efectividad de los suplementos de melatonina son variados, y se presenta evidencia limitada que muestra alivio para los problemas de sueño relacionados con la menopausia. Los suplementos de melatonina pueden encontrarse entre los más efectivos cuando se tratan los problemas de sueño relacionados con perturbaciones del ritmo circadiano, como trabajos por turnos o desfases de horario. En general, su uso a corto plazo es seguro, aunque se desconoce la dosis más inocua a largo plazo.

- Evita automedicarte con suplementos. Si recibes información en línea, comprueba de que sea de una fuente confiable y coméntalo con tu proveedor de atención médica.

- Busca productos etiquetados con el sello de un grupo de análisis externo, como Farmacopea de Estados Unidos (USP, United States Pharmacopeia), NSF Internacional o ConsumerLab.com. Esto significa que el producto ya se analizó para asegurar que contiene lo que dice la etiqueta.

- No asumas que alto etiquetado "natural" implica que es seguro. Muchos compuestos naturales son venenosos para el humano.

- Ten cuidado con los productos que aseguran tener efectos drásticos o inmediatos. Si suena demasiado bueno para ser verdad, es probable que lo sea.

- No presupongas que más es mejor. Incluso los compuestos que tu cuerpo requiere, como vitaminas y minerales, pueden ser tóxicos en dosis altas. Y podrías gastar dinero en productos innecesarios.

- Si tomas suplementos o medicamentos, registra muy bien la dosis que tomas, con qué frecuencia y cualquier efecto secundario que pudieras presentar.

- Comparte tus necesidades y dudas con tu proveedor de atención médica o tu farmaceuta antes de tomar cualquier suplemento. Los dos te pueden ayudar a analizar las alternativas disponibles mientras buscas optimizar tu salud y bienestar.

Las dosis altas se relacionan con una variedad de efectos adversos y pueden empeorar la depresión.

Valeriana. Aunque se requieren más estudios, la valeriana podría manejar el sueño y es un remedio tradicional para el insomnio. La valeriana se comenta en detalle en la página 122.

Para la memoria

Ginkgo. Los extractos de las semillas y hojas de ginkgo se han utilizado en la medicina china desde hace miles de años para tratar una diversidad de males. Los suplementos se fomentan sobre todo por sus beneficios cognitivos, pero los resultados de las investigaciones suelen ser contradictorios y la evidencia no es confiable. Hay algunos informes de reacciones alérgicas al ginkgo, y las semillas se deben evitar por cuestiones de toxicidad. Podría provocar sangrado, así que úsalo con precaución si tomas además anticoagulantes. Los estudios con animales han mostrado un desarrollo de tumores con el uso a largo plazo, y se necesitan más investigaciones para saber si el ginkgo influye en el riesgo de cáncer en humanos.

Ginseng. Se usa de manera tradicional para mejorar el desempeño mental, y el ginseng asiático se ha estudiado para emplearse en el tratamiento de la enfermedad de Alzheimer. Sin embargo, los resultados de las investigaciones no son concluyentes.

Véase la sección sobre el estado de ánimo (página 94) para más información relacionada con el uso del ginseng en cuestiones anímicas y para dormir.

Para la salud cardiovascular

Coenzima Q10. La coenzima Q10 (CoQ10) es un antioxidante que se encuentra en el cuerpo humano y en otras partes de la naturaleza. Es necesario para un funcionamiento celular adecuado, y los valores naturales bajos se relacionan con una variedad de enfermedades. La CoQ10 podría beneficiar a ciertas mujeres con problemas cardiovasculares, como insuficiencia cardiaca congestiva. Es necesario llevar a cabo más investigaciones para determinar su efectividad en el tratamiento de otras cuestiones de salud. La CoQ10 es relativamente segura, aunque podría interferir con la quimioterapia. Entre sus efectos secundarios se encuentran insomnio, erupciones, malestares estomacales, mareo, acidez y dolor de cabeza.

Aceite de pescado. El aceite de pescado se convirtió en un suplemento popular porque contiene ácidos grasos omega-3 (grasas poliinsaturadas que se cree aportan una gran variedad de beneficios para la salud). Se ha visto que el aceite de pescado tiene beneficios cardiovasculares: bajar las cifras de triglicéridos y la presión. Está disponible una prescripción (Lovaza) para tratar los valores de triglicéridos muy altos. Los omega-3 de los aceites de pescado podrían ser útiles para calmar el dolor de la artritis reumatoide, y ya se están realizando más estudios sobre los posibles beneficios del aceite de pescado y los omega-3 en la salud cognitiva, la depresión y otras condiciones. En general, el aceite de pescado es seguro, aunque podría causar indigestión, diarrea y aliento con olor a pescado. Puede desacelerar la coagulación y los suplementos se deberían consumir con precaución si ya se toma un anticoagulante. Inclusive, podrías recibir aceite de pescado a través de tu alimentación, comiendo pescados grasosos —como salmón, caballa, sardinas y arenque—, además de mariscos.

Arroz de levadura roja. Un producto de arroz fermentado, el arroz de levadura roja contiene un compuesto llamado *monacolina K*, que tiene la misma estructura química que la lovastatina, un medicamento de estatina usado para tratar el colesterol alto. Los suplementos con grandes cantidades de monacolina K han demostrado reducir las concentraciones de colesterol.

Sin embargo, no está demostrado que el arroz de levadura roja reduzca los eventos cardiovasculares como lo hacen las estatinas. Además, la FDA determinó que los productos que contienen algo más que trazas de monacolina K no se pueden comercializar como suplementos de venta libre en Estados Unidos.

Como sucede con la mayor parte de los suplementos alimenticios, la cantidad del ingrediente activo puede variar mucho. Es necesario realizar más estudios para determinar la seguridad del arroz de levadura roja.

Si te preocupan tus valores de colesterol, habla con tu proveedor de atención médica sobre otras opciones de tratamiento más efectivas.

Para la salud de las articulaciones

Glucosamina y condroitina. La glucosamina y la condroitina son compuestos naturales que se encuentran en tu tejido cartilaginoso. Se han estudiado los suplementos por su uso en el tratamiento del dolor de articulaciones relacionado con la osteoartritis, pero los resultados son contradictorios en cuanto a que en realidad sean benéficos para este propósito.

Los suplementos de glucosamina y condroitina por lo general son seguros y sólo tienen unos cuantos efectos secundarios, aunque la glucosamina puede elevar los efectos de los anticoagulantes. Los suplementos de glucosamina se hacen de conchas de mariscos, así que las mujeres con alergia a mariscos deberían utilizarlos con precaución.

S-adenosilmetionina. También llamada *SAM-e*, la S-adenosilmetionina se produce en el cuerpo humano a partir del aminoácido metionina. Tiene una función en numerosas tareas corporales. Podría ser útil para tratar la depresión, aliviar el dolor relacionado con la osteoartritis y prevenir la enfermedad hepática, pero se requieren más estudios para establecer su efectividad. Se considera que SAM-e es segura, con pocos efectos secundarios, durante el empleo a corto plazo, aunque todavía no se tiene información —incluidas sus interacciones con medicamentos— sobre su seguridad a largo plazo.

UN ACERCAMIENTO INTEGRAL Y CON MENTE ABIERTA

Si bien los tratamientos de salud holísticos e integrales podrían no ser tan efectivos como otras terapias de prescripción capaces de aliviar síntomas comunes de menopausia, quizá sea útil saber qué opciones probar. Eso puede ser en particular importante si tienes condiciones de salud que limitan otras posibles soluciones. Sólo recuerda los consejos sobre la seguridad en este capítulo y conviértete en una consumidora experta mientras haces pruebas para saber qué te podría funcionar. Estas elecciones de tratamiento pueden formar parte de una conversación continua con tu proveedor de atención médica.

CAPÍTULO 9

Bochornos y sudoraciones nocturnas

Lo cierto es esto: la mayoría de las mujeres experimentan bochornos, hasta cierto grado, conforme la producción de estrógeno disminuye de manera significativa después de la menopausia. De hecho, alrededor de 3 de 4 mujeres en la perimenopausia o la menopausia en Estados Unidos informan tener bochornos. Esto hace que los bochornos sean el síntoma principal en la transición a la menopausia.

Ésta es otra cosa que también deberías saber sobre los bochornos: no se irán necesariamente y no siempre representan un síntoma benigno de la menopausia.

Un número creciente de investigaciones muestra que los proveedores de atención médica han subestimado durante mucho tiempo la duración de los síntomas de bochornos. Era una opinión generalizada que los bochornos disminuirían y dejarían de ocurrir después de un par de años de haber iniciado la menopausia, pero los estudios ahora indican que las mujeres experimentan bochornos durante 7 o 9 años en promedio, muchas veces antes de que los periodos menstruales cesen. Y para una de cada tres mujeres, los bochornos son una cuestión de 10 años o más.

Ten presente este margen de tiempo mientras aprendes más sobre los bochornos en este capítulo y consideras las estrategias que podrías utilizar para mantenerte fresca. Luego, si tus bochornos no duran tanto, genial.

De hecho, los bochornos no se deben tomar a la ligera, pues podrían tener grandes implicaciones para tu salud. Por ejemplo, las investigaciones sugieren que ciertos patrones de bochornos, como los que empiezan antes de que termine la menstruación, quizás estén vinculados con un mayor riesgo de enfermedad cardiaca en el futuro.

En el capítulo 2 se comentó cómo es que los cambios hormonales del cuerpo en la perimenopausia y la menopausia provocan los bochornos. Este capítulo se adentrará todavía más en lo que puedes hacer para manejar —o evitar— estas sudorosas interrupciones en tu rutina diaria, tu guardarropa y tu vida social.

MÁS QUE UNA SENSACIÓN

Para las mujeres que trabajan, los bochornos suelen tener un precio profesional. Recientes investigaciones muestran que los bochornos representan una carga económica relevante para las mujeres que trabajan y para sus patrones.

Un estudio mostró que las mujeres con síntomas de bochornos sin tratar visitaban con una frecuencia más significativa al médico y se ausentaban de la oficina, además de reducir su productividad durante las horas laborales, en comparación con mujeres que no tenían síntomas de bochornos.

Esto no es ninguna revelación para una mujer que ha experimentado un bochorno en la oficina, la sala de juntas o en una reunión con un cliente importante. Estar roja, sudorosa, de malas e incapaz de concentrarte a lo largo del día puede impactar de manera fuerte tu autoestima, tu goce del trabajo y tu productividad. Aun si no te importa a un nivel personal, puede restarte autoridad si otros interpretan tus síntomas como una señal de nerviosismo, inseguridad o falta de preparación.

Los bochornos incluso contribuyen a problemas sexuales y tensiones en la relación. Después de todo, el sexo sudoroso, candente y apasionado pudo haberte excitado a los veinte, pero cuando los bochornos son el motivo de tu sudoración, podrían no despertar ningún deseo ardiente. Y si estás lidiando con sudoraciones nocturnas, podrías sentirte demasiado exhausta como para pensar en el sexo.

En definitiva, los bochornos podrían ser muy disruptivos para ti, tus actividades cotidianas, tu familia, tu relación de pareja y tu calidad de vida en general. Sudar un poco sólo es una pequeña parte del problema.

FACTORES DE RIESGO DE BOCHORNOS GRAVES

Quizá te preguntes en qué se parecen tus síntomas particulares a lo que otras mujeres están experimentando. En general, los médicos clasifican la gravedad de los bochornos y las sudoraciones nocturnas a partir de estas definiciones:

- **Leves.** Si experimentas bochornos, pero no interfieren con tus actividades cotidianas, se consideran leves.
- **Moderados.** Los bochornos moderados se relacionan con la sudoración e interfieren de cierta manera con tus actividades habituales.
- **Graves.** En este caso, los bochornos son tan molestos, que tienes que interrumpir o parar lo que estés haciendo hasta que pasen.

Los investigadores no saben con exactitud por qué algunas mujeres están en el lado grave de esta escala y otras no.

Tu probabilidad de tener bochornos graves depende en parte de los siguientes factores. Estar en un riesgo mayor en una o más de estas categorías no necesariamente implica que te darán bochornos graves, pero es útil entender tus riesgos.

Tu etapa de la menopausia
La gravedad con la que experimentas síntomas de bochornos se relaciona profundamente con cuánto tiempo han estado sucediendo y dónde estás en el proceso de la menopausia. Si empiezas a tener bochornos cuando todavía tienes periodos menstruales regulares, tal vez sean leves al principio. Pero los síntomas pueden ser más intensos con el tiempo, por lo general volviéndose extremos en los dos años siguientes a tu último periodo menstrual.

Tu peso
Las mujeres que tienen sobrepeso o son obesas, por lo general, tienen bochornos más frecuentes y más graves que las mujeres con un peso bajo. Podría haber varias razones para ello; la relación entre el peso corporal y los síntomas vasomotores es compleja, pero los estudios sugieren que perder peso puede ayudar a aliviar los bochornos.

Tus hábitos y tu alimentación
Las decisiones y los hábitos cotidianos de estilo de vida pueden afectar tus síntomas de bochornos. Por ejemplo, las mujeres que fuman son más propensas que las no fumadoras a tener bochornos graves. Lo que comes podría ser importante también. En un estudio reciente, las mujeres que llevaban una dieta baja en grasa y a base de plantas, incluyendo soya, reducían de manera significativa sus bochornos moderados o graves. Otras investigaciones han encontrado beneficios similares para dietas con muchas verduras. Así de simple: comer más frutas y verduras también está vinculado con menos síntomas de menopausia.

Tu raza o cultura
Los estudios han demostrado de forma consistente que las mujeres afroamericanas son más propensas a padecer bochornos y sudoraciones nocturnas que las hispanas o blancas. Entre los grupos que se han estudiado, los bochornos se muestran menos entre mujeres de ascendencia japonesa y china. Puede deberse en parte a diferencias en la biología o la fisiología, pero la discrepancia incluso se podría rastrear en los efectos del racismo estructural, así como en las diferencias culturales para reportar síntomas. Las disparidades de peso corporal, estatus económico, educación, dietas tradicionales culturalmente y otros factores también podrían influir.

Tu salud mental y tus antecedentes de trauma
Los estudios muestran que las mujeres con antecedentes de trastornos anímicos podrían tener más problemas con los bochornos.

Las experiencias traumáticas de la infancia además podrían llevar a bochornos peores en la menopausia, de acuerdo con investigaciones recientes.

Antecedentes quirúrgicos
La extirpación quirúrgica de uno o ambos ovarios (ooforectomía) es a veces necesaria para tratar tumores o quistes ováricos, cáncer de ovario o endometriosis. O se podría llevar a cabo para disminuir el riesgo de cáncer en mujeres con

una mutación BRCA1 o BRCA2. Si se retiran ambos ovarios antes de la edad natural de la menopausia, da como resultado un repentino deterioro de las hormonas producidas por los ovarios. Esta menopausia inducida de forma quirúrgica puede ser una transición mucho más difícil que una pérdida gradual de hormonas. Los bochornos graves o muy frecuentes podrían aparecer justo después de la ooforectomía.

Antecedentes de cáncer

Las mujeres que pasaron por un tratamiento para cáncer (como radiación, quimioterapia o trasplantes de médula ósea) podrían experimentar un descenso abrupto de estrógeno. Este rápido cambio resultaría en síntomas graves de bochornos, similares a los de la extirpación de los ovarios.

Asimismo, muchos medicamentos para el cáncer, entre ellos los inhibidores de tamoxifeno y aromatasa, pueden empeorar los síntomas de bochornos. El tamoxifeno se puede utilizar antes o después de la menopausia como una terapia adicional para evitar que el cáncer regrese. Para las mujeres con un alto riesgo de desarrollar cáncer de seno, también se puede prescribir tamoxifeno como terapia preventiva para mantener a raya el cáncer. En cambio, los inhibidores de aromatasa se usan sólo después de la menopausia. Esta clase de medicamentos reduce la cantidad de estrógenos en el cuerpo pasada la menopausia para ayudar a evitar que el cáncer vuelva. Todos estos fármacos pueden ser buenos para el cáncer, pero malos para los bochornos.

¿QUÉ PROVOCA LOS BOCHORNOS?

Recapitulemos: ¿qué pasa en el cerebro para provocar un bochorno?

El hipotálamo regula tu temperatura corporal interna, manteniéndote en tu zona de confort. Pero conforme fluctúan los valores de estrógeno y bajan en la transición a la menopausia, esta regulación se desequilibra. Estudios recientes al fin empiezan a descubrir por qué. El estrógeno ayuda a controlar la señalización química de las neuronas en el hipotálamo que liberan kisspeptina, neurocinina B y dinorfina, conocidas como neuronas KNDy. Cuando las cifras de estrógeno en el cerebro bajan, esta señalización se queda sin regulación. El hipotálamo puede entonces reaccionar exageradamente, como si tuvieras demasiado calor. Así que dispara un calor repentino en tu piel, sonrojándote y haciéndote sudar para bajar la temperatura.

NUEVOS TRATAMIENTOS NO HORMONALES

Impresionantes investigaciones recientes han identificado en el cerebro las neuronas específicas que están involucradas en los bochornos. Esta mejor comprensión del mecanismo subyacente ayuda a los científicos a crear nuevos y mejores tratamientos sin hormonas. Una nueva clase de fármacos se enfoca en los receptores de la neurocinina 3 (NK3R) en el hipotálamo. La investigación determinó que la cascada interna de un bochorno se desata por la señalización entre las neuronas KNDy y la NK3R. Así que los nuevos fármacos funcionan bloqueando la NK3R, interfiriendo con esas señales químicas. Estos nuevos tratamientos se llaman *antagonistas de NK3R* o *inhibidores de NK3R*.

En 2022 se presentó ante la Administración de Alimentos y Medicamentos de Estados Unidos información de un estudio sobre un antagonista de NK3R, fezolinetant, el primero de su clase. En el estudio, el medicamento redujo de forma drástica la cantidad de bochornos para mujeres que los experimentaban siete o más veces al día. Otras pruebas recientes mostraron que tratamientos similares también aportan un alivio considerable. Se están realizando aún otras investigaciones.

Los fármacos tal vez puedan ofrecer un alivio mayor de los síntomas de la menopausia para sobrevivientes de cáncer de seno, gente con antecedentes de coágulos y cualquiera para quien la terapia hormonal no sea una buena opción.

Encontrar tus detonadores

Toma algún tiempo saber cuáles podrían ser tus desencadenantes. Revisa la lista de detonadores comunes en el capítulo 2, en la que se incluyen:

- Comida picante
- Bebidas con cafeína y alcohol
- Fumar
- Ropa gruesa o ambientes calurosos
- Estrés

Si no estás segura de que cualquiera de éstos te afectan, considera registrar tus bochornos durante unas cuantas semanas. Asegúrate de anotar cualquier detonante posible que consideres relacionado con tus síntomas. Luego puedes revisar tu diario y ver si logras descifrar algún patrón.

Quizá notes que tu adorada salsa picante tiene una función prominente en tus síntomas. O que la ardiente y sofocante sala de juntas en la esquina del edificio donde trabajas tiene la culpa. O los suéteres de lana. O demasiado vino. O no hacer suficiente yoga para desestresarte. Esta información es importante.

Otras causas de los bochornos

Ten en mente que, tal vez, los bochornos y las sudoraciones nocturnas son consecuencia de otra cosa que no sea la transición a la menopausia. Otras condiciones pueden provocar estos síntomas, como la enfermedad de la tiroides, infecciones y ciertos tipos de cánceres. Ingerir algunos medicamentos, como opioides o antidepresivos tricíclicos, incluso pueden provocar sudoraciones graves que se podrían confundir con bochornos menopáusicos. En estos casos, los procesos corporales que causan ese rubor o sudoración son distintos.

CÓMO SENTIR ALIVIO

Una vez que inicia un bochorno, no existe una cura inmediata. La forma más efectiva de manejar los bochornos frecuentes es con terapia hormonal o con otros tratamientos que ayuden a evitarlos en primer lugar. Lee sobre los medicamentos y las terapias complementarias que te pueden ser útiles en los capítulos 6, 7 y 8. Luego comenta con tu practicante sanitario sobre las alternativas que tengan más sentido para ti.

Si tus bochornos son leves, quizá puedas manejarlos renovando tu ambiente y evitando tus detonadores. Si experi-

mentas bochornos moderados o graves, controlar tu dieta y tu peso podría ser la diferencia.

Experimenta con las siguientes estrategias y consejos:

Mantén tu temperatura corporal interna lo más templada posible

Esto parece simple sentido común, pero es muy importante para manejar tus bochornos. Quizá necesites modificar tus hábitos y tu guardarropa para permanecer fresca y enfriarte lo más rápido posible cuando te da un bochorno.

Empieza pensando cómo puedes permanecer en zonas más frescas el mayor tiempo posible. Abre las ventanas o emplea aire acondicionado y ventiladores para que siga fluyendo el aire frío. Baja la temperatura de las habitaciones si te es posible.

Si trabajas en un edificio de oficinas, por ejemplo, agenda tus juntas en salas más frescas y grandes, o en áreas abiertas. No te metas en un cubículo o un espacio reducido para discutir un problema. Además, evita las juntas en lados opuestos del edificio que te harían correr de una sala a otra. Si sueles reunirte con compañeros para comer en una cafetería en el exterior o en un área de picnic, busca las que tengan sombra o un lugar en interiores que se sienta más fresco. Pide a un colega de confianza que te ayude de cualquier manera posible.

Afuera de la oficina, planea tus reuniones sociales en restaurantes aireados que no sean calurosos ni estén abarrotados de gente. O recibe invitados en tu propia casa, donde puedes controlar la temperatura. Cuando sepas que estarás en el exterior —por ejemplo, viendo el partido de futbol de tu hija o de tu nieto—, lleva una sombrilla para cubrirte del sol. Sea cual sea tu rutina diaria, planea con anticipación para tratar de mantenerte fresca.

Asimismo, sé inteligente sobre tus elecciones de ropa. En lo posible, vístete con capas para que puedas quitarte 1 o 2 cuando te sientas caliente y volvértelas a poner cuando tengas frío. Prueba con una chamarra o suéter encima de un vestido sin mangas, una blusa de seda sin mangas o una camiseta. Elige telas ligeras, naturales, que respiren, y materiales de bordado abierto para que el aire circule.

Por último, lleva una bebida fresca contigo siempre que puedas. Si sientes que empieza un bochorno, toma unos cuantos tragos para ayudar a refrescarte.

No te acalores en la noche

Si las sudoraciones nocturnas te perturban, necesitarás buscar estrategias para sentirte fresca mientras duermes… o mientras estás recostada, sin dormir, como bien podría ser

" Soy asistente médico retirada, con 25 años de experiencia en medicina de urgencias. Además, soy veterana del ejército. El año en que empezaron mis síntomas de menopausia, mi niebla mental era tan terrible que me daba miedo estar desarrollando demencia temprana.

A los 53 años comencé a tener periodos más largos entre mis ciclos y experimenté niebla mental. Empecé a "buscar palabras"; por ejemplo, estar mirando una cafetera sin poder recordar cómo se llamaba. Dos compañeras de trabajo, ambas doctoras y unos cuantos años más grandes, dijeron: "Es menopausia, ¡tonta!". (Hay tanto amor en la sala de urgencias.) Es gracioso ahora, pero en ese entonces estaba muy molesta. Empecé a cuestionar mis decisiones en el trabajo. Gracias a Dios que las enfermeras con las que trabajaba me conocían bien porque, cuando les pedía "una de esas cosas", sabían con exactitud a qué me refería.

Mi esposa no era muy paciente y se desesperaba con mis lapsos de memoria. Mi ansiedad, mi depresión y mi síndrome de estrés postraumático empeoraron. Fueron tiempos difíciles. En ese momento busqué respuestas con mi ginecoobstetra, quien me recetó terapia de estrógenos y tuve una buena respuesta Sin embargo, cuando vi a mi doctora de cabecera en otro sistema de salud, me quitó el estrógeno por el riesgo de infarto y ataque cardiaco. Me sentí bastante desanimada, pero me aguanté porque no soy fan de los infartos ni de los ataques cardiacos. Y al trabajar en medicina comprendía que diferentes proveedores de salud tuvieran distintas formas de hacer las cosas.

el caso. Empieza analizando tu recámara. ¿La temperatura es demasiado alta? ¿Puedes bajar el termostato en la habitación? ¿Puedes abrir las ventanas o encender un ventilador junto a la cama para tener un poco de brisa?

A continuación, examina tu cama. ¿La tendiste con sábanas de franela y un edredón grueso? ¿O tienes múltiples capas de sábanas que respiran y se pueden subir y bajar conforme las necesites? Las sábanas absorbentes también podrían servir. Además, asegúrate de estar cómoda, con pijama ligera, y considera tener un vaso de agua fría en tu buró.

Si duermes con una pareja, intenta encontrar soluciones para enfriarte que no creen conflicto entre ustedes. Los bochornos pueden causar problemas en tu relación. Evitar el cuerpo cálido de tu pareja, taparte y destaparte toda la noche, o sacar a tu pareja al cuarto de visitas no ayudará a propiciar ninguna clase de intimidad. En cambio, busca alternativas que te mantengan fresca sin helar a tu pareja. Prueba con una compresa congelada debajo de tu almohada, de tu lado de la cama. Voltea tu almohada con regularidad para que tu

cabeza siempre descanse sobre una superficie fría sin afectar a nadie. También podrían ser útiles los productos para enfriar (como los atomizadores, los geles o las almohadas especiales).

Cuida lo que comes y bebes

Los alimentos picantes y con muchas especias son un detonante común de los bochornos. Tenlo presente si estás a punto de pedir tu guiso favorito. Si te gustan los sabores audaces, busca guisos con hierbas frescas, quesos fuertes, verduras encurtidas y otros ingredientes que añadan sabor y un tono agrio sin agregar picor ni calor.

Cuida lo que también tomas. Las bebidas calientes, las que tienen cafeína y las bebidas alcohólicas pueden representar un problema cuando intentas evitar los bochornos. Si sueles tomar un café en el trabajo, prueba beberlo en casa antes de bañarte. Cambia el té con cafeína por un té herbal. O prueba ingerir agua mineral o un licuado en lugar de un refresco en la tarde.

Al llegar a los 55 años, cuando ya experimentaba bastantes bochornos y episodios de niebla mental, los bochornos y las sudoraciones nocturnas provocaron muchas fricciones entre mi esposa y yo. Las guerras por el ventilador y el aire acondicionado fueron épicas. Me sentía muy miserable. Decidí unificar mi atención médica en un solo sistema y encontré un nuevo ginecoobstetra, un asistente de médico. De entrada, ni siquiera me tomé la molestia de pedir una terapia hormonal; asumí que me diría que no, y no quería provocar un conflicto entre mi doctora general y el asistente. Esperé otro año y por último pregunté. Fue entonces cuando me refirieron con una especialista en salud de la mujer.

Esta doctora evaluó si podía tomar terapia hormonal y un tratamiento para liquen escleroso, un diagnóstico previo. Después de comentar los riesgos contra los beneficios y todas las investigaciones más recientes, me recetó un parche de estrógenos y una pastilla de progesterona, así como estrógeno vaginal y un ungüento esteroideo para el liquen escleroso. Mis síntomas ya desaparecieron. Me siento tan agradecida por su tratamiento.

Más adelante, cuando le comenté a mi doctora de cabecera que mi calidad de vida se había beneficiado, estuvo de acuerdo en que debería continuar con la terapia hormonal.

Podría ser necesario algo de prueba y error encontrar qué te funciona mejor. Quizá te des cuenta de que disfrutas ese late humeante sin que te dé un bochorno mientras sea descafeinado. O tal vez el café esté bien mientras sea helado en lugar de caliente. Encuentra los límites que te mantengan cómoda.

Evita fumar

No tengas cigarros en tu casa ni en tu automóvil. Si no fumas, podrías reducir los bochornos, así como tu riesgo de múltiples condiciones graves de salud, como enfermedad cardiaca, infarto y cáncer. Si necesitas ayuda para dejarlo, platica con tu proveedor de atención médica sobre la mejor manera de dejar de fumar para siempre.

Pierde esos kilos de más

Si tienes sobrepeso o eres obesa, perder peso podría ayudar a mejorar tus bochornos. Una serie de estudios han demostrado que las personas con sobrepeso o que son obesas y bajan de peso reducen la frecuencia de sus bochornos. Y no sólo se trata de la cifra en la báscula. La gente que disminuye su IMC o reduce el tamaño de su cintura también experimenta un alivio considerable de los bochornos. En muchas mujeres con sobrepeso, perder 10 % del peso corporal puede reducir —o en ciertos casos eliminar por completo— los bochornos. Pero incluso bajar 4.5 kilogramos podría ser favorable para el alivio de los síntomas.

Si bien permanecer activa es importante, lo más seguro es que necesites enfocarte en lo que comes y bebes para perder peso en la mediana edad. ¡Pero el ejercicio puede ayudarte a no volver a subir y a evitar el sobrepeso en primer lugar!

Baja tu estrés

Encontrar métodos de reducir el peso de tus obligaciones o aumentar la sensación de calma y equilibrio en tu vida puede ayudar con los bochornos. Prueba con meditación, yoga, masajes o cualquier actividad antiestrés que te parezca una buena idea. Incluso si éstos no reducen tus bochornos, podrían aportarte muchos otros beneficios, entre ellos dormir mejor.

Si te sientes abrumada por estrés o ansiedad, busca ayuda. La menopausia puede coincidir con una serie de eventos y transiciones importantes en la vida. Algunos de estos cambios son emocionantes, como obtener ese gran ascenso en el trabajo o ver a tus hijos alcanzar algunas de sus grandes metas.

Otros cambios comunes en esta época, como cuidar a tus padres ancianos, son difíciles. En todo caso, los grandes eventos de la vida pueden provocar estrés. Si tienes problemas para manejar todo, no tengas miedo de buscar la ayuda de algún buen amigo o un miembro de la familia, o de un terapeuta.

Controlar tu estrés es importante para tu salud. Y tendrás la capacidad de manejar más eficazmente todas tus responsabilidades cuando te sientas mejor.

ENCUENTRA EL EQUILIBRIO

Al final, tu meta no es dejar de disfrutar una vida plena por tratar de evitar o manejar los bochornos. No necesariamente tienes que dejar el café del todo. Pero si tus bochornos afectan tu vida diaria, tal vez valga la pena considerar disminuir la cantidad para ver si tiene algún efecto en tus síntomas. Encuentra tus detonantes personales y luego utiliza ese conocimiento para tener el control y sentirte como tu mejor versión.

Si no logras controlar tus bochornos después de modificar tu ambiente y evitar detonantes, comenta con tu proveedor de atención médica sobre otras elecciones, incluyendo terapias hormonales que sí te ayuden. Recuerda que tus síntomas pueden durar una década o más. Es demasiado tiempo como para depender de los baños con agua helada a la mitad de la noche y de esas bolsas de chícharos congelados para sentir un poco de alivio.

CAPÍTULO 10

Salud mental y cambios de ánimo

En este momento, tal vez estás familiarizada con la conexión entre las fluctuaciones hormonales y los cambios de ánimo. Durante tus años reproductivos, quizá te sentías ligeramente más emocional justo antes de tu periodo, o incluso llegabas al grado de predecir el inicio de tu periodo sólo por tu estado de ánimo. Estos síntomas menstruales anímicos, conocidos como *síndrome premenstrual*, son comunes.

Conforme llegas a la menopausia, los cambios hormonales podrían de nueva cuenta dañar tu estado de ánimo. Sin embargo, las hormonas muchas veces no son las únicas culpables. Este capítulo explorará las múltiples causas de los cambios de ánimo relacionados con la menopausia y qué tanto puedes controlarlos con éxito.

LOS CAMBIOS DE ÁNIMO DURANTE LA MENOPAUSIA

A lo mejor esperabas que los cambios de ánimo relacionados con tu ciclo menstrual acabaran tan pronto como terminara tu periodo. Por desgracia, éste no siempre es el caso. Algunas mujeres notan que siguen experimentando mal humor en su transición a la menopausia.

Los cambios de ánimo son comunes, en especial en la perimenopausia, conforme tus cifras de estrógeno suben y bajan (y luego caen todavía más) y tu cuerpo cambia. Las fluctuaciones en los valores hormonales pueden contribuir a una amplia gama de efectos anímicos, incluyendo una ligera irritabilidad, preocupación, ansiedad y un trastorno depresivo grave.

Sin embargo, los cambios de ánimo incluso podrían ser consecuencia de otros eventos en la mediana edad. Gestionar el envejecimiento de los padres y que los hijos crezcan (o se vuelvan adultos), así como planear tu futuro, puede ser algo estresante y abrumador.

Podría entristecerte la pérdida de tu fertilidad o hacerte cuestionar qué sigue para ti. No es ninguna sorpresa que emociones como éstas conduzcan al estrés, la ansiedad o un estado depresivo.

Entre los factores que podrían dañar tu estado de ánimo en la menopausia se encuentran:

- Antecedentes de depresión. La mayoría de las mujeres que experimentan depresiones graves durante la transición a la menopausia ya tuvieron depresiones anteriores.
- Síntomas menopáusicos graves. Los problemas de sueño, los bochornos y la fatiga relacionada con la menopausia pueden alterar tu estado de ánimo.
- Nerviosismo o incertidumbre por la menopausia. Quizás estés preocupada por los cambios en tu cuerpo y lo que significan para ti.
- Sentimientos sobre la fertilidad. Es posible que te entristezca no ser capaz de tener más hijos, incluso si consideras que tu familia ya está completa.
- Malos hábitos de salud, incluidos fumar, comer una dieta poco balanceada y no hacer suficiente ejercicio.

- Problemas con tus relaciones. Las relaciones con tu pareja, tus hijos o tus padres podrían estar pasando por su propia transición. Tal vez algunas mujeres podrían estar experimentando el duelo por la muerte de un ser querido o un divorcio.
- Falta de conexiones sociales sólidas. Después de años de criar hijos, podrías verte sola o con una red muy pequeña de amigos.
- Cambios en el trabajo o los ingresos. Un cambio de trabajo o del proyecto de jubilación que tenías podría afectar de forma grave tu estado de ánimo.

Sea cual sea la razón para tus cambios de ánimo, existen medidas que puedes tomar para adaptarte a ellos y superarlos. Por ejemplo, dormir suficiente, tener una dieta sana y seguir un programa de ejercicio regular te pueden llevar muy lejos en lo que respecta a tu salud mental. Y adoptar una actitud positiva aún puede hacer una gran diferencia. En lugar de vincular a la menopausia lo que perdiste, por ejemplo, trata de ver lo que has ganado. Esta etapa de tu vida puede ser un buen momento para explorar nuevas oportunidades, pasar más tiempo con tu pareja o tus amigos y realmente definir cómo quieres que sea tu vida.

En ocasiones, los cambios de ánimo relacionados con la menopausia son más graves, derivando en una depresión o un estrés apabullante. En estos casos, los métodos de adaptación, como llevar un estilo de vida sano y tener una actitud positiva, no son suficientes, y vale la pena visitar a un profesional médico para recibir ayuda de inmediato. Exploraremos estas condiciones más serias a continuación, junto con otras maneras de manejarlas.

La depresión durante la menopausia

Todo mundo se siente triste de vez en cuando. Te peleas con tu pareja, un amigo querido se muda a otra parte, no te dan ese ascenso en el trabajo. Te sientes fatal —a lo mejor por un par de horas, quizás un par de días—, pero eres capaz de seguir con tu vida.

La depresión es diferente. Ésta es un trastorno anímico grave que interfiere con tu vida diaria. Los sentimientos de tristeza y desesperanza que acompañan la depresión son tan graves, que podrías no sentir ganas de comer, de ir al trabajo o siquiera de salir de la cama. La depresión puede dañar tus relaciones, tu trabajo y tu salud física.

Parece ser que una combinación de factores —genéticos y químicos, medioambientales y psicológicos— incide en el hecho de que alguien desarrolle depresión. Los cambios en la vida, como las enfermedades, cambiar de trabajo o de dinámica familiar y hasta los síntomas graves de menopausia pueden provocar emociones de tristeza y desesperación también. Algunas mujeres suelen ver difícil hacer las paces con envejecer y enfrentar la acumulación de síntomas de la menopausia. Las hormonas, que afectan la química cerebral que controla el estado de ánimo, podrían contribuir a la depresión.

Es importante comentar que la mayoría de las mujeres vive la transición a la menopausia sin experimentar depresión ni cualquier otro trastorno mental grave. De hecho, algunas mujeres no perciben ningún cambio de ánimo en lo absoluto. Sin embargo, deberías ser consciente de los riesgos, así como de los signos y síntomas de la depresión, para que sepas qué hacer y así poder recibir ayuda, en caso de ser necesario.

El riesgo de padecer un trastorno anímico es más alto para todas las mujeres en la perimenopausia, en comparación con otras etapas. Pero las mujeres que han experimentado un trastorno anímico, como la depresión, el trastorno bipolar o la esquizofrenia, son más propensas de tener problemas en este periodo. Las mujeres con antecedentes de cambios de ánimo asociados con las hormonas se encuentran, asimismo, en un riesgo más elevado de desarrollar depresión durante la menopausia. Otros factores capaces de aumentar tu riesgo de depresión pueden ser un alto estrés o haber experimentado eventos estresantes en la vida durante la infancia.

Cómo se ve y se siente una depresión varía de una persona a otra, y oscila de leve a grave. Algunos signos y síntomas comunes comprenden:

- Sentimientos negativos, de tristeza o desesperanza. En la depresión, éstos interfieren con la vida cotidiana y no desaparecen.
- Sensaciones de ansiedad, irritabilidad o inquietud. O podrías sentirte desesperada o inútil.
- Pérdida de interés en cosas que antes disfrutabas, como pasar tiempo con amigos, buscar pasatiempos e incluso tener sexo.
- Fatiga. Podrías sentirte así incluso después de una buena noche de sueño, o hasta después de dormir más de la cuenta.
- Cambios en tus hábitos alimenticios. Ya sea comer en exceso o perder tu apetito pueden ser síntomas de depresión.
- Problemas físicos. Incluyen dolores de cabeza, estomacales, de espalda y otros síntomas físicos que persisten.

- Problemas de sueño, como insomnio, despertar durante la noche o dormir más de lo normal.
- Problemas cognitivos. Podrías tener problemas para concentrarte, recordar cosas o tomar decisiones.
- Pensamientos de hacerte daño a ti mismo o a otros. Esto podría incluir pensamientos de suicidio o de agredir a otros, incluyendo seres queridos.

TRATAR LA DEPRESIÓN

La depresión es una condición médica muy real y existen varias formas efectivas de tratarla con éxito, desde medicamentos y terapia, hasta cambios en el estilo de vida.

La depresión relacionada con la menopausia se trata de la misma manera que la depresión en otros momentos de la vida. El tratamiento correcto para ti dependerá de tus factores personales, como la gravedad de la depresión que estás experimentando. Algunas personas con casos leves ven un beneficio sólo con la terapia. Otras con depresión moderada a grave, sienten que tomar antidepresivos es necesario.

Tu proveedor de atención médica te puede ayudar a encontrar el tratamiento correcto o la combinación de tratamientos para ayudarte a no sólo lidiar con esto, sino tener una vida sana, activa y feliz.

Antidepresivos

A muchas mujeres en la menopausia les parece que tomar un antidepresivo prescrito es una forma eficaz de manejar y mejorar sus síntomas. Los antidepresivos trabajan en tu cerebro, ayudando a controlar los químicos llamados neurotransmisores, los cuales están involucrados en la regulación del estado de ánimo.

No hay antidepresivos buenos ni malos, ni alguno que sea una cura para todo. El tipo de fármaco que debes tomar, si acaso, depende de tus circunstancias. También variará la cantidad de tiempo que lo tomes. Cuando empiezas un tratamiento antidepresivo, por lo general se necesitan 3 o 4 semanas antes de notar cambios en tu estado de ánimo.

Trata de ser paciente. Puede tomar tiempo encontrar el medicamento correcto y la dosis adecuada para tu situación. En ocasiones podrías probar con 2 o 3 fármacos distintos, o combinaciones, antes de encontrar una opción que sea adecuada para ti. Sigue el programa y colabora con tu proveedor de atención médica para encontrar qué te funciona. Vale la pena.

Una vez que te sientas mejor, puede ser tentador pensar en que ya estás "curada" y querer dejar de inmediato el medicamento. Pero los antidepresivos se deben tomar de forma consistente y regular para que sean efectivos. Sólo deberías suspenderlos por indicación de tu proveedor de

FOCOS ROJOS: ¿CUÁNDO DEBES BUSCAR AYUDA?

Si experimentas cualquiera de estos signos y síntomas de depresión durante la menopausia (o en cualquier momento), haz una cita con tu proveedor de atención médica.

La depresión puede abarcar desde sentirte sensible y que no eres la misma de siempre, hasta tener profundos sentimientos de desesperanza y desolación. Incluso si sólo dudas si estás deprimida o no, buscar ayuda profesional siempre es la decisión correcta.

No permitas que la vergüenza o el orgullo te convenzan de manejarlo por tu cuenta. La depresión puede empeorar si no se trata y puede conducir a otros problemas de salud mental y física. Cuanto más pronto inicies tu tratamiento, más rápido te sentirás como tú misma de nuevo.

Si tienes pensamientos suicidas, acércate a un amigo de confianza, un miembro de tu familia, un líder de tu comunidad religiosa o tu proveedor de atención médica. O llama a la línea de atención a suicidas para hablar con un asesor entrenado que pueda ayudarte de manera anónima. En Estados Unidos puedes llamar o enviar un mensaje a la Línea de Suicidio y Crisis, al 988.

atención médica. Cuando sea momento de suspender tu antidepresivo, tu practicante podría sugerir que lo dejes de tomar de manera gradual para evitar síntomas de abstinencia. Algunas personas podrían necesitar antidepresivos indefinidamente.

Terapia hormonal

Para algunas mujeres, la terapia hormonal podría ser suficiente para tratar problemas anímicos leves en la menopausia. Esto se debe a que la terapia hormonal ayuda a reducir los síntomas de la menopausia, como los bochornos y las sudoraciones nocturnas, los cuales contribuyen a la irritabilidad y los estados depresivos. Los estudios además sugieren que la terapia hormonal puede ayudar a aliviar la depresión leve en menopáusicas al estabilizar las fluctuaciones hormonales.

Dependerá de tus síntomas y su gravedad, pero tu proveedor de atención médica podría recomendar que pruebes con una terapia hormonal, en particular si experimentas síntomas considerables de menopausia. No obstante, la terapia hormonal no es sustituto de antidepresivos en mujeres con un diagnóstico de depresión moderada a grave. Para más información sobre la terapia hormonal, véase el capítulo 6.

Terapia cognitivo-conductual

Los pensamientos que tienes durante la depresión pueden ser dolorosos y devastadores. Tal vez sientas que eres insignificante y no vales la pena, o incluso sólo vacía por dentro. Se trata de sentimientos aterradores, en particular si continúas reprimiéndolos.

Ahí es donde entra la terapia cognitivo-conductual (TCC), que te puede ayudar a mejorar esos pensamientos y sentimientos negativos, y devolverte al camino de la buena salud mental. En la TCC, un terapeuta profesional te apoya para cambiar tu forma dañina de pensar, así como los comportamientos negativos que suelen darse como resultado.

La terapia cognitivo-conductual es más que la oportunidad de compartir lo que tienes en mente. El proceso está orientado a la acción y a la colaboración. Tu terapeuta utiliza tus sesiones para ayudarte a encontrar las relaciones entre tus pensamientos, sentimientos y comportamientos, y luego te asesora para establecer metas y aprender estrategias a fin de hacer cambios y cumplir esos objetivos. Tu terapeuta incluso podría pedirte que lleves un diario, escribas los patrones de comportamiento y trabajen juntos para modificar tus procesos mentales, acabar con los comportamientos dañinos y recuperarte de tu depresión.

HABLEMOS DEL ESTRÉS

El estrés —ese salto liberador de adrenalina, que tensa los músculos y acelera el pulso, el cual sientes durante momentos de cambio o desafíos— suele tener mala fama, pero no siempre es malo. De hecho, en algunos casos puede ser bastante útil.

El estrés, la respuesta de tu cerebro a un cambio o una exigencia, te puede ayudar a entrar en acción, estar más alerta y encontrar energía cuando enfrentes algún peligro. Cuando sientes estrés, tu cuerpo responde ampliando (o, en ocasiones, disminuyendo) la liberación de ciertas "hormonas de estrés" que te auxilian a manejar y a adaptarte a lo que sea que genere ese estrés. Puede ser un gran recurso cuando enfrentas una situación de vida o muerte; por ejemplo, para esquivar un automóvil que viene hacia a ti o atrapar a un niño a punto de caerse por una escalera.

Pero cuando experimentas estrés a largo plazo puede ser nocivo tanto para tu salud mental como física. En lugar de ser útil, esa oleada constante de hormonas de estrés acaba teniendo un efecto negativo en tus sistemas corporales.

Existen muchos motivos por los que puedes experimentar estrés a largo plazo durante la menopausia. Junto con la miríada de cambios que percibes en tu cuerpo, la mediana edad además puede coincidir con el momento de cambios familiares, laborales y de pareja. Suma a la mezcla los bochornos, tus padres ancianos, un nido vacío o un adolescente desafiante, los planes de jubilación, la fatiga y las fluctuaciones hormonales, y tendrás una combinación lo suficientemente fuerte como para estresar hasta a la persona más centrada.

Algunos signos de estrés son evidentes: los puedes ver o sentir. Es posible que te den dolores de cabeza, estomacales o tengas problemas de sueño. Podrías tensar tus hombros, apretar los puños y la mandíbula, muchas veces sin darte cuenta. Podrías sentir ira e irritabilidad más rápido, sufrir tristeza y contraer virus —como la gripa o un resfriado— con mayor incidencia.

Otras señales de estrés suceden bajo la superficie… con tus hormonas. Esos brotes hormonales que son magníficos para las situaciones de pelea o huida también pueden provocar que suban la presión sanguínea, el ritmo cardiaco y los valores de glucosa en la sangre. Podrían alterar tus ciclos menstruales si aún tienes tu periodo, causar problemas digestivos y hasta afectar tu sistema inmunológico. La presión del estrés a largo plazo en tu cuerpo puede contribuir a enfermedad cardiaca, presión arterial alta, obesidad, trastornos de salud mental, diabetes e incluso problemas de piel, como acné.

Entre los signos y síntomas de estrés de los que te debes cuidar se encuentran:

- **Un cambio de alimentación.** Podrías comer menos o más de lo que acostumbras.

- **Pérdida de memoria.** Podrías volverte olvidadiza o distraerte con facilidad, y tener problemas de concentración.
- **Una "mecha corta".** Tu temperamento podría encenderse de manera impredecible.
- **Problemas de sueño.** Podrías tener dificultad para quedarte dormida o para volverte a dormir después de despertar a la mitad de la noche.
- **Problemas de control.** Tal vez te preocupe sentir una falta de control… o la necesidad de ejercer demasiado control.
- **Molestias y dolores.** Podrías experimentar señales físicas de estrés, incluyendo dolores de cabeza, estomacales, de espalda y malestares y dolencias en general.
- **Problemas de motivación.** Quizá tengas problemas para completar tareas por una falta de energía o motivación.

Con todas las responsabilidades, obligaciones y preocupaciones que podrías enfrentar en la menopausia, parece imposible mantener tu estrés bajo control. Pero no lo es. Existen varios métodos comprobados que no sólo te ayudarán a manejar el estrés, sino a tener una vida más tranquila y feliz en el proceso.

MANEJAR EL ESTRÉS

Cuando controlas bien el estrés, eres capaz de prevenir que se convierta en un problema desproporcionado en tu vida. Empieza reconociendo tus detonantes. Una vez que lo hagas, será más fácil evitar, o manejar, situaciones que te provoquen estrés.

Un buen primer paso es escribir las actividades u obligaciones que te estresan. Luego, escribe soluciones posibles. Por ejemplo, si llegar tarde a tus citas te causa estrés, decide llegar 10 minutos antes de lo usual. O si sientes que existen demasiadas cosas que te demandan tiempo, contempla con ojo crítico tus compromisos y decide cuál se puede ir. Buscar cuáles son tus dificultades y pensar en soluciones de una forma calmada y estratégica te puede ayudar a sentir más control cuando aparecen esos estresores.

Por supuesto, no puedes evitar todo el estrés. Y habrá momentos en tu vida —como en los años de la menopausia— que elevan tus niveles de estrés. Así que, si sientes que el estrés empieza a subir en tu vida, considera estas técnicas para sobrellevarlo:

Practica mindfulness

Hay muchas formas de describir esa sensación que tienes cuando tus pensamientos brincan o pasan de un tema a otro y de una idea a otra: *dispersa. Distraída.* Y, por supuesto, *estresada.*

El mundo está lleno de distracciones que jalonean tu atención en múltiples direcciones. Estás platicando con una amiga cuando suena el teléfono. Tomas el teléfono y te das cuenta de que te acaba de llegar un correo de tu jefe. Mientras tanto, aparece un recordatorio para esa junta a las 2:00 p.m. que agendaste ayer. Te acuerdas de que tienes que recoger el pan antes de la cena y —ah, claro— también necesitas pasar por los fármacos y un regalo para el cumpleaños de tu sobrina.

No es de extrañar que puedas sentirte abrumada, ansiosa y estresada. Es difícil enfocarte en el presente cuando se presentan tantas cosas sucediendo al mismo tiempo.

Aquí es donde entran los ejercicios de mindfulness. Es un proceso que trata de eliminar esas distracciones y preocupaciones, y estar totalmente en el presente, consciente del momento.

Es una forma de enfocarte en lo que está pasando frente a ti. Consulta el recuadro inferior para tener más sugerencias sobre dónde empezar.

Los beneficios del mindfulness son contundentes. Practicarlo te puede ayudar a disminuir tu estrés y tu ansiedad, a manejar la depresión, mejorar el ánimo y hasta lidiar con enfermedades. Te puede ayudar a relajarte y manejar las exigencias de tu vida.

Terapias de relajación

Cuando se trata de manejar el estrés, algunas técnicas específicas de relajación han demostrado ser buenas. Prueba alguna de las siguientes para sobrellevar un momento o un día en particular estresante, y para mantener el estrés futuro a raya.

Respira profundo. Puedes practicar tus respiraciones relajantes casi en cualquier parte: en tu escritorio, en tu sala justo antes de una cena atareada o incluso en la noche, ya en cama, antes de quedarte dormida. La clave es buscar un lugar silencioso y cómodo, donde te puedas relajar y concentrarte durante algunos minutos. Luego, cierra los ojos y,

---

FORMAS COTIDIANAS DE PRACTICAR MINDFULNESS

Ten en mente estas técnicas cuando intentes incluir el mindfulness en tu vida cotidiana:

Enfócate en lo que está frente a ti

Practica de manera consciente ser más consciente de tus actividades diarias. A medida que avanza tu día, tómate el tiempo de escuchar en realidad los sonidos a tu alrededor: tus dedos en el teclado, el viento soplando entre los árboles.

Mira todos los objetos familiares en tu vida —tu taza de café, tu par de zapatos favorito— con nuevos ojos. Ve si puedes notar algún detalle nuevo en ellos.

Sería imposible mantener un enfoque completo todo el día. En cambio, aparta un poco de tiempo cada día para poner atención en lo que estás haciendo en el momento. Si estás platicando con un familiar o un compañero de trabajo, por ejemplo, enfócate en lo que está diciendo en lugar de permitir que tu mente divague o planear lo que dirás después.

Si estás escribiendo una lista de pendientes, céntrate en cada uno de los elementos que incluyes. Si tu mente empieza a divagar, devuelve con amabilidad tu atención al momento presente.

con una mano levemente recargada en tu abdomen, respira lenta y de modo regular; inhala por la nariz y exhala por la boca.

Conforme te enfocas en tu respiración, permite que los otros pensamientos desaparezcan. Enfócate en el aire que entra y sale de tu cuerpo, y en la forma en que tu abdomen se expande y se contrae con cada respiración. Presiona con la mano tu abdomen justo cuando tus pulmones se llenan y deja que se contraiga al exhalar por completo.

Sigue respirando con profundidad durante varios minutos. Si tu mente empieza a vagar, no te preocupes. Es algo común. Sólo redirecciona tu atención con gentileza de vuelta a tu respiración. Practica este ejercicio de respiración a lo largo del día para relajarte, enfocar tu energía y reducir el estrés.

Presta atención a tus músculos. De todos los efectos secundarios físicos del estrés, los músculos contracturados suelen ser los más evidentes. El estrés puede hacer que se tensen tus hombros, sientas rígido el cuello, aprietes los puños, tenses los músculos de la mandíbula o rechines los dientes, incluso al dormir.

De hecho, tal vez ni siquiera te hayas dado cuenta de que lo estás haciendo hasta que sientes esos nudos en los hombros o cómo se intensifica ese dolor de cabeza por tensión.

Existe un par de maneras en que te puedes ayudar a ti misma a sentirte menos tensa. Los ejercicios de flexibilidad, como una rutina de estiramientos o de yoga, te podrían auxiliar a relajar los músculos y la mente. Los masajes inclusive pueden ser un método poderoso para disminuir la tensión. Los masajes de cuello, hombros y espalda superior se enfocan en los dolores más comunes, pero los masajes de manos, pies y rostro también pueden ser relajantes.

Disfruta. Con tantas exigencias en tu rutina, es fácil dejarte a ti al último. Pero buscar tiempo para hacer cosas que disfrutas puede ser un modo poderoso y sano de combatir el estrés. Cada día, date un poco de tiempo para enfocarte en las actividades que son significativas para ti: tal vez leer un libro, salir a caminar, tocar un instrumento o escuchar música.

Practica ejercicios para disminuir el estrés. Los programas de ejercicios tranquilos y moderados, como el yoga y el tai chi, son buenas formas de desestresarte. Podrías considerar clases que incluyan un componente de meditación.

Medita sobre tus seres queridos

Una vez al día, en un momento tranquilo, cierra los ojos y piensa en una persona que sea importante en tu vida. Luego recuerda detalles específicos sobre esta persona. Imagina su rostro. Escucha el sonido de su voz. Piensa cómo te sientes cuando estás con ella. Hazlo con 2 o 3 personas cada vez.

Practica la gratitud

Es fácil dar por sentados los aspectos positivos de tu vida. Sé más consciente de tu buena fortuna practicando la gratitud. Cada mañana, antes de levantarte, piensa en tres cosas que te hagan sentir agradecida. Pueden ser tan simples como una mañana soleada o recibir una llamada inesperada de un amigo.

Cena con atención

Si te pareces a otras mujeres, cuando te sientas a comer estás haciendo mil cosas a la vez: miras televisión, revisas redes sociales en tu teléfono, o hasta comes trabajando en tu escritorio. En cambio, evita las distracciones mientras comes y enfócate en cada bocado. Nota cómo se ve. Nota su sabor y cómo se siente en tu boca mientras masticas. Este simple hecho de estar presente con tu comida te puede refrescar la mente y ayudarte a ser consciente del acto de comer también.

RESPETA LOS PRINCIPIOS BÁSICOS

Además de las técnicas de relajación y mindfulness, ten en mente las siguientes prácticas básicas para tener una vida más sana y menos estresante:

Prioriza tu tiempo. Observa con ojo crítico qué es lo más importante para ti. Toma decisiones conscientes sobre qué quieres hacer con tu tiempo y luego abre un espacio en tu semana para realizar esas actividades.

Di no. Cuando intentas "hacer todo", por lo general alguien sufre. Y ése suele ser tú. Asegúrate de dejar tiempo para tus propios intereses y tu descanso. Decir no puede ser liberador.

Duerme. Estar bien descansada ayuda a fomentar la salud mental, permitiéndote pensar con más claridad y afrontar tus retos.

Llénate de energía de la forma correcta. La cafeína o los alimentos con un alto contenido de azúcar pueden dar un estallido de energía a corto plazo. Pero cuando se acaba, podrías estar más cansada que antes. En cambio, llena el tanque con una dieta sana que incluya frutas, verduras, leguminosas y granos enteros. La actividad física inclusive ayuda a incrementar tu energía, relajar tus músculos tensos y mejorar tu estado de ánimo.

Háblalo. Habla con tu familia o amigos sobre las cosas que te estresan en la vida. A veces, sólo decirlo hace que te sientas mejor. Si te sigues sintiendo abrumada, considera hablar con un profesional. Un psicólogo o un terapeuta te pueden ayudar a encontrar mejores maneras de manejar tu estrés.

Evita los manejos no saludables. Las técnicas de relajación, las prácticas de mindfulness y el ejercicio siempre son mejores elecciones que las soluciones pasajeras, como el alcohol, las drogas, el tabaco o la comida.

HISTORIA PERSONAL: LAUREN | 56 AÑOS

" Yo le llamo a mi experiencia "menopausia de tren bala" porque un minuto estaba bien y al siguiente ya NO. Era una mañana soleada de domingo y le había dado un beso de despedida a mi esposo que se iba a jugar tenis. Estaba a punto de disfrutar de mi café y tener la casa toda para mí, cuando mi corazón se empezó a acelerar y sentí una sensación sobrecogedora de pánico. De la nada, empecé a tener pensamientos suicidas, alimentados por una ansiedad irracional. Era como si un extraterrestre se hubiera apoderado de mi cuerpo. Me corrían lágrimas por las mejillas porque no sabía qué me estaba pasando.

Por suerte, mi mejor amiga es doctora y le hice una videollamada porque me daba pánico estar sola. Tenía el corazón todavía acelerado y me sentía tan vulnerable y asustada. Entre súplicas de "ayúdame, por favor, ayúdame", mi amiga pudo discernir de alguna manera que sólo me había inundando una marea de hormonas relacionadas con la menopausia.

Mi mejor amiga se puso la bata de doctora y me explicó que sí me podía ayudar. "Tenemos fármacos que puedes tomar para equilibrar tus hormonas, pero te tomará un par de semanas sentirte normal", dijo. Me recetó un parche de estradiol y citalopram [un antidepresivo ISRS], y justo después de dos semanas sentí que una varita mágica me había regresado a la normalidad.

He intentado dejar el citalopram, pero la sensación de pánico regresa, junto con esos pensamientos que no son míos. Siento tal cual cómo inicia ese desequilibrio químico.

En el pasado creo que me hubieran clasificado como alguien que se había vuelto loca y a lo mejor me hubieran encerrado en un manicomio. Soy tan afortunada de que la medicina moderna reconozca que el desequilibrio hormonal de la menopausia provoca problemas tratables y que son una realidad para tantas mujeres.

CAPÍTULO 11

Cuando no puedes dormir

Lo que no darías por disfrutar una buena noche de sueño otra vez. Haz memoria y recuerda tu adolescencia y el inicio de tus veinte, cuando te quedabas dormida al minuto que tu cabeza tocaba la almohada y dormías de manera tan profunda que casi ni te movías. Esas noches pueden parecer un sueño lejano. Ahora, dormir es muchas veces una batalla. Es posible que te cueste trabajo quedarte dormida. A lo largo de la noche tal vez des vueltas y te despiertes varias veces sin poder volverte a dormir. En la mañana, abres los ojos al amanecer, a pesar de haber pasado una mala noche, inquieta. Y como no estás durmiendo bien, te sientes cansada todo el día.

Como sucede con otros cambios que se están dando en tu vida, es fácil culpar a la menopausia de tus problemas para dormir. Pero lo cierto es que tus hormonas sólo son parcialmente culpables. No existe duda de que la menopausia puede dificultar que duermas bien una noche entera, pero es una pieza nada más de un rompecabezas muy grande. Muchos factores afectan tu capacidad para conciliar el sueño. Al envejecer, tu cuerpo y tus circunstancias de vida cambian. El efecto general de estos cambios muchas veces hace que dormir bien sea más difícil en la segunda mitad de tu vida.

La buena noticia es que no tienes que vivir durmiendo mal, arrastrándote cada día. Condiciones como el insomnio, la apnea del sueño y el síndrome de piernas inquietas se pueden tratar. Al comprender los cambios en tu vida y cómo podrían estar afectando tu sueño, puedes tomar medidas para asegurar que descanses bien cada noche.

PATRONES NORMALES DE SUEÑO

Como tal vez hayas visto con los años, no todo descanso es igual. Cuando cierras los ojos y te quedas dormida, tu sueño sigue un tipo de ritmo biológico, un patrón recurrente de sueño que se llama ciclo de sueño y vigilia.

Tu ciclo de sueño y vigilia está influido por los ritmos circadianos naturales de tu organismo. Los ritmos circadianos son cambios —como las fluctuaciones de temperatura del cuerpo y de los niveles hormonales— que se presentan en un ciclo de 24 horas, regido por el reloj interno de tu cuerpo. El sistema circadiano está profundamente afectado por el día y la noche. Tus ritmos circadianos naturales tratan de mantenerte despierto durante las horas del día y te incitan a dormir una vez que oscurece.

Mientras que el ciclo de sueño y vigilia de la mayoría de la gente sigue un patrón similar, nuestras necesidades y rutinas de sueño varían. Algunos de nosotros necesitamos más sueño y otros menos. Unas personas son madrugadoras y otras son noctámbulas. Algunos nos quedamos dormidos en cuanto nos metemos a la cama, mientras que otros necesitan leer o escuchar un poco de música para quedarse dormidos.

Los patrones de sueño inclusive varían con la edad. Entre los cincuenta y sesenta años, el sueño tiende a volverse más inquieto y menos reparador. Esto se debe a que pasas una mayor parte de la noche en un sueño ligero y menos en uno profundo en el que sueñas. En otras palabras, tu ciclo de sueño y vigilia es otro.

Ciclos del sueño

Los investigadores del sueño han identificado varias etapas de sueño que conforman el ciclo de sueño y vigilia. Se dividen en dos categorías principalmente:

- **Sueño NREM.** NREM (por sus siglas en inglés) significa "movimiento ocular no rápido", el cual tiene tres etapas de sueño, cada una más profunda que la anterior.
- **Sueño REM.** REM (por sus siglas en inglés) alude al "movimiento ocular rápido". En el sueño REM, tus ojos se mueven de un lado a otro. Es la etapa en que se dan los sueños.

El trayecto de tu descanso nocturno inicia en la primera etapa del sueño NREM, llamada *N1*, un periodo de transición entre el sueño y la vigilia. Progresa hacia los siguientes niveles del sueño NREM antes de llegar hacia el sueño REM. Este patrón se repite varias veces durante la noche.

Los adultos pasamos, en promedio, más de la mitad de nuestro tiempo total de sueño diario en la etapa N2, alrededor de 20 % en sueño REM y el resto del tiempo en las demás etapas, en particular la N3. Sin embargo, conforme envejecemos, disminuye la cantidad de tiempo que pasamos ya sea soñando o en un sueño profundo, y el sueño ligero se eleva.

Así que, si te parece que no duermes como antes lo hacías, estás en lo correcto. Desde que te volviste un adulto joven y después un adulto de mediana edad, tu sueño de modo gradual se vuelve menos profundo. Te despiertas más veces en la noche y eres más consciente de estar despierto.

Horas de sueño

¿Los patrones de sueño cambian de manera simple porque necesitas dormir menos conforme envejeces? No existe una respuesta tajante. En su mayor parte, los estudios sugieren que los adultos mayores necesitan la misma cantidad de

Sueño NREM	
Etapa N1: sueño de transición	En esta etapa, que dura alrededor de cinco minutos, pasas de estar despierta a quedarte dormida. Tus ojos se mueven lentamente detrás de tus párpados y tus ondas cerebrales y tu actividad muscular bajan.
Etapa N2: sueño ligero	Tu movimiento ocular se detiene, tu ritmo cardiaco se desacelera y tu temperatura corporal baja.
Etapa N3: sueño profundo	En esta etapa del sueño, tus ondas cerebrales son muy lentas, tu presión sanguínea cae y tu respiración se vuelve pausada. Durante éste es difícil que te despiertes y, si lo haces, te toma tiempo adaptarte.
Sueño REM	
Sueñas	Después del NREM entras en el sueño REM, donde ocurren los sueños. Tus ojos se mueven con rapidez bajo tus párpados, tu respiración es superficial e irregular, y tu ritmo cardiaco y tu presión sanguínea aumentan. Durante ésta, los músculos de tus brazos y tus piernas quedan temporalmente paralizados.

sueño que los adultos jóvenes. La cantidad recomendada es por lo menos siete horas cada noche.

Hay evidencia de que, conforme envejecemos, tanto demasiado como muy poco sueño puede ser dañino para la salud. Dormir menos de cinco horas cada noche o más de nueve horas diario se relaciona con un incremento mayor del riesgo de cardiopatía o infarto. Otros estudios han demostrado que la eficiencia cognitiva o la agudeza mental mejora en adultos que duermen 7 u 8 horas cada noche, en comparación con quienes duermen menos o más.

QUÉ SUCEDE EN LA MENOPAUSIA

Si te sientes frustrada porque no estás durmiendo bien, no estás sola. Entre 40 y 60 % de las mujeres informan tener problemas de sueño durante sus años menopáusicos. Esto tiene sentido ante estudios que muestran cómo, cuanto más se acercan las mujeres a la menopausia, más problemas de sueño tienen. Las quejas comunes incluyen dificultad para quedarse dormidas, despertarse a mitad de la noche y luego despertarse temprano en la mañana. Podría no ser ninguna sorpresa para ti que, después de los bochornos, la segunda molestia más común entre mujeres que están atravesando la menopausia suela ser dormir mal.

Las razones detrás de los problemas para dormir en este momento de tu vida se siguen investigando. Si bien algunos estudios señalan el descenso en los niveles hormonales como el motivo para dormir mal, otros sugieren que el principal culpable es el proceso natural de envejecimiento. Lo más seguro es que se trate de una mezcla entre los dos: tu edad y tus hormonas juegan en tu contra.

Hormonas reducidas

Como ya leíste en capítulos anteriores, desde más o menos los 40 años —aunque puede suceder más adelante—, tus ovarios de manera gradual empiezan a producir cantidades menores de estrógeno y progesterona. Estas hormonas producen un rango inmenso de efectos, incluyendo influir en químicos cerebrales específicos (neurotransmisores) que ayudan a promover el sueño. Así pues, tiene sentido que, a la vez que tu producción hormonal baja de manera gradual, el simple acto de quedarte dormida y permanecer así sea más y más difícil.

Condiciones relacionadas

Si bien la caída de los niveles hormonales puede afectar el sueño durante la menopausia, otras condiciones relacionadas con estos cambios hormonales suelen tener una función más relevante.

Un buen ejemplo son los bochornos. Las sudoraciones nocturnas —los bochornos que se presentan durante la noche— te pueden dejar caliente y sudando un momento, y helada y temblando al siguiente, haciendo que dormir sea en realidad difícil. Ciertas mujeres incluso necesitan levantarse y cambiarse de ropa después de un episodio en el que se empaparon. Si te encuentras entre las múltiples mujeres que lidian con los bochornos, tu incapacidad de dormir bien toda la noche se vincula de cerca con la rutina de calor y frío que repites todas las noches.

Inclusive, la apnea obstructiva del sueño y el síndrome de piernas inquietas son más frecuentes después de la menopausia, y ambos pueden interferir con el descanso. Por lo menos un estudio mostró que más de la mitad de las mujeres que se quejaron de tener problemas para dormir durante la menopausia tenían apnea del sueño, piernas inquietas o ambas.

Envejecimiento natural

Las investigaciones sugieren que la calidad del sueño empeora de forma natural con el tiempo. En otras palabras, la pérdida de sueño es una consecuencia del envejecimiento natural, algo por completo independiente de cualquier efecto de la reducción hormonal.

Circunstancias de vida

En lo que progresa tu transición por la mediana edad pueden estar sucediendo muchas cosas. Además de tus cambios hormonales y tu envejecimiento natural, podrías estar lidiando con toda clase de cambios de vida, algunos de ellos importantes. Muchas veces, estas modificaciones producen estrés, lo que a su vez altera tu capacidad de dormir. Cuando estás pasando por la menopausia, es fácil culpar de todo a tus hormonas… o a la falta de ellas. Pero ¿son siempre la verdadera causa?

Eventos estresantes. Como muchas mujeres de la mediana edad, podrías estar lidiando con cambios importantes en tu vida. Cuestiones relacionadas con el trabajo, la pérdida de tu pareja por divorcio o muerte, que los hijos se muden por su cuenta y —como parte de la generación sándwich— cuidando a tus padres ancianos. Durante el día, cuando estás ocupada, quizá puedas evitar pensar en todo eso. Pero en la noche, cuando quieres descansar y relajarte, la preocupación y la ansiedad podrían dejarte en vela, entorpeciendo tu capacidad de quedarte dormida.

Cambios en la rutina. Conforme te vuelves mayor, podrías notar que eres menos activa física o socialmente que antes.

FOCOS ROJOS: SEÑALES DE ALARMA DE APNEA OBSTRUCTIVA DEL SUEÑO

Algunos problemas de sueño son más que sólo molestos: pueden ser señal de apnea obstructiva del sueño, un trastorno del sueño muy dañino. La apnea obstructiva del sueño provoca que alguien deje de respirar y vuelva a hacerlo de pronto repetidamente, ya que los músculos de la garganta se relajan de modo intermitente y bloquean el paso del aire durante el sueño. Este trastorno puede tener consecuencias graves para la salud. La gente con apnea obstructiva del sueño tiene un riesgo mayor de presión arterial alta, enfermedad arterial coronaria, demencia, ataque cardiaco, insuficiencia cardiaca e infarto.

Muchas personas piensan que la apnea obstructiva del sueño es una enfermedad masculina porque los síntomas como roncar fuerte pueden ser más notorios en los hombres, pero afecta también a las mujeres y el riesgo aumenta con la edad. El riesgo se incrementa en particular después de la menopausia. La apnea del sueño afecta sobre todo a personas con sobrepeso o que son obesas. Algunas investigaciones sugieren que también podrías estar en un riesgo mayor si experimentas bochornos y sudoraciones nocturnas.

Para buscar otros signos de alarma de apnea del sueño, contesta estas preguntas:

- ¿Alguien me ha dicho que ronco?
- ¿A veces me despierto jadeando o ahogándome?
- ¿Alguien me ha dicho que a veces mi respiración se detiene de manera breve mientras duermo?
- ¿Me levanto en la mañana con dolor de cabeza, boca seca o la garganta sensible, o sólo sintiéndome terrible?
- ¿A veces me siento excesivamente cansada durante el día?

Si contestaste que sí a una o más de estas preguntas, se presenta la posibilidad de que tengas apnea del sueño. En algunos casos, el insomnio, la ansiedad y la depresión también pueden ser síntomas de este trastorno. Si te preocupa haber desarrollado apnea del sueño, comenta con tu proveedor de atención médica. Aprende más sobre esta condición y las opciones de tratamiento en la página 124.

La falta de actividad puede interferir con un buen descanso. Incluso, cuanto menos activa seas, más probable será que tomes una siesta durante el día, dificultando aún más que duermas en la noche. Incluso si socializas más ahora que los niños ya crecieron o se fueron, una copa extra de vino en la noche podría hacer que no duermas.

Problemas de salud. La mediana edad es muchas veces la época en que se desarrollan las condiciones médicas que interfieren con el sueño, como problemas de espalda y artritis. Podrías empezar a experimentar problemas de vejiga y despertarte en la noche para ir al baño. Lo que es peor, cuanto más envejeces, es más probable que tomes medicamentos, y algunos de ellos interfieren con el sueño. Los fármacos comunes que pueden alterar el sueño son broncodilatadores, esteroides, hormonas tiroideas y ciertos antidepresivos.

Antecedentes de sueño

¿El sueño siempre ha sido un problema para ti? Algunos estudios sugieren que tu capacidad de dormir durante tus años de juventud puede predecir qué tan bien dormirás en los años posteriores. Si te era difícil quedarte dormida a tus treinta y cuarenta, podrías ser significativamente más propensa a experimentar problemas de sueño, comparada con alguien que se dormía con facilidad cuando era joven. Si también experimentas bochornos durante la menopausia, tendrás todavía más problemas de sueño.

EL SIGUIENTE PASO

El mensaje clave es que muchas veces no se trata de una sola causa lo que te dificulta dormir conforme entras a la menopausia, sino que son varias cuestiones combinadas. La gran pregunta, por supuesto, es qué puedes hacer al respecto.

Al primer paso es tratar de desentrañarlo todo para encontrar la fuente de tu trastorno. ¿Es estrés? ¿Son las hormonas? ¿Es la edad? ¿Es una mezcla de múltiples cosas? Si tus problemas de sueño van de moderados a graves, podrías necesitar la guía de un profesional de la salud para ayudarte a descifrar las posibles causas y determinar qué tratamientos son los indicados.

Existe una cantidad de opciones para tratar el insomnio relacionado con la menopausia. Para síntomas más leves, unos cuantos cambios en tu rutina diaria y nocturna podrían hacer magia. Hay terapias alternativas para mejorar el sueño que también empiezan a destacar. Para síntomas más graves, la terapia cognitivo-conductual o ciertos medicamentos podrían ser de ayuda. Si tus noches difíciles son resultado de la apnea obstructiva del sueño o del síndrome de piernas inquietas, incluso se pueden tratar con éxito ambas condiciones.

SUPERAR EL INSOMNIO

Si tienes problemas para quedarte dormida, permanecer dormida o ambas, en definitiva padeces insomnio. Con el insomnio, podrías estar despierta sintiéndote atontada y cansada, lo que a su vez puede pasarle factura a tu día. El insomnio no sólo drena tu nivel de energía y tu estado de ánimo, sino que puede afectar tu salud, tu desempeño en el trabajo, tus relaciones y tu calidad de vida.

Para el insomnio que se presenta durante la menopausia, tu proveedor de atención médica podría hacerte algunas preguntas, y quizás incluso te pida que formes parte de un estudio del sueño para descubrir si hay alguna causa específica para el problema. Por ejemplo, lo que tú consideras insomnio bien podría ser apnea obstructiva del sueño. Una vez que se haga un diagnóstico, tu proveedor de atención médica y tú podrían decidir el mejor tratamiento.

Terapia cognitivo-conductual para el insomnio

Como tantos otros aspectos de tu vida, tus hábitos son esenciales. Tener buenos hábitos de descanso ayuda a promover un sueño profundo. La terapia cognitivo-conductual para el insomnio (TCC-I) es un programa estructurado que te enseña buenos comportamientos de sueño y estrategias específicas para dormir bien. La parte cognitiva de la TCC-I te enseña a encontrar y modificar pensamientos que estén provocando o empeorando tus problemas de sueño. Este tipo de terapia te puede ayudar a controlar o eliminar pensamientos negativos y preocupaciones que te mantienen despierta. La parte conductual de la TCC-I te ayuda a reemplazar los comportamientos que te impiden dormir bien con buenos hábitos de sueño.

Múltiples estudios han demostrado la efectividad de la TCC-I en el alivio del insomnio. Es por ello que asociaciones médicas como el Colegio Americano de Médicos y la Academia Americana de Medicina del Sueño la recomiendan como la primera opción de tratamiento para el insomnio crónico.

Muchas personas con insomnio pueden ver beneficios con la TCC-I, incluidas las mujeres que tienen problemas de sueño durante y después de la transición de la menopausia. En un estudio reciente, las posmenopáusicas que recibieron TCC-I estaban menos exhaustas y adormiladas durante el día, se sentían con más energía y se desempeñaban mejor en el trabajo. Las mujeres, además, informaron un bienestar mejorado y una capacidad mayor para recuperarse de problemas físicos y emocionales.

La TCC-I suele ser una buena opción para ti si has tenido problemas de sueño durante mucho tiempo, si te preocupa volverte dependiente de los somníferos o si los medicamentos no te sirven o te causan efectos secundarios desagradables. A diferencia de los fármacos, la TCC-I atiende los problemas subyacentes del insomnio en lugar de sólo aliviar los síntomas, volviéndola más efectiva que los medicamentos en muchos de los casos.

Las siguientes técnicas podrían ser parte de un programa de TCC-I, ya sea que las apliques en casa o en colaboración con un terapeuta del sueño:

Control de estímulos. Esta estrategia ayuda a cambiar los hábitos que hacen que tu mente se resista al sueño. Por ejemplo, te podrían asesorar para establecer una hora consistente en que te vayas a la cama y te despiertes, evitar las siestas, usar la cama sólo para dormir y tener sexo, y dejar la recámara si no puedes dormirte en cuestión de 20 minutos, volviendo únicamente cuando te sientas somnolienta.

Restricción del sueño. Estar acostada en la cama despierta se puede volver un hábito que te lleve a dormir mal. Este tratamiento reduce el tiempo que pasas en la cama, causando una privación parcial del sueño, lo cual te cansa más para la siguiente noche. Una vez que mejoró tu sueño, tu tiempo en la cama se eleva de forma gradual.

Higiene del sueño. Este método de terapia involucra cambiar los hábitos básicos de estilo de vida que influyen en el sueño, como fumar, beber demasiada cafeína tarde en el día, beber mucho alcohol o no hacer suficiente ejercicio de manera regular. Además, incluye consejos para ayudarte a dormir mejor, como ciertas formas de relajarte 1 o 2 horas antes de irte a la cama.

Mejorar el ambiente del sueño. Para dormir bien, es benéfico crear un espacio de sueño cómodo, es decir, tener tu habitación en silencio, oscura y fresca, no tener televisor en el cuarto ni el reloj a la vista.

Entrenamiento de relajación. Este método te ayuda a calmar tu mente y tu cuerpo. Las técnicas pueden ser ejercicios de respiración, meditación, visualización, relajación muscular y otras.

Permanecer despierta de forma pasiva. También llamada *intención paradójica*, se trata de evitar hacer cualquier esfuerzo por quedarte dormida. Paradójicamente, preocuparte por que no te puedes dormir en realidad te mantiene despierta. Dejar ir esta preocupación puede ayudar a relajarte y facilitar que concilies el sueño.

Biorretroalimentación. Esta técnica te permite observar señales biológicas, como tu ritmo cardiaco y tu tensión muscular, y te enseña cómo ajustarlos. Tu especialista del sueño quizá te pida que te lleves un aparato de biorretroa-limentación a casa para monitorear tus patrones diarios. La información te puede ayudar a encontrar esos patrones que afectan tu sueño.

Medicamentos de prescripción

A veces, un cambio en los hábitos de sueño no es suficiente. O podría tomar tiempo dominar las diversas técnicas de TCC-I. la siguiente opción suele ser un medicamento. En general, no se recomienda el uso a largo plazo de fármacos de prescripción para promover el sueño porque suelen producir efectos secundarios y algunos podrían ser adictivos. Pero tu proveedor de atención médica podría sugerir algunos por corto plazo para ayudarte a sobrellevar un periodo difícil. Existe una gran cantidad de opciones distintas.

Terapia hormonal. La terapia hormonal es el tratamiento más eficaz para aliviar los síntomas de la menopausia. Si tus problemas para dormir son graves y vienen acompañados de otros síntomas de menopausia, como los bochornos, tu proveedor de atención médica te podría recomendar una terapia hormonal para aliviar esos síntomas. Que seas una buena candidata dependerá de tus antecedentes médicos personales y familiares. La terapia hormonal ofrece alivio a los síntomas molestos, incluido un sueño alterado, en particular en los primeros años después de la menopausia. Para más información sobre la terapia hormonal, véase el capítulo 6.

Píldoras para dormir de prescripción. Estos fármacos se pueden recetar por poco tiempo, digamos un par de semanas, para ayudar a romper un ciclo de insomnio.

- **No-benzodiacepínicos de corta duración.** Éstos incluyen eszopiclona (Lunesta), zolpidem (Ambien, Edluar, ZolpiMist) y zaleplón (Sonata). Actúan sobre los receptores cerebrales para desacelerar tu sistema nervioso y ayudarte a quedarte dormida y permanecer

IRTE POR LO DIGITAL

En años recientes, ha aparecido una gran cantidad de aplicaciones eficaces de TCC-I. Estas ofertas digitales pueden estar disponibles como parte de un programa presencial o usarse como una experiencia en casa, a tu propio ritmo. Así como los programas tradicionales de TCC-I, las aplicaciones muestran técnicas que te pueden ayudar a restablecer tus patrones de pensamiento y tus hábitos de sueño para aliviar el insomnio. Muchos de estos programas digitales son accesibles, convenientes y efectivos. El truco es la continuidad.

Tal vez no logres controlar todos los factores que interfieren con tu sueño, pero puedes adoptar hábitos útiles.

1. **Olvídate de las siestas.** Las siestas pueden impedirte conciliar el sueño en la noche. Si no logras subsistir sin una siesta, limítala a no más de 30 minutos y ninguna después de las 3:00 p.m.
2. **Revisa tus medicamentos.** Habla con tu profesional de la salud o tu farmaceuta para ver si alguno de los fármacos que tomas provocan tu insomnio. Además, revisa las etiquetas de productos sin prescripción para ver si contienen cafeína u otros estimulantes, como pseudoefedrina.
3. **Actívate.** La actividad física ayuda a promover un buen sueño. Realiza por lo menos 30 minutos de ejercicio vigoroso todos los días, pero asegúrate de que sea por lo menos 5 o 6 horas antes de acostarte. Hacer ejercicio cercano a la hora de dormir te mantendrá despierta.
4. **Deja la cafeína y el alcohol.** La cafeína y el alcohol pueden dificultar que duermas profundamente. Como regla, no ingieras nada de cafeína después de la hora de la comida. Además del café, la cafeína está presente en tés, bebidas energéticas, algunos refrescos y el chocolate. Asimismo, limita o evita el alcohol en la noche. En un inicio, el alcohol podría adormilarte, pero inclusive hace que te despiertes a la mitad de la noche.
5. **Evita las cenas abundantes o muy tarde, y si comes antes de acostarte, que sea algo ligero.** Comer muy tarde en la noche hace que el estómago se sienta pesado y provoca problemas digestivos que te mantienen despierta. Tampoco bebas muchos líquidos antes de acostarte para que no tengas la vejiga llena y acabes yendo al baño a la mitad de la noche.

así. El zolpidem es el primer fármaco para el que la FDA sugirió administrar distintas dosis por género, ya que las mujeres lo metabolizan con más lentitud que los hombres.

- **Benzodiacepinas.** Incluyen los antiguos medicamentos clonazepam (Klonopin), diazepam (Valium) y lorazepam (Ativan, Loreev XR). Las benzodiacepinas te pueden ayudar a dormir y seguir dormida, pero suelen tener efectos secundarios considerables, como somnolencia al día siguiente y también generan dependencia.
- **Agonista de melatonina.** No se debe confundir con el suplemento de melatonina. El medicamento de prescripción llamado ramelteón (Rozerem) funciona como la melatonina, la hormona natural que produce tu organismo, ayudándote a regular tu ciclo de sueño y vigilia (ritmo circadiano). Pequeños estudios han encontrado que el ramelteón ayuda a que las personas se queden dormidas con mayor rapidez y aumenten poco a poco su tiempo total de sueño.

Antidepresivos. El fármaco doxepina (Silenor) se aprobó para el tratamiento del insomnio crónico. Otros antidepresivos por lo común no se recomiendan como un tratamiento para el insomnio si la persona no tiene depresión.

Medicamentos sin prescripción
Los somníferos de venta libre, como la difenhidramina (Tylenol PM, Advil PM, Aleve PM y otros) y el succinato de doxilamina (SleepTabs de Unisom), contienen antihistamínicos que producen somnolencia. No están destinados para un empleo regular porque puedes desarrollar tolerancia a

6. **Relájate antes de acostarte.** Intenta dejar de lado tus preocupaciones e inquietudes cuando te vayas a dormir. Aún mejor, agenda un momento en las primeras horas del día para atender tus preocupaciones y que no te pesen cuando sea tiempo de dormir. Crea un ritual relajante. Un baño caliente antes de acostarte te puede ayudar a estar lista para dormir. Otras opciones son leer un libro o participar en ejercicios de respiración, yoga u oraciones. No lleves laptops, celulares ni otras pantallas a tu recámara. La luz puede interferir con tu ciclo de sueño y vigilia, y la estimulación evita que te quedes dormida. Recuerda, ¡tu cuarto es sólo para el sueño y tener sexo!

7. **Haz que tu recámara sea cómoda.** Cierra la puerta de tu recámara o echa mano de un ruido de fondo sutil, como un ventilador encendido, para ocultar cualquier otro sonido. Mantén la temperatura agradable; asegúrate de que no esté demasiado calurosa sobre todo si tienes bochornos.

8. **Sigue un horario.** Mantén constantes tu hora de dormir y de despertar día con día, incluyendo los fines de semana.

9. **Esconde los relojes.** Pon tu alarma para que sepas a qué hora debes despertar, pero esconde todos los relojes de tu recámara, incluyendo tu celular, para que no tengas que preocuparte por la hora si acaso te despiertas.

10. **No "intentes" dormir.** Cuanto más lo intentas, más te despiertas. Si no te puedes dormir, levántate de la cama y lee (pero no en una pantalla) o escucha un poco de música relajante en otra habitación hasta que te dé sueño, luego vuelve a la cama.

su efecto sedante muy rápido. Esto quiere decir que, cuanto más tiempo tomes somníferos, menos probable será que te provoquen sueño. Es más, algunas píldoras para dormir de venta libre te pueden dejar con una sensación de aturdimiento y malestar al día siguiente. Se trata del llamado efecto cruda, y puede ser peor en adultos mayores.

También es posible que existan interacciones con otros medicamentos y todavía no sabemos mucho de la seguridad ni de la efectividad de los somníferos de venta libre. Antes de elegir alguno, pregunta a tu médico qué dosis debes tomar y si podría interactuar con otros fármacos o condiciones subyacentes.

Suplementos y productos naturales

Como una alternativa para las píldoras para dormir de prescripción o de venta libre, algunas personas buscan solución en suplementos, tés y extractos. Si bien muchos de éstos se consideran seguros, la evidencia de su efectividad es limitada. Algunos estudios muestran beneficios moderados, mientras que otros indican que no sirven más que los placebos.

Los suplementos y otros extractos naturales por lo general no pasan por el mismo escrutinio científico que los fármacos y no están regulados con el mismo rigor. Sin embargo, estos productos —incluyendo los etiquetados como "naturales"— pueden tener efectos dañinos en el cuerpo y ser capaces de interactuar con medicamentos. Antes de tomar un nuevo suplemento, es buena idea comentarlo con tu médico de cabecera.

- **Melatonina.** Si te estás recuperando de un desfase de horario o tratas de quedarte dormida más temprano en la noche, la melatonina puede ser la solución. Es una hormona secretada por la glándula pineal del cerebro que ayuda a controlar tu ciclo natural de sueño y vigilia. Ésta se vende como suplemento y se comercializa como un tratamiento para el insomnio. Las investigaciones sugieren que la melatonina podría mejorar los síntomas del *jet lag*, cambiar la hora del día o de la noche en que te quedas dormida y reducir un poco el tiempo que te toma quedarte dormida. Pero no están definidos sus efectos en la calidad del sueño, el tiempo total de sueño y el insomnio.

- **Valeriana.** Este extracto se vende como auxiliar para el sueño porque tiene un efecto sedante ligero que te puede ayudar cuando los pensamientos acelerados o las preocupaciones no te dejan dormir. La valeriana es uno de los suplementos para dormir más estudiados, pero la evidencia es contradictoria. Mientras que algunos estudios muestran que puede mejorar la calidad de tu sueño, otros indican que tiene poco o ningún efecto en la calidad del sueño y el insomnio. Charla con tu proveedor de atención médica sobre la valeriana antes de probarla. Las dosis altas y el uso a largo plazo podrían elevar el riesgo de daño hepático.
- **Lúpulo.** ¡Sorpresa! Este suplemento de origen vegetal podría hacer más que darle sabor a la cerveza. Por sí solo, el lúpulo tal vez no haga mucha diferencia en lo que al sueño respecta, pero algunos estudios sugieren que, combinado con valeriana, el lúpulo te puede ayudar a dormir más rápido y permanecer así más tiempo. En un estudio, las mujeres con menopausia que tomaron un suplemento con lúpulo, valeriana y otros extractos herbales reportaron una mejoría significativa en su sueño.
- **Toronjil.** Por lo general vendido como té o extracto, este producto herbal es capaz de calmar una mente atareada contribuyendo a la relajación. Como sucede con la mayor parte de los suplementos, todavía no se determina si el toronjil mejora el insomnio.
- **Escutelaria.** El extracto de las flores de esta planta endémica de Norteamérica se vende como alivio para la ansiedad y remedio para dormir, pero es escasa la información científica de sus beneficios.
- **Kava.** Si bien las investigaciones apoyan las propiedades ansiolíticas de este producto de origen vegetal, la kava está ligada a un riesgo de lesión hepática grave, incluso si se consume por poco tiempo. Úsala con mucha precaución y consulta a tu proveedor de atención médica si estás pensando tomarla.

- **L-triptófano y 5-hidroxitriptófano (5-HTP).** Ambos suplementos a veces se comercializan como productos para dormir. Se cree que el L-triptófano y el 5-HTP elevan los valores de serotonina, un químico natural del cerebro que tiene un efecto en el estado de ánimo y el sueño, aunque no está claro si los suplementos ayudan a mejorar el insomnio.
- **Manzanilla.** Los individuos han estado tomando este extracto durante miles de años. Como té, la manzanilla puede ayudar a conciliar un sueño de mejor calidad, pero es necesario continuar con las investigaciones.

Otros tratamientos

Para tus problemas de sueño podrías preferir algo que no involucre el empleo de un medicamento ni de suplementos. Si tienes insomnio crónico, la TCC-I tal vez sea tu mejor opción, pero podría valer la pena probar las siguientes terapias alternativas.

Acupuntura. Durante una sesión de acupuntura, un practicante inserta agujas finas en tu piel, sobre puntos específicos de tu cuerpo. Existe cierta evidencia de que esta práctica podría ser beneficiosa para personas con insomnio, pero es necesario hacer más estudios. Si eliges probar con acupuntura, pregúntale a tu proveedor de atención médica dónde encontrar un practicante calificado.

Yoga. Algunos estudios sugieren que hacer yoga con regularidad puede mejorar tu sueño. Hay muchas variantes benéficas, como hatha, restaurativa, tibetana y nidra. Podrías probar con algunos estilos hasta encontrar el que mejor te funcione. Asegúrate de empezar lento, escuchar a tu cuerpo y trabajar con un instructor que te ayude a adaptar las posturas a tus necesidades.

Tai chi. El tai chi es una antigua tradición China que se practica hoy día como una forma grácil de ejercicio. Involucra una serie de movimientos realizados con lentitud y concentración, acompañados de respiraciones profundas. Existe evidencia que indica que practicar tai chi puede mejorar qué tan bien duermes, en particular conforme envejeces.

Meditación. Hay evidencia de que meditar también mejora el sueño en algunas personas al fomentar la relajación y reducir la ansiedad. Al igual que el yoga, podría valer la pena experimentar con esta técnica para ver si se vuelve un alivio para tus noches inquietas. De nuevo, busca un instructor calificado. Otros de los efectos positivos que tiene la meditación constante en la salud es que disminuye el estrés y la presión sanguínea.

CONSEJOS PARA LA RELAJACIÓN

Lleva a cabo estos consejos cuando te vayas a acostar para prepararte a pasar una buena noche. Sé paciente. Cuanto más los hagas, más normales se volverán.

Respiración relajada

Siéntate o acuéstate en una posición cómoda. Coloca de manera plácida una mano sobre tu abdomen y la otra sobre tu pecho. Inhala con lentitud por la nariz contando hasta cuatro mientras empujas hacia fuera tu abdomen. Sostén la respiración y cuenta hasta cuatro. Luego exhala lentamente por la boca contando hasta cuatro mientras contraes el abdomen. Concéntrate en respirar de ese modo durante algunos minutos y sé consciente de cómo la mano en tu abdomen sube y baja con cada respiración.

Relajación muscular progresiva

Siéntate o recuéstate en una posición cómoda y cierra los ojos. Permite que tu mandíbula baje y tus párpados estén relajados, pero no cerrados con fuerza. Tensa los músculos en una zona de tu cuerpo y cuenta hasta cinco sosteniendo la tensión. Relaja por completo y continúa con la siguiente parte de tu cuerpo. Empieza tensando y relajando los músculos de tus dedos de los pies, y trabaja de forma progresiva hacia arriba, hasta tu cuello y tu cabeza. De la misma manera, puedes empezar con tu cabeza y tu cuello, y llegar hasta tus pies. Existen aplicaciones disponibles para smartphones que te pueden guiar si prefieres seguir una instrucción.

Visualizaciones guiadas

Sentada o recostada con comodidad, empieza a respirar lenta, profunda y regularmente. Una vez que estés más relajada, imagina un lugar tranquilo... algún espacio donde te sientas segura, feliz y cómoda. Utiliza todos tus sentidos para notar cada detalle de este magnífico lugar. ¿Qué ves, escuchas y hueles? ¿Qué sientes con tus manos y bajo tus pies descalzos? Después de 5 o 10 minutos, levántate poco a poco.

Técnicas de relajación. ¿Seguido te quedas acostada despierta, reviviendo lo que hiciste en el día o meditando sobre los pendientes de mañana? Las técnicas de relajación, como ejercicios de respiración, relajación muscular progresiva y visualizaciones guiadas, te ayudan a desacelerar tu mente y tu cuerpo a la hora de dormir (¡ve el cuadro de la página anterior para algunos consejos útiles!).

Historias para dormir. ¡Ya no son sólo para los niños! Hay historias grabadas, diseñadas para arrullar a los adultos, disponibles en aplicaciones de sueño o de meditación, y en pódcasts para dormir.

Reducción de estrés basada en mindfulness (REBM). El mindfulness involucra estar presente, atento a lo que percibes y sientes en el momento, sin interpretación ni juicio. La REBM es un programa estructurado que te entrena en mindfulness utilizando técnicas como yoga y meditación. En múltiples estudios, esta terapia ha mejorado de manera considerable la calidad del sueño de personas con insomnio. ¡Y hay más! La REBM puede disminuir el estrés, la ansiedad y la depresión, con lo que mejora tu salud mental en general.

Aromaterapia. Intenta volver tu recámara un santuario pacífico con aceites esenciales, por ejemplo, de lavanda, romero, cáscara de naranja, árbol del té o menta. Usar aromas vegetales para elevar el bienestar se llama *aromaterapia* y bien podría ayudarte a dormir mejor. Los aceites esenciales se pueden inhalar de modo directo o indirectamente, o untarse en la piel con masajes o en cremas. Sólo considera que algunas personas que se aplican la aromaterapia en la piel experimentan reacciones alérgicas, irritaciones dérmicas o sensibilidad al sol. Si estás considerando la aromaterapia, consulta a tu proveedor de atención médica o a un experto en aromaterapia sobre los posibles riesgos y beneficios.

Conclusión

Es posible que necesites experimentar con un par de métodos distintos antes de encontrar una combinación que te sirva. El primer paso importante es hablar con tu proveedor de atención médica y hablar sobre las estrategias que pudieran servirte mejor. Trata de ser paciente. Suele tomar semanas que algunos tratamientos den resultados.

TRATAR LA APNEA OBSTRUCTIVA DEL SUEÑO

Si estás lidiando con el insomnio, podría haber problemas de respiración detrás de tu sueño interrumpido.

La apnea obstructiva del sueño es un trastorno muy grave del sueño en el que tu respiración se detiene de modo repetido durante breves periodos. La forma más común de apnea del sueño, la apnea obstructiva del sueño, se presenta cuando los tejidos y los músculos en la parte de atrás de tu garganta se relajan, tus vías respiratorias se estrechan o se cierran y no puedes inhalar suficiente aire. Tu cerebro percibe esta incapacidad de respirar y te despierta brevemente de tu sueño para que vuelvas a abrir la vía. Este despertar suele ser tan corto que no lo recuerdas. El problema es que suele pasar muchas veces cada hora, así que no disfrutas un buen sueño de calidad, ininterrumpido, porque tu cerebro se pasa toda la noche enviando señales de alarma. El resultado es que te despiertas sintiendo que no dormiste, incluso si estuviste en la cama ocho horas.

Entre las mujeres, la apnea del sueño es más común en la mediana edad y después. Pasando la menopausia, las mujeres desarrollan apnea del sueño con la misma frecuencia que los hombres. A menudo, la razón se relaciona con el aumento de peso o los cambios hormonales. Tanto en hombres como en mujeres, el factor de riesgo más frecuente para la apnea obstructiva del sueño es la obesidad. Como tal vez ya lo sepas, durante y después de la menopausia, las mujeres tienden a subir de peso. Esto incluye más peso en tu cuello, lo cual puede crear presión sobre tus vías respiratorias. Asimismo, los cambios hormonales relacionados con la menopausia aumentan tu riesgo de desarrollar apnea del sueño.

Para casos más leves, tu proveedor de atención médica puede sugerir cambios en el estilo de vida, como bajar de peso, para mejorar tu sueño. Si tus síntomas son moderados o graves están disponibles otros tratamientos.

Dispositivos y procedimientos

Existe una gran cantidad de productos distintos para tratar la apnea del sueño. Puedes obtener los siguientes dispositivos con tu médico.

Presión positiva continua de las vías respiratorias (CPAP, Continuous Positive Airway Pressure). En este tratamiento, una máquina proporciona presión de aire a través de unas cánulas nasales o una mascarilla que se coloca sobre tu nariz mientras duermes. La presión del aire es sólo la suficiente para mantener tus vías respiratorias superiores abiertas, previniendo la apnea. La CPAP es el método más común y efectivo de tratar la apnea del sueño. A algunas personas, sin embargo, les parece que el dispositivo es complicado o incómodo, y les toma mayor tiempo acostumbrarse a usarlo. Es posible que necesites utilizar más de un tipo de mascarilla hasta encontrar una que te sea cómoda. Un humidificador conectado al sistema de CPAP puede ayudar a prevenir la garganta reseca o la constipación nasal.

Otras máquinas de PAP. Si no puedes tolerar la CPAP, conversa con tu médico para sustituirla por una máquina de presión positiva de las vías respiratorias que suministre una presión baja cuando sacas el aire (exhalas) y no cuando jalas aire (inhalas), lo cual puede ser más cómodo. Se conoce como máquina binivel de presión positiva de las vías respiratorias (BPAP, Bilevel Positive Airway Pressure).

Dispositivos orales. Otra alternativa es utilizar un dispositivo oral que acomoda tu mandíbula ligeramente hacia delante, dando como resultado una vía respiratoria más abierta. Algunas personas consideran que los dispositivos orales son más fáciles de emplear y más cómodos que la CPAP. Sin embargo, quizá no sean efectivos para todos y algunos pacientes desarrollan cambios en su mordida con su uso a largo plazo. Un especialista del sueño o un dentista calificado te pueden ayudar a decidir si un dispositivo oral es lo indicado para ti.

Estimulación de vías respiratorias superiores. El uso de este nuevo dispositivo se aprobó para las personas con apnea obstructiva del sueño moderada o grave que no pueden tolerar la CPAP ni la BPAP. En la parte superior del pecho se implanta bajo la piel un pequeño y delgado generador de impulsos (estimulador del nervio hipogloso). El dispositivo detecta tus patrones de respiración y, cuando es necesario, estimula el nervio que controla el movimiento de la lengua. Los estudios han encontrado que la estimulación de las vías respiratorias superiores conlleva una mejora significativa de los síntomas de apnea obstructiva del sueño y la calidad de vida.

Cirugía

La cirugía de la apnea del sueño sólo suele realizarse en individuos con enfermedades graves que no pueden tolerar la CPAP. La cirugía, además, puede ser recomendable para quienes tienen ciertos problemas estructurales en la quijada. El objetivo de la cirugía es agrandar la vía respiratoria eliminando o tensando tejidos y músculos que podrían bloquear tus vías superiores.

ESTRATEGIAS PARA SUPERAR LA APNEA DEL SUEÑO

Si tu apnea del sueño es muy leve, tal vez podrás tratarla por tu propia cuenta con algunos cambios en tu dieta y en tu rutina diaria. Las siguientes estrategias pueden mejorar tu sueño:

- Pierde sobrepeso. Este paso es clave. Incluso una ligera disminución del peso corporal puede ayudar a mejorar la apnea del sueño. En algunos casos, volver a un peso sano resuelve el problema por completo. Si necesitas bajar de peso, habla con tu doctor sobre el mejor programa para ti y cómo iniciar.
- Ejercicio. Intenta hacer por lo menos 30 minutos de actividad moderada diariamente, por ejemplo, caminar a un paso rápido. El ejercicio puede ayudar a calmar los síntomas de apnea obstructiva del sueño estimulando la pérdida de peso.
- Evita el alcohol y ciertos medicamentos. El alcohol y los fármacos como las benzodiacepinas y las píldoras para dormir relajan los músculos detrás de tu garganta, interfiriendo con la respiración.
- No duermas sobre tu espalda. Esta postura puede hacer que tu lengua y tu paladar blando descansen sobre la parte trasera de tu garganta y bloqueen tus vías respiratorias. Para prevenir que duermas sobre tu espalda, prueba coser una pelota de tenis en la parte superior de tu pijama para evitar que te ruedes sobre tu espalda. Utilizar una almohada corporal también ayuda a que permanezcas de lado al dormir.
- Mantén abiertos tus conductos nasales. Emplea una solución salina en atomizador o un enjuague nasal antes de acostarte para asegurarte de que tus conductos nasales estén despejados, lo que mejora tu respiración. No uses descongestionantes o antihistamínicos nasales sin consultar con tu médico. Por lo general, sólo se sugiere usarlo a corto plazo.

HISTORIA PERSONAL: CARLISE | 53 AÑOS

" Empecé la menopausia a los 25 años, después de tener una histerectomía completa. En 1994 no tenía idea de lo que sería mi vida sin ovarios ni útero. No sabía qué significaba experimentar bochornos ni que mi cuerpo se volvería loco por tener valores hormonales bajos. Así que, conforme usé distintos tipos de terapias hormonales, noté cambios en mi cuerpo, pero de nueva cuenta, era muy joven y no sabía en realidad qué tenían que ver los medicamentos con esos cambios.

La vida siguió y, cuando llegué a finales de los cuarenta y principios de los cincuenta, empecé a conversar con mi doctora sobre dejar la terapia hormonal por lo que se decía de que podría ser causante de cáncer de seno. El riesgo de cáncer sí me daba un poco de miedo, pero decidimos retomar la conversación más tarde. De tal manera que tomé [estrógenos esterificados y metiltestosterona] durante 25 años y me sentía bien. A veces, durante la noche, me daban algunos bochornos.

Cuando cumplí 53, en mi visita anual al doctor hablamos de nuevo sobre dejar los estrógenos. Yo estuve de acuerdo. Unas semanas después pensé: *¿qué me está sucediendo?* Me despertaba toda la noche a orinar mucho. Me despertaba a las 2:00 a.m. y me quedaba en vela hasta la siguiente noche. Mi temperatura corporal superaba los 38 °C sin sudar. Me sentía miserable y no podía funcionar en lo absoluto. ¡Me era tan difícil concentrarme, se me olvidaban las cosas, me movía con lentitud y estaba tan fatigada! Me encontraba mal. Le mandé un correo a mi doctora para decirle que volvería a tomar el estrógeno y fue la mejor decisión que pude haber tomado. Le dije que toda mi vida tomaría este fármaco porque me sentía de maravilla y volví a ser yo 100 %.

Estos procedimientos se pueden llevar a cabo en combinación con una extirpación de amígdalas o adenoides agrandadas.

LIDIAR CON LAS PIERNAS INQUIETAS

El síndrome de piernas inquietas es un trastorno que se vuelve más frecuente con la edad. Aunque la condición no está vinculada con la menopausia, podría ocurrir con mayor incidencia en mujeres que experimentan bochornos. Para algunas, parte de la razón de que les cueste trabajo quedarse dormidas en la noche es que sus piernas se sienten inquietas e incómodas.

Las personas con este síndrome sienten la incontrolable necesidad de mover sus piernas durante su descanso, muchas veces con sensaciones desagradables en las piernas o en los pies. Los síntomas se suelen desarrollar en la noche o en la madrugada, mientras están sentadas o acostadas. Por lo general, levantarse y caminar alivia de forma temporal las sensaciones desagradables, que se describen como hormigueo, cosquillas, nervios, tirones, pulsaciones, dolores o comezón.

Medicamentos

Están disponibles varios medicamentos de prescripción capaces de ayudar a reducir la inquietud de tus piernas. Si tus síntomas son graves, consulta a tu proveedor de atención médica. Incluso te podrían hacer análisis para descartar una deficiencia de hierro, la cual se relaciona con los síntomas de piernas inquietas. Algunos medicamentos comunes para esta condición son:

Anticonvulsivos. Los antiepilépticos (anticonvulsivos) se diseñaron de inicio para tratar a personas con epilepsia, pero las características calmantes en algunos de ellos, incluidas la gabapentina (Neurontin, Gralise), la gabapentina enacarbil (Horizant) y la pregabalina (Lyrica), funcionan para algunas personas con síndrome de piernas inquietas.

Estimulantes de dopamina. Algunos fármacos incrementan los valores del neurotransmisor dopamina en el cerebro. La FDA aprobó la rotigotina (Neupro) y el pramipexol (Mirapex) para el tratamiento del síndrome de piernas inquietas grave.

Cambios simples de estilo de vida

Las siguientes estrategias podrían ayudar a aliviar tus síntomas.

Date un baño de tina caliente. Bañarte y masajear tus piernas en la noche puede ayudar a relajar los músculos y calmar los síntomas.

Aplica compresas calientes o frías. Utilizar calor o frío, o alternar entre los dos, puede disminuir las sensaciones incómodas en tus piernas y pies.

Establece una buena higiene de sueño. La fatiga también tiende a empeorar los síntomas. Si estás excesivamente cansada, tus síntomas tal vez se agraven. Practica buenos hábitos de sueño (consulta las páginas 120-121).

Ejercicio. Realiza por lo menos 30 minutos de ejercicio moderado casi todos los días de la semana. El ejercicio te ayuda a prevenir los síntomas.

Evita la cafeína y el alcohol. A veces, reducir el consumo de cafeína mejora los síntomas. Evita los productos con cafeína, como chocolate, café, té y refrescos, durante algunas semanas para ver si eso te ayuda. Incluso ve qué sucede si dejas de consumir alcohol. El alcohol empeora los síntomas en algunas personas.

MANTENTE POSITIVA

Cuando estás agotada y enojada porque no dormiste bien, es fácil sentirte decaída. Podrías pensar que nunca volverás a dormir bien otra vez. Ten en mente que estás atravesando una fase en tu vida. Además, considera que el viaje no tiene por qué ser lamentable.

Si unos cuantos cambios en tus hábitos nocturnos y de descanso no te sirven, comenta con tu practicante sanitario. Las terapias o fármacos de prescripción pueden servirte para volver a sincronizar tus ciclos de sueño y que puedas salir y disfrutar tu vida.

CAPÍTULO 12

Cambios en la salud sexual

La menopausia no es motivo para dejar de tener sexo. Las mujeres pueden tener relaciones sexuales satisfactorias e intimidad, y en realidad lo disfrutan hasta una avanzada edad.

Dicho lo anterior, es común enfrentar algunos retos en el camino. La transición a la menopausia puede causar cambios en tu deseo sexual y en tu vagina y generar emociones relacionadas con tu propia sensualidad. Otros aspectos del envejecimiento pueden complicar también tu vida sexual. Y factores como la depresión, la presencia de tu pareja y qué tan importante haya sido el sexo para ti antes de la menopausia podrían tener una influencia incluso mayor que muchos cambios físicos.

El sexo podría ser lo último en tu mente ahora mismo. Si has estado mucho tiempo con tu pareja, podrías incluso sentirte agradecida de que los encuentros ardientes y frecuentes de tus años de juventud se hayan transformado en una compañía más tranquila y sencilla. Solamente recuerda que no existe ningún límite para sentirte sexy ni para ser sexual. Incluso las relaciones largas pueden beneficiarse de las mariposas en el estómago, el deseo, la espontaneidad, la diversión y la cercanía física. El sexo no es lo único que mantiene a dos personas juntas, pero sí puede ayudar a fortalecer su conexión.

Por supuesto, las mujeres sin pareja no están exentas de esta conversación. Incluso si no tienes sexo con una pareja ahora mismo, podrías continuar siendo sexual por tu cuenta y quizá decidas tener una relación sexual más adelante. Todas las mujeres merecen disfrutar el sexo mucho después de que se haya dado su último periodo menstrual si así lo desean.

EL MITO DE LA CASTIDAD EN LA MEDIANA EDAD

Casi siempre, las parejas que se besan, se quitan la ropa o tienen sexo en televisión o en las películas son adultos jóvenes. Las películas con parejas mayores son menos frecuentes. Fuera de la pantalla también podría ser difícil encontrar ejemplos de una vida sexual candente en edades más avanzadas. Muchas personas crecen creyendo que sus padres y sus abuelos no tienen sexo. Y pocos padres y abuelos hacen todo lo posible para contradecir esta creencia.

Dada la escasez de modelos a seguir, podrías creer que el sexo termina de manera natural en cierto momento. Tonterías. Lo cierto es que tus padres y tus abuelos tal vez estaban (¡o están!) teniendo relaciones sexuales. La gente puede (y lo hace) tener sexo hasta el día en que se muera. De hecho, las mujeres mayores podrían estar teniendo más sexo de lo que crees. En un estudio de más de 2 000 mujeres, casi 60 % de las que tenían 60 años de edad o más y estaban casadas o vivían con una pareja eran sexualmente activas. Incluso entre las mujeres de 80 años y más con una pareja romántica, 37 % eran sexualmente activas.

Date permiso de ser sexual hasta tus años de oro. Si necesitas ayuda, coméntalo con tu proveedor de atención médica, un psicólogo o un terapeuta de sexualidad.

CAMBIOS SEXUALES COMUNES DURANTE LA MENOPAUSIA

Si bien la creencia de que todos los adultos mayores son célibes no es cierta, existen algunos cambios genuinos que ocurren durante la menopausia capaces de alterar tu vida sexual. Para algunas mujeres, el sexo es más disfrutable. No tener que preocuparse por quedar embarazadas puede ser liberador y sensual. Algunas parejas además se quedan con el nido vacío en la misma época de la menopausia, y esto puede agregar la sensación de sentirse desinhibidos. Cuando los hijos crecen y se van de casa, pueden regresar de pronto la privacidad y la espontaneidad sexual. El sexo en el sillón por el calor del momento se vuelve de nuevo una posibilidad real, ¡incluso en plena tarde!

Sin embargo, muchas mujeres notan que piensan menos en el sexo o no lo disfrutan tanto después de la menopausia. Los cambios menopáusicos pueden contribuir a estas sensaciones. Por ejemplo, los valores más bajos de estrógenos pueden ocasionar resequedad en los tejidos vaginales y adelgazar la pared vaginal; el resultado es una penetración dolorosa e incómoda.

Además, las sudoraciones nocturnas pueden perturbar tu sueño y dejarte demasiado exhausta o sudorosa como para querer tener sexo. Los cambios emocionales te pueden hacer sentir demasiado estresada para tener una relación sexual. Y el incremento de peso quizá te haga sentir incómoda con tu imagen corporal en relación con el sexo.

¿Cómo puedes saber si tienes un problema? No hay una cifra mágica de veces que debas tener sexo a la semana. La clave real es que los cambios sexuales te estén molestando a ti y a tu pareja. Si estos cambios sexuales relacionados con la transición de la menopausia te molestan o provocan tensión en tu relación, existe un problema y es momento de enfocarte en las soluciones.

Éste es un resumen de algunos de los problemas sexuales más comunes que ocurren en esta época.

Menos deseo sexual (poca libido)

Las fluctuaciones en tu deseo sexual son una parte normal de toda relación y de cada etapa de tu vida. Es común sentirte acelerada al inicio de una nueva relación o durante un viaje romántico. Por otro lado, tu deseo sexual podría disminuir después de tener un bebé o aburrirte con una relación.

Debes saber que se presentan dos clases de deseo sexual. Una es el deseo espontáneo, es decir, el interés biológico o el apetito sexual. Con este tipo de deseo podrías tener pensamientos sexuales después de ver películas apasionadas y querer incitar a tu pareja a tener sexo. El otro tipo de deseo se llama *deseo receptivo*. En éste, el sexo no está en tu mente, pero los ingredientes están frente a ti para que estés dispuesta cuando tu pareja lo inicia o cuando surjan las circunstancias correctas.

El deseo espontáneo depende mucho de las hormonas y puede desplomarse en algunas mujeres cuando los valores hormonales cambian durante la menopausia. Los hombres también experimentan una disminución del deseo espontáneo con la edad, pero sucede a un índice mucho más lento, más bien como un goteo.

Si tu deseo espontáneo por el sexo disminuye puede ser difícil recuperarlo. Pero puedes compensar cualquier pérdida del deseo espontáneo maximizando tu deseo receptivo. ¿Cómo? Al optimizar todos los ingredientes que fomentan tu disposición a tener sexo. Estos ingredientes son diferentes para cada mujer y cambian con el tiempo, pero por lo general entran en cuatro categorías: cuestiones biológicas, psicológicas, de pareja y de vida.

Lee la lista en la página 130 y revisa cualquier tema que esté dañando tu voluntad de ser sexual. Agrega algunos factores por tu cuenta. Pregúntate: ¿cuáles son las cosas que destacan en esta lista? ¿Cuáles son las cosas que son un obstáculo para que yo sea sexual? ¿Podría disfrutar la actividad sexual si cualquiera de estas barreras desapareciera? Por ejemplo, ¿dejarías ir todo lo demás si te sintieras de nuevo cerca de tu pareja, o si no tuvieras dolor durante la penetración?

Crea un plan para atender todo lo que te apaga y saca toda la ventaja que puedas a tu deseo receptivo. Cuando tu deseo espontáneo funcionaba es probable que este acercamiento consciente al sexo no fuera necesario, pero ahora es elemental para recalcular la ecuación de tu libido. Como parte de tu plan, visita a tu proveedor de atención médica para identificar cualquier condición de salud o los fármacos que podrían estar frenando tus deseos.

Asimismo, asegúrate de comentar cómo te sientes con tu pareja. Tener poco interés sexual puede ser muy difícil en una relación. La carencia de deseo puede hacer que tu pareja se sienta rechazada, lo que lleva a conflictos o a evitar la situación. Y este tipo de confusión en la relación puede disminuir todavía más tu apetito sexual. Ayuda a tu pareja a entender cómo te sientes y a identificar cómo te puede ayudar.

Incluso si eres capaz de incrementar tu deseo receptivo, tu pareja quizá necesite iniciar un encuentro para que estés receptiva. Si éste no es tu patrón usual, tal vez debas cambiar las cosas.

Cuestiones biológicas

☐ Resequedad vaginal
☐ Dolor en el sexo
☐ Otros dolores crónicos o artritis
☐ Otros problemas de salud o enfermedades
☐ Incontinencia
☐ Problemas de sueño
☐ Poca energía o fatiga
☐ Bochornos
☐ Enfermedad cardiovascular
☐ Efectos secundarios de los medicamentos
☐ Otro: _____

Cuestiones de pareja

☐ Conflictos de pareja no resueltos
☐ Estimulación sexual inadecuada
☐ Pérdida de interés de la pareja en el sexo o disfunción sexual
☐ Interés renovado de la pareja en el sexo
☐ Falta de cercanía emocional o conexión
☐ Poca comunicación
☐ Falta de privacidad
☐ Agendas conflictivas
☐ Otro: _____

Cuestiones psicológicas

☐ Ansiedad
☐ Depresión
☐ Estrés
☐ Experiencias sexuales no deseadas
☐ Poca autoestima
☐ Mala imagen corporal
☐ Abuso de sustancias
☐ Otro: _____

Cuestiones de vida y socioeconómicas

☐ Estrés por cuidar a alguien
☐ Fechas de entrega en el trabajo
☐ Agendas ocupadas
☐ Educación sexual limitada
☐ Conflictos por valores personales, familiares o religiosos
Otro: _____

Problemas con la excitación

Al igual que el deseo, la excitación también puede cambiar con la menopausia. Por *excitación* entendemos lo preparada que estás para tener sexo. Durante la excitación, tu respiración y tu ritmo cardiaco se aceleran, tus pezones cosquillean y se endurecen, y se eleva el flujo sanguíneo hacia tus genitales. Esto hace que tus labios vaginales, tu clítoris y la parte superior de tu vagina se inflamen en anticipación al sexo.

Para muchas mujeres, todos estos procesos quedan frustrados durante la menopausia. La disminución del estrógeno ocasiona resequedad vaginal y menos flujo sanguíneo a la vulva, el clítoris y la vagina, haciendo que la excitación tome más tiempo o sea más difícil de alcanzar.

Las sensaciones y el placer que solías experimentar durante el sexo podrían cambiar de manera relevante. Es probable que necesites un preludio más largo y mayor énfasis en la estimulación del clítoris antes de pasar a la penetración.

Cambios en el orgasmo

Además de tener problemas con la excitación, puede haber cambios en el orgasmo. En particular, el clítoris —una zona de placer crucial para muchas mujeres— se puede volver menos sensible. Si acaso llegas al orgasmo, tal vez no sea tan largo ni tan intenso como solía ser.

Puede ser frustrante si tu rutina romántica de pronto ya no es suficiente para ti. Te tranquilizará saber que no existe nada malo en ti ni en tu pareja. Es una parte normal de la transición de la menopausia. Incluso puedes considerarlo una licencia para experimentar nuevos trucos y posiciones. Además, te podrían ayudar los lubricantes vaginales y humectantes, así como los vibradores para tener esa estimulación extra.

Dolor en el sexo

El término médico para una penetración con dolor se conoce como *dispareunia*, la cual se define como un dolor genital persistente o recurrente que se presenta justo antes, durante o después de la penetración. Muchas mujeres experimentan penetraciones dolorosas en algún momento de su vida. Los tratamientos —comentados más adelante en este capítulo— se centran en la causa subyacente del dolor. Te pueden ayudar a eliminar o reducir este problema común.

Sin importar cuánto ames a tu pareja y quieras tener intimidad, el sexo nunca debería ser doloroso. Si no logras sentir alivio por tu cuenta, solicita ayuda a tu practicante sanitario.

Resequedad vaginal. Como leíste en el capítulo 2, la lubricación insuficiente es una de las primeras señales de la menopausia. Para algunas mujeres, este primer síntoma crece hasta volverse un problema grave y preocupante. Y la resequedad puede causar una gran incomodidad y dolor durante la penetración inicial.

La resequedad vaginal es, por lo común, parte de una condición mayor llamada *síndrome genitourinario de la menopausia* (SGM). Como se mencionó en la página 41, en esta condición, la piel vulvar se adelgaza y se reseca. También puede haber ardor constante, comezón, irritación e incluso goteo o sangrado. Estos signos y síntomas pueden apagar tu deseo o tu excitación y volver dolorosa la penetración.

Los humectantes y lubricantes vaginales muchas veces se utilizan como un tratamiento inicial para estas condiciones. El estrógeno vaginal o el tratamiento vaginal con prasterona (Intrarosa), una versión sintética de la hormona dehidroepiandrosterona (DHEA), se puede prescribir para los caos moderados o graves de SGM. Para las mujeres que toman terapia hormonal sistémica para controlar los bochornos u otros síntomas, a veces un tratamiento hormonal localizado sigue siendo necesario para manejar los síntomas de SGM. El medicamento oral ospemifeno (Osphena) puede ser otra opción.

Asimismo, se sugiere tener actividad sexual regular o emplear un vibrador si puedes realizar estas actividades sin dolor. La actividad sexual indolora regular, incluyendo masaje y estimulación oral, puede ser útil para elevar la excitación y promover el flujo sanguíneo hacia el área genital, lo cual ayuda a rejuvenecerla.

Vulvodinia. El dolor crónico en el área alrededor de la apertura de tu vaginal (vulva) sin ninguna razón física aparente se llama *vulvodinia*. El dolor, el ardor, el picor o la irritación relacionada con la vulvodinia puede ser constante u ocasional, y puede durar meses o hasta años. Quizá sientas el dolor en toda tu zona vulvar (generalizado), o podría

estar focalizado en cierta área, como la abertura de tu vagina (vestíbulo). Esto último se llama *vestibulodinia*. Los síntomas pueden hacerte sentir tan incómoda, que sea difícil pasar largos periodos sentada y el sexo sea impensable.

El tratamiento depende de la gravedad de los síntomas, pero muchas veces comienza con medidas de autocuidado. Evita cualquier irritante vaginal, como jabones, detergentes, hojas de secado, toallitas húmedas, perfumes, duchas vaginales, espermicidas, papel sanitario perfumado, baños de espuma y lubricantes vaginales saborizados o calientes. La ropa interior ajustada y de nailon también podría ser un problema, porque restringe el flujo de aire a tu zona genital y provoca un incremento en la humedad e irritación. Cambia a ropa interior de algodón y considera dormir sin calzones para promover la ventilación y que la zona esté seca. Limpia el área afectada sólo con agua y aplica un emoliente sin conservadores, como simple vaselina, para crear una barrera protectora. Las compresas frías o los baños con agua caliente también ayudan.

Podrías necesitar lubricantes vaginales y humectantes para que el sexo sea más confortable. La lidocaína tópica también es una opción. Tu médico podría sugerir que apliques este medicamento adormecedor antes de la actividad sexual o cuando sea necesario para ayudar a tu comodidad. Para casos moderados o graves que no respondan a estos tratamientos, podría ser necesario considerar fármacos tópicos u orales para el dolor crónico, terapia física del suelo pélvico o incluso cirugía. Controlar el dolor toma tiempo, hasta seis semanas o más. Podrías necesitar la ayuda de un ginecólogo o un especialista en salud femenina para descubrir la combinación correcta de tratamientos para ti.

Otras condiciones y cirugías. Muchas condiciones y efectos secundarios de cirugías pueden provocar dolor en el sexo. El dolor con la penetración inicial se puede deber a las cicatrices del corte hecho durante el parto para agrandar el canal (episiotomía) o a una infección en tu zona genital o tu tracto urinario. El dolor profundo puede deberse a las cicatrices por cirugías pélvicas, incluyendo histerectomía, o por tratamientos para el cáncer. Muchas condiciones ginecológicas quizá sean las culpables, como la disfunción del suelo pélvico. Colabora con tu proveedor de atención médica para identificar y tratar la causa de tu dolor.

RELACIONES LÉSBICAS

Navegar el sexo en la menopausia podría ser de modo considerable más difícil para las parejas lesbianas que para las heterosexuales. A menos de que haya una diferencia de edad considerable, ambas mujeres podrían llegar a la menopausia al mismo tiempo. Se presentan muchas experiencias de vida que es divertido compartir con tu pareja, pero la menopausia podría no ser una de ellas.

Si tu pareja y tú experimentan al mismo tiempo síntomas menopáusicos —entre ellos, problemas para dormir, irritabilidad, aumento de peso y resequedad vaginal—, podría estresar mucho su relación. Además, es posible que las dos pierdan su deseo sexual espontáneo al mismo tiempo cuando bajen sus valores de estrógeno. Así que nadie está proponiendo tener relaciones.

Si te encuentras en este caso, es importante que tu pareja y tú descubran cómo maximizar la voluntad de ambas. Un alto grado de voluntad mutua puede ayudar a compensar la pérdida del deseo espontáneo. Piensa en todas las cuestiones que podrían estar acabando con tu deseo sexual y trabaja con diligencia para eliminar esas barreras. Es útil consultar a un psicólogo o un terapeuta de sexualidad.

ESTRATEGIAS PARA TENER UN SEXO MÁS SATISFACTORIO

Sin importar qué reveses sexuales enfrentes durante la menopausia, existen muchos tratamientos. Tu proveedor de atención médica puede guiarte hacia la mejor opción para tus circunstancias, pero no hace daño probar algunas cosas por tu cuenta. Piensa en la menopausia como una oportunidad para revivir tu vida sexual y tu relación.

Medidas de autocuidado

Si tienes síntomas sexuales menores es un buen momento para empezar. También podrías emplear medidas de autocuidado para proteger tu salud sexual antes de que los síntomas inicien.

Evita los productos que irriten tu vagina. Es importante en particular para la resequedad vaginal o la irritación, pero es un buen consejo en general. Como dije antes, olvida las duchas vaginales, los baños de burbujas, las hojas de secado, las toallitas húmedas, los perfumes y otros irritantes. Recuerda que la ropa interior de nailon te puede lastimar también. Encuentra algo sexy que sea 100 % de algodón.

Practica ejercicios para el suelo pélvico (de Kegel). Estos ejercicios pueden aumentar el flujo sanguíneo hacia tu vagina y fortalecer los músculos involucrados en el orgasmo. Si necesitas ayuda para encontrar los músculos de tu suelo pélvico, corta el flujo cuando estés orinando. Pero no hagas ejercicios de Kegel mientras orinas; sólo usa esta técnica para aislar los músculos correctos. Luego, acuéstate sobre tu espalda y practica contraer los músculos durante cinco segundos y luego relajarlos otros cinco segundos. Entrénalo hasta que puedas dejar los músculos contraídos durante 10 segundos cada vez, con 10 segundos de descanso. Repítelos tres veces al día. Cuando ya hayas dominado la técnica, puedes realizar ejercicios de Kegel discretamente en casi cualquier parte.

Ejercicio. La actividad física puede elevar tu energía, subirte el ánimo y sumar a que te sientas bien con tu cuerpo.

Evita el tabaco y el alcohol. Fumar cigarros puede reducir el flujo sanguíneo a la vagina y contribuir a la resequedad vaginal. El alcohol puede desacelerar tu respuesta biológica sexual. Tal vez creas que el alcohol te ponga de buen humor, pero el resultado puede ser lo opuesto.

Modifica tu actitud. Recuerda que tu cerebro es el órgano sexual más poderoso. Enfócate en tu actitud y tu forma de pensar sobre el sexo.

Amplificadores de la intimidad

Los estudios demuestran que las mujeres posmenopáusicas muchas veces tienen mejor sexo y con mayor frecuencia, así como menos síntomas sexuales cuando tienen una nueva pareja. Esto subraya el hecho de que la novedad, la emoción y la cercanía emocional pueden aumentar la intimidad sexual. Si has estado en una relación desde hace tiempo, enfócate en reavivar un poco de la magia con tu pareja:

Vuelve a tu pareja una prioridad. Tomen el tiempo de disfrutarse uno al otro y alimentar su relación. Den un paseo largo o salgan juntos a andar en bicicleta. Salgan en una cita a cenar a su restaurante favorito. Resuelvan juntos el crucigrama de los sábados. Cualquier cosa que disfruten es un buen preámbulo. Incluso un beso en la mañana, un intercambio de textos graciosos a mediodía, una caminata en la noche o una cena compartida te pueden ayudar a sentirte más conectada con tu pareja, lo que a su vez crea una mejor intimidad sexual.

Vuelve el sexo una prioridad. Intenta tener sexo con más frecuencia. Planea un viaje de dos días para que tengan tiempo de redescubrirse uno al otro sin las distracciones de la casa y el trabajo. O aparta tiempo estando en casa cuando ambos quieran tener sexo. Eso puede implicar cambiar tu agenda para que puedas tener sexo en la mañana, cuando los dos ya descansaron.

En general, tu vagina perderá elasticidad si no la usas. La actividad sexual regular puede elevar el flujo sanguíneo de tu vagina y conservar la salud de los tejidos. Sólo recuerda que no deberías tolerar el sexo doloroso. Si te duele una penetración, prioriza otras maneras de ser sexual mientras tratas la fuente de tu dolor.

Comunica tus necesidades. Toma el tiempo necesario para comprender los cambios físicos y emocionales que tu pareja y tú están viviendo, y cómo afectan sus necesidades sexuales. Deberían poder hablar de sexo, así como charlan acerca de las finanzas o de la casa. Sin embargo, tanto los hombres como las mujeres muchas veces tienen dificultades para expresar sus preferencias sexuales en voz alta. Si te cuesta trabajo hablar de tus deseos y necesidades, empieza expresando qué no quieres. ¿Qué posiciones ya no se sienten bien? ¿A qué hora del día preferirías tener sexo? Suele ser una forma más simple de empezar a hablar de sexo y la conversación puede ampliarse desde ese punto.

Una buena comunicación sexual es el proceso de darte cuenta de que puedes compartir tus deseos con tu pareja sin juicios. Hablar con tu pareja puede fortalecer su relación sexual y su conexión en general. Una buena comunicación también se vincula con una satisfacción sexual mayor. Si necesitas ayuda, agenda una cita con un psicólogo o un terapeuta de sexualidad.

Tómalo con calma. Si tu pareja quiere tener sexo tan pronto como tiene una erección, tal vez te prives de ese juego previo más prolongado que necesitas para sentirte excitada y satisfecha. Prueba bajar la velocidad.

Si no estás segura de cómo hacerlo, prueba con ejercicios de focalización sensorial, los cuales involucran una serie de actividades de tacto progresivas, diseñadas para ayudar a crear intimidad. Los ejercicios de focalización sensorial por lo general siguen varias fases. En las primeras, tu pareja y tú se enfocan en tocarse y acariciarse de manera mutua, así como explorar las sensaciones y las emociones que sienten. En una fase posterior, podrían añadir actividades sexuales sin penetración, seguidas de actividades sexuales con penetración en la fase final. Los ejercicios de focalización sensorial son una buena forma para que tu pareja y tú agenden tiempo íntimo y de calidad juntos. Los ejercicios eliminan de modo deliberado la presión de la penetración y el orgasmo, y ayudan a sentirse más cómodos con la intimidad física. Consulta las páginas 134-135 para instrucciones.

Aventúrate más allá de lo usual. Prueba nuevas posiciones sexuales o en diferentes lugares de tu casa… o fuera de la casa (tal vez en un hotel, tu jardín o la parte trasera de tu auto). Compra lencería nueva. Planea una sorpresa erótica, como un baño para dos a la luz de las velas o una película erótica. Reaviva tu sentido de la aventura y la emoción.

Amplía tu definición de sexo. Muchas parejas heterosexuales definen el sexo como una penetración del pene en la vagina. Es una definición muy escueta. Existen muchas otras formas de ser sexual y sensual.

Si tienes dolor vaginal y tu pareja tiene problemas de erección, tendrán que replantear lo que el "sexo" significa para su relación. Si no tienen problemas con la penetración, aun así podrían disfrutar extender sus horizontes con la edad.

¿Necesitan ideas? Una corta lista podría incluir dar o recibir un chupetón, hacer cosquillas, dar masajes, montarlo vestidos, masturbarte enfrente de tu pareja, masturbación mutua, sexo oral, sexo manual (con manos o dedos) o permitir que tu pareja eyacule en tu abdomen. Morder, dar nalgadas, vendar los ojos, utilizar juguetes y objetos que restrinjan el movimiento pueden ser parte de un encuentro sexual satisfactorio sin penetración. No "llegar hasta el final" no tiene por qué implicar que la película sea apta para todo público. De hecho, quitar la penetración de la lista puede obligarlos a ser más atrevidos y creativos, lo que también puede aumentar la excitación.

Compartan la labor de tener buen sexo. Si estás teniendo síntomas de menopausia, podrías estar exhausta en la "tarea" de descubrir cómo rehabilitar tu vida sexual. Comparte la carga con tu pareja. Divide las tareas de comprar lubricantes o un vibrador, o de agendar la cita con un terapeuta de sexualidad. Se necesitan dos para bailar un tango.

Lubricantes, humectantes y vibradores

Muchas parejas consideran que los lubricantes son básicos para el sexo en la mediana edad. Si no has necesitado uno antes, que no te dé pena probarlo ahora. Depender de algún lubricante adecuado no es un fracaso de tu parte ni de la de tu pareja.

Los lubricantes vaginales disminuyen la fricción relacionada con el tejido genital delgado y seco. Son una forma efectiva de aportar alivio temporal para la resequedad vaginal y el dolor antes y durante el sexo.

Aléjate de los lubricantes a base de aceite (como la vaselina o el aceite de bebé); pueden provocar irritación vaginal y no son compatibles con los condones de látex. En cambio, elige lubricantes a base de agua o silicona. La versión de silicona dura más y suele ser más resbalosa, lo que puede ser bueno si tienes una resequedad vaginal fuerte. Los lubricantes de silicona son mejores para jugar en el agua y para el sexo anal. Sin embargo, si empleas un juguete sexual de silicona, el lubricante de silicona puede degradarlo. Inclusive, la lubricidad extra y duradera de un lubricante a base

EJERCICIOS DE FOCALIZACIÓN SENSORIAL

Los ejercicios de focalización sensorial pueden ser una herramienta para ayudar a las parejas a sentirse conectadas y reavivar o extender la sensualidad. La meta no es experimentar sensaciones eróticas o siguiera sensaciones de placer. En cambio, la idea es que aprendas de tus propias respuestas y sensaciones corporales. Además, contribuye a que permanezcas enfocada en tu cuerpo cuando tu mente se encuentra activa o está distraída.

Aunado a ello, la focalización sensorial te puede ayudar a aceptar tanto el dar como el recibir. Muestra que tocar a tu pareja puede ser tan íntimo como una penetración... y a veces hasta más. Con el paso del tiempo, una pareja puede experimentar sensaciones eróticas que surgen de un tacto sin presión. Pero en las primeras etapas de la focalización sensorial, detalladas a continuación, intenta que no se convierta en una experiencia sexual.

Instrucciones para la focalización sensorial

1. Aparta una hora de total privacidad cuando no te sientas cansada.
2. Crea un ambiente para la relajación sentándose juntos en el sofá, quizá compartiendo una comida. Está bien poner música y bajar un poco la intensidad de la luz.
3. La temperatura debe ser agradable.
4. No se aconseja beber alcohol ni usar drogas recreativas.
5. Deben tener tan poca ropa como sea posible, los dispositivos deben estar apagados y las mascotas en otra parte.
6. Relájense juntos primero, luego uno acariciará al otro entre 5 y 15 minutos, y luego cambien. Utilizando las manos y los dedos nada más, enfoca tu atención en cómo se siente la temperatura, la textura y la presión conforme tocas a tu pareja siguiendo tu interés, no su placer.
7. Háganlo sin palabras, con besos o contacto de cuerpo entero.

Presten particular atención a:

Temperatura. ¿Dónde se siente más caliente o más fría tu pareja? ¿Cambia eso?

Textura. Del cabello, de la piel. ¿Dónde se sienten más suaves o más ásperos? ¿Cuáles son sus texturas?

Presión. ¿Cómo se siente cuando empleas un tacto más firme o más ligero?

Consejos para el que da

1. Coloca tu cuerpo para que toque de manera cómoda el de tu pareja.
2. Empieza diciendo "Me gustaría tocar ahora". El receptor puede decir que no, pero él o ella debe establecer entonces otro momento.
3. Concéntrate en tus propias sensaciones y sentimientos, en lugar de los de tu pareja. Confía que tu pareja te protegerá de hacer cualquier cosa incómoda comunicándotelo... de manera no verbal de ser posible.
4. Cualquier divagación dirígela de vuelta a la temperatura, la textura y la presión.
5. Toca el tiempo suficiente para superar cualquier sensación inicial de incomodidad, pero no tanto que se vuelva cansado o rutinario (por lo menos 3 o 5 minutos).

Consejos para el que recibe

1. Relájate lo más posible. Empieza en cualquier posición que sea cómoda y muévete como gustes.
2. Enfócate en las sensaciones que brotan y que no te preocupe lo que tu pareja esté experimentando. No te dejes llevar por distracciones y protege a tu pareja reconociendo —de una manera no verbal si es posible— que algo es psicológica o físicamente incómodo.

Después del intercambio de tactos, pasen tiempo en pareja hablando de la experiencia.
Los ejercicios de focalización sensorial deben ser una prioridad 1 o 2 veces a la semana.

de silicona podría ser disfrutable para ti, pero tal vez afecte la erección de tu pareja, sobre todo si tiene problemas con disfunción eréctil. En estos casos, los lubricantes a base de agua son mejores.

Muchas mujeres dudan en usar lubricantes porque creen que hacer una pausa para preocuparse por un gel puede acabar con el momento. Sin embargo, existen muchas formas de hacer que una lubricación adecuada sea parte de tu actividad sexual, en lugar de una interrupción del evento principal. Para mejores resultados, lubrica tu vagina, tu vulva y el pene de tu pareja antes del sexo. Experimenten aplicando lubricante uno en el otro como parte de su excitación. Tu pareja disfrutará viéndote aplicar el lubricante.

Si presentas resequedad vaginal, SGM, problemas de excitación o dolor durante el coito, podrías necesitar además un humectante vaginal. Aplica el producto varias veces a la semana para humectar los tejidos vaginales con el tiempo. Esto ofrecerá un alivio a la resequedad vaginal a largo plazo. Sin embargo, aun así, necesitarás lubricante vaginal justo antes del sexo.

Los vibradores son otra cosa que guardar en el cajón de tu mesita de noche, junto con el lubricante. Conforme tu vagina y tu clítoris son menos sensibles con el tiempo, podrías necesitar más estimulación para excitarte y llegar al orgasmo. Aquí es cuando se vuelve útil tener un vibrador.

Busca una versión de silicona con pilas que se pueda utilizar para estimulación interna y externa. Pruébalo por tu cuenta antes de llevarlo a la cama con tu pareja. No existe una manera equivocada de usar un vibrador. Puedes pasarlo por toda tu vulva, los muslos, el clítoris y cualquier otra zona erógena. Experimenta con distintas velocidades en varias zonas de tu cuerpo para saber qué es lo que te gusta. Si tienes un vibrador a prueba de agua, la tina puede ser un espacio relajante y privado donde practicar. Una vez que te sientas cómoda, incluye el vibrador en tu relación y enséñale a tu pareja qué te gusta. Cuanto más practiques por tu cuenta y más le enseñas a tu pareja, más fácil será que llegues al orgasmo. Además, puedes emplear el vibrador para estimular a tu pareja.

Si los vibradores te parecen un poco atrevidos o te preocupa que no se alineen con tus valores, piénsalo un poco. ¿Cuáles son tus valores sexuales? ¿Valoras la monogamia? ¿Valoras el placer sexual mutuo? ¿Qué más? Elabora una lista de tus valores y piensa si un vibrador puede ser parte de ella o no.

Muchas mujeres deciden que usar un vibrador con una pareja monógama, en una forma disfrutable y consensuada, se alinea con sus valores sexuales.

MEDICAMENTOS

Si no puedes obtener suficiente alivio con los demás métodos, podrías necesitar un fármaco de prescripción. Muchas medicinas para los síntomas sexuales también son remedios de otros síntomas de la menopausia y se comentaron a detalle en los capítulos 6 y 7. Pero incluimos un breve resumen.

Estrógeno

Dado que la disminución del estrógeno se encuentra en el corazón de la resequedad vaginal relacionada con la menopausia, no es de extrañar que el estrógeno ayude a restaurar la humedad vaginal y disminuya el dolor en el sexo. No está claro si el estrógeno contribuye a estimular la libido ni el deseo sexual.

El estrógeno se puede suministrar por todo el cuerpo (de forma sistemática) con una píldora, un parche, en atomizador o en gel. Sin embargo, existen algunos riesgos vinculados con el estrógeno sistémico. Como resultado, se suele reservar para las mujeres que lo requieren para tratar otros síntomas de menopausia como los bochornos y las sudoraciones nocturnas.

Si la resequedad vaginal es tu único síntoma, una mejor opción es una dosis pequeña de estrógeno concentrado justo donde lo necesitas: en la forma de crema vaginal o un supositorio de liberación lenta o un anillo que colocas en la vagina. Todas estas formas pueden restaurar el flujo sanguíneo a la vagina y mejorar la flexibilidad y la elasticidad de los tejidos vaginales de posmenopáusicas. Un estrógeno vaginal de baja dosis también puede revertir el adelgazamiento y la resequedad, y dar alivio a un plazo mayor que los lubricantes o humectantes vaginales. Todos estos beneficios vienen sin los riesgos asociados con el estrógeno sistémico. Necesitarás una prescripción para cualquier forma de estrógeno vaginal.

Una crema vaginal se aplica en la vagina en cantidades pequeñas, diariamente las primeras dos semanas y luego 2 o 3 veces a la semana. Es mejor evitar su uso un par de horas antes de tener sexo con tu pareja. Podrías utilizar de todas maneras un lubricante vaginal justo antes del coito.

Con el dedo o con un aplicador, introduces en tu vagina una cápsula de gel o una tableta. De inicio, una nueva cápsula o tableta se inserta una vez al día durante dos semanas, luego dos veces a la semana. La cápsula o la tableta se disuelve en el interior de tu vagina.

Un anillo vaginal de baja dosis se inserta en la vagina y se usa durante tres meses; luego se retira y se reemplaza. (*Nota*: también existe un anillo que suministra una dosis sistémica de estrógeno. No confundas un anillo vaginal de baja dosis con un anillo de estrógenos sistémico.)

Otra opción es el medicamento ospemifeno (Osphena). Éste está aprobado para tratar el dolor moderado o grave durante el sexo provocado por la resequedad vaginal. El ospemifeno es un modulador selectivo de los receptores de estrógeno (MSRE) que de ciertas maneras actúa como el estrógeno sobre la pared vaginal. Pero los riesgos no son necesariamente los mismos y un efecto secundario podrían ser los bochornos.

Dehidroepiandrosterona (DHEA)

La DHEA es una sustancia natural producida por tu glándula suprarrenal y tus ovarios que el cuerpo transforma en estrógeno y testosterona. Las preparaciones vaginales de DHEA han demostrado ser efectivas para tratar la resequedad vaginal. La FDA aprobó un inserto vaginal de DHEA, la prasterona (Intrarosa). Se inserta de noche.

Sin embargo, hay poca evidencia sólida sobre los suplementos orales de DHEA o los productos disponibles sin prescripción, los cuales se publicitan con propiedades antienvejecimiento y estimulantes del deseo sexual.

Vale la pena mencionar que si intentas reforzar tu excitación sexual al mismo tiempo que alivias la resequedad, también necesitarás encontrar y tratar otras causas potenciales, como el estrés o la ansiedad.

Testosterona

De forma tradicional, la testosterona se considera la hormona sexual masculina, pero también se encuentra presente en las mujeres, en pequeñas cantidades. Se ha visto que la testosterona mejora el interés en el sexo, el deseo y los orgasmos en algunas posmenopáusicas.

Los parches y geles de testosterona de prescripción que se desarrollan para los hombres contienen dosis muy elevadas para las mujeres. Sin embargo, la testosterona tópica sí se recomienda para las mujeres en una circunstancia en específico: si se les diagnosticó poco deseo sexual sin ninguna causa subyacente. Se ha visto que es eficaz para este uso.

Siguen existiendo dudas sobre la seguridad y efectividad de la testosterona a largo plazo para las mujeres. Por tal motivo, no se recomienda para la mayoría de las mujeres en la menopausia.

Flibanserina

La FDA aprobó en 2015 la flibanserina (Addyi) para tratar un pequeño selecto grupo de mujeres premenopáusicas que tenían un diagnóstico de poco apetito sexual. En estas mujeres, el interruptor simplemente está apagado por ningún motivo evidente. El fármaco no se recomienda para mujeres que toman algunos medicamentos que se metabolizan en el hígado o que tienen problemas hepáticos. Y se debe esperar dos horas antes de tomarla si hubo consumo de alcohol.

CUANDO TU PAREJA TIENE DISFUNCIÓN ERÉCTIL

La disfunción eréctil (impotencia) es la incapacidad de tener y mantener una erección lo bastante firme para tener sexo. Es común en los hombres mayores.

Si tienes la fortuna de no tener problemas sexuales por tu cuenta, la disfunción eréctil de tu pareja podría representar un problema, dejándolos a ambos frustrados e insatisfechos.

La disfunción sexual en cualquiera de los dos también puede contribuir a los problemas de excitación y orgasmo del otro. Se puede volver un ciclo. Tratar los problemas de erección de tu pareja es un paso fundamental para mejorar tu satisfacción sexual.

Irónicamente, la cura puede presentar su propia problemática. Si no has tenido sexo durante un tiempo por la disfunción eréctil, la vagina podría haber perdido cierta elasticidad y lubricación. Tal vez no estés tan lista para el sexo como tu pareja. Tu pareja y tú necesitan reiniciar poco a poco y reaprender cómo ser activos sexualmente de modo que sea placentero para ambos.

SEXO SEGURO

El sexo apasionante de una nueva relación no depende de la edad: puedes dejarte llevar por el momento a los 55 igual que a los 25. Pero si tienes sexo de cualquier clase con nuevas parejas sexuales o con una persona que tiene otras parejas, la protección es una prioridad.

De hecho, si ya pasaste por la menopausia y no utilizas alguna forma de estrógeno, tu tejido vaginal podría ser todavía más vulnerable a las infecciones de transmisión sexual (ITS) que antes de la menopausia. Esto se debe a que las paredes vaginales son más delgadas y más delicadas después de la menopausia, dejándolas susceptibles a pequeños desgarres y cortes que actuarán como vías de acceso para las infecciones.

Asegúrate de tomar medidas para tener sexo seguro:

Realízate análisis de ITS y comunícate abiertamente. Lo ideal es que ambos se hagan estas pruebas antes de tener sexo. Si eso no va a ocurrir, es crucial platicar del historial sexual de ambos con tu pareja.

Insiste en que las parejas masculinas siempre usen un nuevo condón de látex para cada acto sexual. Hazlo hasta que estés segura de que tu pareja no tiene enfermedades y su relación haya evolucionado a largo plazo, mutuamente monógama. Los condones no son a prueba de todo, pero son muy efectivos para reducir la transmisión de algunas ITS cuando se usan de modo correcto.

Usa una barrera bucal. Una barrera bucal es un cuadrado delgado de látex que colocas encima de tu vagina para disfrutar del sexo oral sin intercambiar fluidos corporales. Se debería utilizar para sexo oral con parejas tanto femeninas como masculinas.

Hazte un examen médico anual y análisis de ITS. Las infecciones sexuales muchas veces no dan signos ni presentan síntomas hasta que se desarrollan complicaciones graves, así que hacerte análisis con regularidad es la mejor manera de detectar un problema. Además, comenta con tu médico sobre otras formas de protegerte de las ITS. Podrías necesitar un Papanicolau y un análisis de VPH, o una vacuna de hepatitis B si la tuya no está actualizada.

Limita tus cocteles. Es más probable que asumas riesgos en el sexo cuando te encuentras bajo la influencia del alcohol.

Vyleesi

La inyección de bremelanotida (*Vyleesi*) es otro medicamento de prescripción para estimular la libido de las mujeres, aprobado por la FDA en 2019. Puede tratar la carencia de apetito sexual en ciertas mujeres que no tengan otros problemas que sumen a su poco deseo sexual. Sin embargo, sólo está aprobado para mujeres premenopáusicas.

SÉ PACIENTE CONTIGO MISMA

La respuesta sexual femenina es complicada. El deseo sexual de las mujeres depende no sólo del flujo sanguíneo ni de cuestiones biológicas, sino psicológicas, de pareja y de vida. Incluso, la respuesta sexual de la mujer es mucho más subjetiva y menos medible que la calidad de una erección en el pene. Así que, mientras se prueban nuevos tratamientos potenciales, lograr un efecto sexual significativo podría implicar cosas distintas para diferentes mujeres.

Intenta ser paciente. Si toda la industria farmacéutica no ha podido encontrar una cura absoluta para la disfunción sexual de la mujer, no puedes esperar a que seas capaz de remediar todos tus problemas de la noche a la mañana.

Toma tiempo identificar tus síntomas y probar varias medidas de autocuidado y otros tratamientos. Puedes seguir teniendo sexo satisfactorio mucho después de la menopausia, sobre todo si estás dispuesta a ajustar tus ideas sobre el sexo y probar cosas nuevas. Tal vez no sea lo mismo como en tus años de juventud, pero todavía tiene el potencial de ser espectacular.

CAPÍTULO 13

Cuestiones pélvicas

La hormona estrógeno tiene amplios efectos. Durante la perimenopausia y la menopausia, cuando la producción de estrógeno comienza a decaer, ocurre una cascada de cambios en el cuerpo de la mujer. Además de las condiciones comentadas en capítulos anteriores, la menopausia puede conducir a cambios en tu sistema urinario, dando como resultado problemas de control de vejiga y una mayor susceptibilidad a infecciones del tracto urinario. Si no tuviste antes problemas de vejiga, esto puede ser frustrante.

Por fortuna, hay muchas opciones para tratar y manejar las condiciones urinarias. Los problemas relacionados con la vejiga de ninguna manera deberían detenerte ni interferir con tu vida diaria.

Mientras tanto, otras condiciones que dañan a las mujeres durante sus años reproductivos, como los fibromas uterinos y el sangrado menstrual abundante, suelen mejorar durante la perimenopausia y la menopausia. Si sigues experimentando sangrado vaginal, presión pélvica o dolor durante la menopausia, es importante consultar a tu proveedor de atención médica para encontrar la causa de tus síntomas.

UNA LECCIÓN DE ANATOMÍA

Para comprender mejor la incontinencia urinaria y otras condiciones pélvicas es necesario tener un conocimiento básico de los principales órganos y estructuras.

Tracto urinario

Tu tracto urinario tiene dos partes principales: la superior y la inferior. El tracto urinario superior consta de dos riñones, cada uno conectado a un largo tubo muscular llamado *uréter*. Los riñones son el sistema de filtración número uno

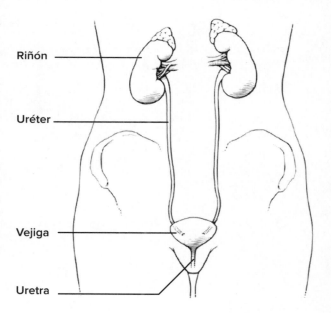

Riñón

Uréter

Vejiga

Uretra

El tracto urinario superior consiste en dos riñones, cada uno adherido a un tubo muscular largo llamado *uréter*. Tu tracto urinario inferior abarca la vejiga y dos bandas musculares en forma de anillo llamadas *esfínteres uretrales*.

del cuerpo: eliminan el exceso de líquidos y los desechos de tu torrente sanguíneo para generar orina. Los uréteres conducen la orina a la vejiga, entregándola en pequeñas cantidades constantes.

Tu tracto urinario inferior consiste en la vejiga, un tubo delgado de drenaje en la base de la vejiga, llamado *uretra*, y dos bandas de músculo en forma de anillo en la junta de la vejiga y la uretra, llamadas *esfínteres uretrales interno* y *externo*. Los nervios envían señales de tu vejiga al cerebro para hacerte saber cuándo está llena. Tu cerebro le responde a tu vejiga cuando es tiempo de orinar.

Cuando orinas, los músculos de la vejiga se contraen, empujando la orina hacia fuera de la vejiga a través de la uretra. Los esfínteres uretrales ayudan a controlar la liberación de la orina. El esfínter interno, compuesto por músculos que no puedes controlar, mantiene la uretra cerrada mientras tu vejiga está llena. El esfínter externo, operado por músculos que sí puedes controlar, ayuda a mantener cerrada la uretra hasta que llegas al baño. En ese momento, ambos esfínteres se relajan, permitiendo que la orina salga fuera de la vejiga hacia la uretra.

Músculos del suelo pélvico

Los músculos del suelo pélvico tienen una función secundaria en el almacenamiento y la liberación de la orina. Esta red de músculos simula una hamaca que se extiende desde tu hueso púbico frente a la pelvis hasta tu coxis en la base de tu espina. Los músculos inclusive se extienden de manera lateral y se adhieren al interior de tus huesos pélvicos.

Es muy importante tener músculos del suelo pélvico fuertes para que haya un funcionamiento normal de la vejiga. Cuando orinas, los músculos del suelo pélvico se relajan,

PARTE FRONTAL

PARTE TRASERA

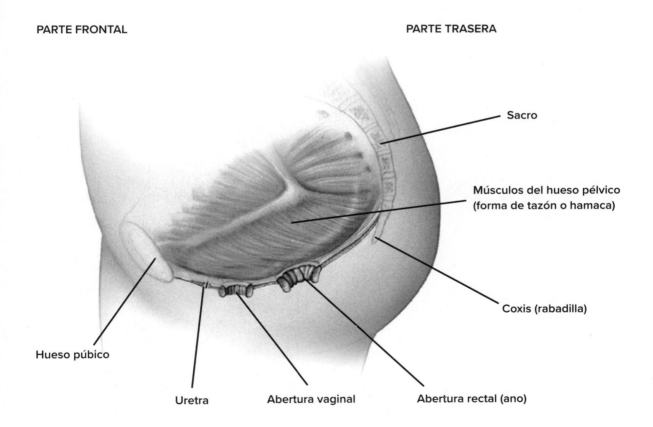

Sacro

Músculos del hueso pélvico (forma de tazón o hamaca)

Coxis (rabadilla)

Hueso púbico

Uretra

Abertura vaginal

Abertura rectal (ano)

Los músculos del suelo pélvico son una red de músculos parecidos a una hamaca que se extiende desde tu hueso púbico al frente de tu pelvis, hasta tu coxis, en la base de la espina.

permitiendo que la orina fluya de tu cuerpo con facilidad. Cuando no estás orinando, los músculos del suelo pélvico se contraen de forma ligera, manteniendo la orina en el interior. Estos músculos tienen otras funciones. Ayudan a soportar tus órganos abdominales y tu espalda, se contraen y se relajan para mantener un funcionamiento normal de la vejiga y contribuyen a que el coito sea satisfactorio y placentero. Dado que estos músculos se encuentran bajo un control voluntario, se pueden fortalecer con ejercicios.

Sistema reproductor femenino

El sistema reproductor femenino se compone de los órganos relacionados con la procreación. Se encuentran sobre todo detrás de la vejiga y justo arriba del suelo pélvico. El sistema consta de dos ovarios, dos trompas de Falopio, el útero y los genitales externos.

El sistema reproductor femenino consiste en dos ovarios, dos trompas de Falopio, el útero y los genitales externos.

Los ovarios producen las hormonas estrógeno, progesterona y testosterona, y almacenan los óvulos femeninos. Cada mes, durante la ovulación, uno de los ovarios libera un óvulo hacia la trompa de Falopio adyacente. Éste viaja por la trompa hacia el útero. El útero es un órgano en forma de pera, con paredes gruesas, compuesto sobre todo por músculos muy fuertes. Cuando un óvulo fertilizado llega al útero, se implanta en la pared uterina y se empieza a desarrollar un bebé. Si el óvulo no se fertiliza, se degrada y la pared del útero se desprende durante la menstruación. El angosto cuello uterino, el cual se abre (se dilata) para permitir el paso de un bebé, se llama *cérvix*.

Los genitales externos —el monte de Venus, los labios superiores y los labios inferiores, el clítoris y la abertura vaginal (vestíbulo)— se llaman *vulva*. Estas estructuras se componen principalmente de tejido adiposo. Además, contienen glándulas que secretan sustancias para lubricar la abertura vaginal.

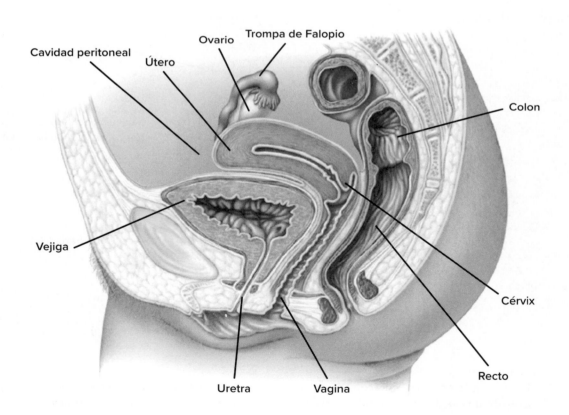

JUGO DE ARÁNDANO Y SUPLEMENTOS

Existen pruebas de que el jugo de arándano tiene propiedades para combatir infecciones y tomarlo diariamente ayuda a prevenir las ITU. En mujeres sanas que hayan tenido una ITU en el pasado, tomar una porción de 240 mililitros puede ser suficiente para ver un beneficio. Hay investigaciones más pequeñas que también sugieren que 500 miligramos de algún suplemento alimenticio de arándano puede ayudar a reducir la posibilidad de futuras ITU.

Si te gusta el jugo de arándano al 100% y sientes que te ayuda a prevenir las ITU, no hay mucho daño en que lo sigas tomando, pero cuidado con las calorías. Para la mayoría de las personas, beber jugo de arándano es seguro, pero algunas reportan malestares estomacales o diarrea.

INFECCIONES DEL TRACTO URINARIO

Las infecciones del tracto urinario (ITU) son problemas familiares para millones de mujeres. Es posible que experimentaras tu primera infección cuando te volviste sexualmente activa. Tal vez no tuviste ninguna ITU durante años después de aprender algunos pasos básicos para ayudarte a prevenirlas. Ahora, al entrar a la menopausia, tienes infecciones otra vez. ¿Por qué? Durante la menopausia y en años posteriores, algunas mujeres experimentan un incremento en la frecuencia de las ITU. Los cambios menopáusicos en los valores hormonales pueden hacer que los tejidos uretrales se vuelvan más vulnerables ante las infecciones y desde ahí se pueden extender a la vejiga.

Inclusive es más probable que experimentes ITU después de la menopausia si lidiaste con ellas de manera recurrente en tus años de juventud o si tienes alguna condición de salud que eleve tu susceptibilidad a las infecciones, como la diabetes.

Una infección concentrada en tu uretra y tu vejiga puede ser dolorosa y molesta. Sin embargo, pueden darse consecuencias graves si la infección se extiende a los riñones. Así que si presentas signos y síntomas de una ITU —una necesidad fuerte y frecuente de orinar, una sensación de ardor, que la orina se vea lechosa o tenga un olor fuerte— no los ignores.

Buscar tratamiento
Por lo regular se recetan antibióticos para tratar las ITU. El tipo de fármacos prescritos y el tiempo que deberás tomar-los dependerán del tipo de bacteria que se encuentre en tu orina y de tu salud en general. Por lo común, los síntomas pasan en cuestión de un par de días. Toma suficientes líquidos y asegúrate de completar el tratamiento entero de antibióticos que te recete tu proveedor de atención médica para asegurar que la infección desaparezca por completo.

Si las ITU se vuelven un problema recurrente, tu profesional de la salud podría sugerir un tratamiento de antibióticos más prolongado. Si tus infecciones se relacionan con la actividad sexual, te podría indicar que tomes una dosis única de algún antibiótico después de tener relaciones sexuales.

Otra opción para minimizar las ITU es la terapia vaginal de estrógenos. El estrógeno vaginal ayuda a restaurar la salud de los tejidos del tracto urinario, volviéndolos menos vulnerables a las infecciones. Además, se cree que estimulan la producción de sustancias que combaten las infecciones en la vejiga.

El estrógeno vaginal está disponible como crema, cápsula de gel o pequeña tableta que se inserta en la vagina, o en forma de anillo.

Con una terapia vaginal, una ínfima cantidad de estrógeno llega al torrente sanguíneo, pero mucho menos que con la terapia de estrógeno oral (sistémica). La absorción por lo general se da en las primeras semanas del tratamiento, cuando los tejidos están muy delgados y resecos. Después de que el tejido vaginal vuelve a estar más grueso y robusto, se considera que la absorción de estrógeno hacia el torrente sanguíneo es mínima. Como resultado, existe muy poco riesgo de efectos secundarios potenciales.

COMPRENDER LA INCONTINENCIA

Otro problema que se convierte más común alrededor de la menopausia es la incontinencia urinaria, el goteo de orina como resultado de un menor control de la vejiga. Y puede ser frustrante y vergonzoso, pero es un tema común. Y se puede tratar, así que coméntale tu situación a tu proveedor de atención médica.

Alrededor de la mitad de las mujeres de mediana edad y mayores experimentan cierto grado de incontinencia urinaria en algún momento. Inclusive, las mujeres podrían experimentar incontinencia fecal, una salida de heces.

Existen muchos motivos por los que la incontinencia sea tan común en las mujeres. Primero que nada, la uretra de una mujer es más pequeña que la de un hombre. Esto quiere decir que la orina debe recorrer una distancia mucho más corta para provocar una fuga.

Para algunas mujeres, la incontinencia se desarrolla por una combinación de los siguientes factores:

Embarazo y parto. Ambos pueden debilitar o afectar los músculos del suelo pélvico, los cuales apoyan el útero, la vejiga y el colon. El embarazo y el parto además pueden debilitar los esfínteres uretrales y el esfínter anal. Asimismo, el parto puede dañar los nervios de la pelvis, afectando la función general de los músculos del suelo pélvico. A menudo, el daño neural no se nota hasta más tarde en la vida, cuando las mujeres empiezan a perder masa muscular. El cambio en la masa muscular inclina la balanza lo suficiente como para provocar incontinencia.

Antecedentes familiares. Tu genética podría tener una influencia en el control de la vejiga. Las mujeres cuyas madres o hermanas mayores padecen incontinencia son más propensas a desarrollar incontinencia urinaria.

Menopausia. Algunos estudios sugieren un vínculo directo entre una producción más pequeña de estrógeno y el desarrollo de la incontinencia. Se cree que la disminución del estrógeno relacionada con la menopausia afecta los órganos y tejidos del tracto urinario inferior. Las paredes de la vejiga y la uretra se vuelven menos elásticas y los esfínteres uretrales (interno y externo) son menos capaces de permanecer cerrados. Pero no todos los estudios concuerdan con esta teoría. Algunos señalan el envejecimiento natural como la razón principal para que las mujeres se vuelvan incontinentes.

Sin embargo, otras investigaciones recientes sugieren que la terapia hormonal oral puede elevar el riesgo de incontinencia urinaria.

Envejecimiento. La incontinencia urinaria no es una parte normal del envejecimiento, es decir, que no se presenta de manera natural en todos los individuos, pero sí es más

TIPOS DE INCONTINENCIA URINARIA

No toda la incontinencia es igual. El goteo de la vejiga puede suceder por varios motivos.

Entre los tipos más comunes de incontinencia se encuentran:

- **Incontinencia por esfuerzo.** La orina gotea cuando ejerces presión en la vejiga por toser, reír, hacer ejercicio o levantar algo pesado.

- **Incontinencia por urgencia.** Tienes una necesidad repentina, intensa de orinar, seguida de una involuntaria pérdida de orina. Tal vez necesites orinar seguido, incluyendo a lo largo de la noche. Estos síntomas se conocen como *vejiga hiperactiva*.

- **Incontinencia por desbordamiento.** Experimentas goteos frecuentes o constantes de orina porque la vejiga no se vacía por completo.

- **Incontinencia mixta.** Tienes más de un tipo de incontinencia.

frecuente con la edad. Al envejecer, los músculos de tu vejiga y tu uretra pueden perder parte de su fuerza. Dado lo anterior, tu vejiga quizá no sea capaz de contener tanta orina como antes, lo que implica que debes orinar con mayor regularidad o tener goteo.

De igual manera, con la edad, los músculos de tu suelo pélvico podrían debilitarse, dificultando la contención de la orina. Algunas investigaciones sugieren que los músculos de tu vejiga se pueden volver hiperactivos con la edad. Una vejiga sobreactiva crea la necesidad de orinar, aun cuando tu vejiga no se encuentre llena.

Aumento de peso. En general, cuanto más peso tengas, serás más propensa a experimentar incontinencia urinaria. Tener un sobrepeso significativo presiona de más tu vejiga y los músculos, las estructuras y los nervios de alrededor, debilitándolos y permitiendo que la orina gotee, en particular cuando toses o estornudas.

Este tipo de incontinencia se denomina como *incontinencia por esfuerzo*. El sobrepeso es un problema común entre las mujeres que atraviesan la perimenopausia y la menopausia. Si has subido de peso y de pronto te encuentras lidiando con más problemas relacionados con el control de tu vejiga, podría haber una relación entre ambas cuestiones.

ALIVIAR LA INCONTINENCIA

Si tu incontinencia es más que una molestia o es lo suficientemente grave como para que te dé miedo salir de tu casa sin un cambio de ropa, existen medidas que puedes tomar para manejar o tratar el problema. El goteo urinario no es algo con lo que tengas que vivir, y no debería impedirte llevar una vida activa.

Hay una variedad de tratamientos para la incontinencia. El mejor para ti depende del tipo de incontinencia que tengas y qué tanto afecte tu vida diaria. La mayor parte de los proveedores de atención médica empiezan con tratamientos conservadores que no son invasivos o mínimamente invasivos, y con pocos efectos secundarios. Si este método no funciona, tu médico y tú podrían considerar otras alternativas de tratamiento.

Cambios en el estilo de vida

Es posible que ciertos cambios en tu rutina diaria sean el único tratamiento necesario para manejar tu incontinencia. Muchas veces, algunos cambios sencillos mejoran los síntomas.

Los tipos y la cantidad de líquido que ingieres diariamente, así como los tipos de comida que consumes, pueden influir en tus hábitos urinarios. Demasiados líquidos o muy pocos pueden llevar a una incontinencia o empeorarla. Algunos alimentos también irritan la vejiga y elevan la frecuencia urinaria, la urgencia y el goteo.

Presta atención a los líquidos. Tomar demasiados líquidos puede hacer que orines más seguido. El exceso de líquidos también abruma tu vejiga y crea una fuerte sensación de urgencia: esa necesidad de tener que ir, ¡ahora! En general, considera entre 1.2 y 1.8 litros al día (unos ocho vasos de 150 o 200 miligramos) a lo largo del día. Si te levantas varias veces a orinar en la noche, prueba beber la mayor parte de tus líquidos en la mañana y en la tarde.

Sorprendentemente, tomar muy pocos líquidos también pueden ser un problema. Esto provoca que tu orina se concentre demasiado con los productos de desecho de tu cuerpo. La orina concentrada puede irritar tu vejiga, elevando la urgencia y la frecuencia con la que necesitas orinar. También puede dejarte vulnerable a infecciones del tracto urinario.

Evita los alimentos y las bebidas irritantes. Ciertos alimentos y bebidas pueden irritar tu vejiga. La cafeína y el alcohol actúan como diuréticos, lo que significa que elevan la producción de orina. Esto puede llevar a problemas relacionados con la necesidad de ir al baño seguido y pronto.

Consumir muchas frutas ácidas y jugos —naranja, toronja, limón verde y amarillo— también irritan tu vejiga. Lo mismo que los alimentos picantes, los productos a base de tomate, el agua mineral y otras bebidas carbonatadas.

Si cualquiera de estos productos está presente de manera regular en tu dieta, intenta eliminarlos por una semana o dos, y ve si tus síntomas mejoran. Quita un alimento o una bebida a la vez para que puedas saber cuál podría estar causando problemas. Además, podría ser útil que le pongas atención a cualquier alimento que te provoque estreñimiento, ya que esto empeora la incontinencia urinaria.

Revisa tus medicamentos. Algunos, incluidos los fármacos para la presión arterial alta y cardiopatías, pueden desencadenar la incontinencia en una gran variedad de formas. Pueden relajar el músculo de la vejiga o los esfínteres de la uretra, provocar una sobreproducción de orina o causar una tos crónica que suele empeorar la incontinencia por esfuerzo. Si consideras que alguno de tus medicamentos influye en tus problemas de vejiga, coméntalo con tu proveedor de atención médica.

Pierde peso. Como dije antes, tener sobrepeso puede incrementar la presión sobre tu abdomen y las estructuras de

ASEGÚRATE DE QUE SEA EL PROTECTOR CORRECTO

Los protectores pueden ayudarte a estar seca y seguir activa mientras tomas medidas para manejar y mejorar el control de tu vejiga. Los protectores más absorbentes no son más gruesos que la ropa interior normal y puedes usarlos con facilidad bajo la ropa todos los días.

Asegúrate de comprar productos diseñados de manera específica para la incontinencia urinaria. No utilices toallas sanitarias porque no absorben la orina ni la mantienen lejos de tu piel tan bien como los protectores creados para problemas de control de la vejiga.

Asimismo, evita los protectores con fragancias y colorantes, ya que pueden irritar tu piel.

Entre los productos absorbentes para la incontinencia urinaria se encuentran forros, protectores, ropa interior desechable y reutilizable. Además de mantener la humedad lejos de tu piel, éstos ayudan a controlar el olor. Busca productos con un compuesto natural para absorber olores, como el bicarbonato.

tu pelvis, incluida la vejiga. Se ha observado que bajar de peso mejora los síntomas de la incontinencia, en particular en mujeres con incontinencia por esfuerzo. En un estudio, mujeres obesas que padecían incontinencia por esfuerzo participaron en un programa para perder peso y tuvieron una reducción de 70 % de los episodios de fugas urinarias conforme disminuía su peso.

Modificaciones conductuales

Además de medidas conservadoras, hay otras estrategias que pueden ayudar con los problemas de control urinario. Tu proveedor de atención médica podría sugerir las siguientes técnicas.

Entrenamiento de vejiga. El entrenamiento de vejiga tiene como objetivo mejorar los síntomas relacionados con la necesidad de ir al baño con frecuencia. Su propósito es retrasar las ganas de orinar cuando sientes la urgencia de ir. Podrías empezar intentando postergarla 10 minutos cada vez que sientes la necesidad de orinar. La meta es alargar el tiempo entre las visitas al baño hasta que sólo orines cada 2 o 4 horas.

Vaciado doble. El vaciado doble se emplea entre las mujeres que no se sienten capaces de vaciar sus vejigas por completo cuando orinan. El proceso involucra orinar, luego esperar unos cuantos minutos y probar de nuevo.

Viajes programados al baño. Esta técnica puede ayudar en todas las formas de incontinencia. En lugar de esperar la sensación de querer ir al baño, crea el hábito de ir cada 2 o 4 horas.

Ejercicios musculares del suelo pélvico

Una gran manera de aliviar la incontinencia —sobre todo en el caso de la causada por esfuerzo que se vuelve más común con la menopausia— es desarrollar músculos del suelo pélvico fuertes y bien coordinados. Los músculos del suelo pélvico ayudan a controlar la liberación de la orina y, lo mismo que otros músculos, se pueden debilitar con el tiempo como resultado de partos, cirugías y la edad. Al fortalecer los músculos puedes aumentar el control de la vejiga y disminuir las fugas urinarias. Cuando se hacen de forma adecuada, los ejercicios para los músculos del suelo pélvico, también conocidos como ejercicios de Kegel, son tan efectivos como los fármacos para mejorar los síntomas, si no es que más.

Cómo hacerlos. El primer paso es saber qué músculos apretar. Para encontrarlos, imagina que estás orinando y necesitas cortar el flujo de orina. Aprieta y levanta tu zona vaginal sin tensar tus glúteos ni tu abdomen. Deberías sentir un jalón hacia arriba y hacia dentro, o un cierre de tu área genital cuando aprietas. Son los músculos que quieres tensar. Una forma de descubrir si estás empleando los músculos correctos es colocar un dedo en el interior de tu vagina y luego apretar para que sientas los músculos tensarse alrededor de tu dedo.

Existen distintos tipos de ejercicios para fortalecer los músculos del suelo pélvico. Algunos promueven la resistencia muscular, mientras que otros están diseñados para una respuesta rápida.

- **Ejercicios de retención (resistencia).** Una vez que sepas qué músculos están involucrados, practica tensándolos (contrayéndolos) todos los días. Lentamente, contrae, levanta y tensa los músculos del suelo pélvico y mantenlos así durante 10 segundos. Relaja y repite. Al inicio, quizá no seas capaz de mantener la contracción durante los 10 segundos. Empieza con 1 o 2 segundos, e incrementa de modo gradual el tiempo de contracción a lo largo de varias semanas. Tu meta es hacer 10 contracciones seguidas, sosteniendo cada contracción durante 10 segundos a la vez y descansando máximo 10 segundos entre contracciones. Realiza este ejercicio tres veces al día, todos los días si es posible, pero no menos de cuatro días a la semana.

- **Ejercicios de movimientos rápidos (coordinación).** Con esta variación, contraes y liberas tus músculos del suelo pélvico sin sostener la contracción. Los aprietas con rapidez, levantas y sueltas. Hazlo 10 veces seguidas. Sería mejor que hicieras movimientos rápidos después de hacer ejercicios de resistencia. Trata de llevarlos a cabo tres veces al día.

- **Ejercicios de control de urgencia ("congela y aprieta").** Esta técnica se puede utilizar cuando sientes la urgencia repentina y fuerte de orinar. Primero, detente y quédate muy quieta. Siéntate si puedes. Contrae tus músculos del suelo pélvico y sostén 10 segundos. Respira hondo y exhala. Intenta pensar en otra cosa que no sea ir al baño. Contrae tus músculos de nuevo si lo necesitas. Cuando sientas que la urgencia ya disminuyó, camina con normalidad hacia el baño. Si la urgencia vuelve, detente y repite el ejercicio.

CUANDO LOS MÚSCULOS ESTÁN DEMASIADO TENSOS

Algunas mujeres experimentan una condición en la que sucede lo contrario. En lugar de relajarse y perder su fuerza, los músculos del suelo pélvico se tensan demasiado. Llamada *disfunción del suelo pélvico no relajado*, esta condición muchas veces se desarrolla de forma gradual. Quizá se deba a una lesión en el suelo pélvico por traumatismo o cirugía.

En ciertos casos se cree que puede ser consecuencia de contraer esfínteres de manera crónica (piensa en las enfermeras en un turno largo). Las condiciones que provocan que la penetración sexual sea dolorosa (dispareunia) podrían llevar a una tensión involuntaria de los músculos.

Los síntomas de la disfunción del suelo pélvico no relajado por lo general son dolor y problemas al defecar u orinar, dolor durante o después de una penetración sexual y dolor en la espalda baja. Algunas mujeres experimentan síntomas temprano en la vida, otras hasta más tarde. Durante la menopausia, los cambios en el suelo pélvico son comunes.

Si sientes estos síntomas, tu médico podría sugerir que consultes a un fisioterapeuta pélvico. Éste puede ayudarte a aprender cómo relajar y estirar ligeramente tus músculos del suelo pélvico.

A veces se utilizan dispositivos y procesos para poder estirar los músculos, incluyendo dilatadores y el calentamiento profundo de los tejidos (diatermia).

Cuándo hacerlos. Puedes llevar a cabo los ejercicios para los músculos del suelo pélvico en cualquier momento y lugar: de pie frente al fregadero mientras lavas los platos, en el auto de ida y vuelta del trabajo, cuando ves televisión, hablas por teléfono o en la regadera. Una forma simple de empezar es hacer tu primera ronda de ejercicios cuando te estés arreglando en la mañana; otra ronda después de la comida y la última serie de repeticiones en la noche, mientras te relajas. Si notas que se te olvida hacer los ejercicios y necesitas un recordatorio a lo largo del día, ¡hay aplicaciones para eso!

Si tienes problemas. Si te está costando trabajo identificar y contraer los músculos correctos, tu practicante sanitario te puede remitir a un fisioterapeuta pélvico. Cuando te encuentres con éste, te examinará los músculos del suelo pélvico y experimentará con diversas técnicas para ayudarte a aprender a contraerlos. Los dos harán un plan personalizado para tu tratamiento que cubra tus necesidades específicas. Las alternativas de tratamiento quizás incluyan estudio, modificación conductual, ejercicios musculares e instrucción para respirar, así como técnicas de relajación.

Beneficios. Los estudios demuestran que, si los haces de modo correcto, los ejercicios musculares del suelo pélvico pueden ser efectivos para reducir o prevenir la incontinencia urinaria cuando toses, estornudas o te ríes. Cuando sientas que vas a estornudar o toser, o sepas que vas a reír, contrae tus músculos del suelo pélvico para contener la orina. Los ejercicios además te pueden ayudar a contener la orina cuando tienes una urgencia repentina de ir al baño.

La mayoría de las mujeres comienzan a notar una mejoría después de unas cuantas semanas de practicar los ejercicios con regularidad. Es lo mismo que ir al gimnasio… ¡toma tiempo crear músculo! Si tienes una incontinencia grave, los ejercicios podrían ser menos útiles y tal vez necesites otras formas de tratamiento para aliviar tus síntomas.

Medicamentos

Algunos medicamentos se prescriben como apoyo en el tratamiento de la incontinencia. En general, los fármacos son más efectivos para reducir los síntomas de incontinencia por urgencia que los de incontinencia por esfuerzo. Se puede recomendar una clase de medicamentos llamados anticolinérgicos para calmar la vejiga hiperactiva. Algunos ejemplos son oxibutinina (Ditropan XL), tolterodina (Detrol) y solifenacina (Vesicare).

El fármaco mirabegrón (Myrbetriq) también se puede utilizar para tratar la incontinencia por urgencia. Relaja el músculo de la vejiga y puede incrementar la cantidad de orina que pueda guardar tu vejiga. Además, puede elevar la cantidad que eres capaz de orinar en una sola vez, ayudándote a vaciar tu vejiga casi por completo.

Una dosis baja de estrógeno tópico en la forma de crema vaginal, anillo, cápsula de gel o tableta se puede usar para restaurar la salud de los tejidos en la uretra y las áreas vaginales. Los estrógenos tópicos por lo general son más efectivos para disminuir los síntomas de la incontinencia por urgencia que los de la incontinencia por esfuerzo. El estrógeno oral en píldora (terapia sistémica) no es eficaz para tratar la incontinencia y en realidad puede empeorarla.

Dispositivos e inyecciones

Otros tratamientos para la incontinencia incluyen dispositivos fabricados para bloquear el flujo de orina y procedimientos para agrandar los tejidos y estructuras urinarias.

Oclusor uretral. Antes de llevar a cabo una actividad que puede provocar incontinencia, como un partido de tenis, inserta un dispositivo desechable, similar a un tampón, en tu uretra. El inserto actúa como un tapón para prevenir goteos. Lo retiras al terminar la actividad.

Pesario. Es un anillo de silicón que insertas en tu vagina y lo utilizas todo el día. El dispositivo ayuda a sostener tu vejiga, la cual descansa frente a la vagina, para prevenir la incontinencia urinaria. Podrías observar beneficios con un pesario si tienes incontinencia por vejiga o útero prolapsados, una condición en la que las estructuras se salen de sus posiciones normales y se proyectan hacia la vagina.

Agentes de carga. Se inyecta un material sintético en el tejido alrededor de la uretra. El material de carga ayuda a mantener la uretra cerrada y reduce el goteo urinario. Éste puede ser menos efectivo que otros tratamientos más invasivos, como una cirugía, y quizá necesite repetirse. Inclusive se puede usar un agente de carga alrededor del esfínter anal para ayudar con la incontinencia fecal.

Toxina onabotulínica tipo A (bótox). Las inyecciones de bótox en el músculo de la vejiga tal vez ayuden a personas con una vejiga hiperactiva. El bótox hace que la vejiga se relaje, elevando su capacidad de almacenamiento y limitando los episodios de incontinencia. Se prescribe generalmente sólo si no hubo éxito con los demás medicamentos de primea línea.

Cirugía

Si otros tratamientos no han funcionado, tal vez se pueda tratar la causa subyacente de tu incontinencia con cirugía. Existen varios procedimientos quirúrgicos a considerar, dependiendo de tus circunstancias y la gravedad de tus síntomas. La cirugía ofrece índices muy altos en la cura de la incontinencia por esfuerzo. Además, puede dar alivio a algunas mujeres con incontinencia por urgencia o incontinencia fecal.

FIBROMAS UTERINOS

Los fibromas uterinos son crecimientos no cancerígenos del útero, una condición común que muchas veces aparece durante los años fértiles. Si has lidiado con fibromas uterinos, deberías empezar a notar alivio de tus síntomas al momento de entrar a la menopausia. Durante esta etapa, cuando se detienen los sangrados menstruales y los valores de hormonas esteroideas disminuyen, por lo general mejoran los síntomas de fibromas uterinos.

Si tus síntomas persisten una vez que hayas pasado por la menopausia, consulta a tu médico. También considera que el empleo de la terapia hormonal sistémica durante la menopausia puede hacer que algunas mujeres sigan experimentando problemas relacionados con fibromas uterinos, aunque los síntomas suelen ser leves.

Los fibromas uterinos se desarrollan en el tejido suave y muscular del útero (miometrio). Una sola célula se divide de manera repetida y con el tiempo crea una masa firme y gomosa que se distingue del tejido circundante. También llamados *leiomiomas* o *miomas*, los fibromas uterinos no están vinculados con un incremento en el riesgo de cáncer de útero, pero pueden ser desagradables.

Los fibromas varían de tamaño, desde plántulas imperceptibles para el ojo humano hasta masas abultadas que distorsionan y agrandan el útero. Cada 3 de 4 mujeres tienen fibromas uterinos en algún momento de su vida. La mayoría no es consciente de los crecimientos porque a menudo no ocasionan ningún síntoma. En las mujeres que sí tienen síntomas, los más comunes son sangrados menstruales abundantes, periodos menstruales prolongados, presión o dolor pélvico, ganas de orinar frecuentes y problemas para vaciar la vejiga.

Los estudios de mujeres con antecedentes clínicos de fibromas uterinos que toman terapia hormonal para disminuir otros síntomas de la menopausia, como los bochornos, indican que la terapia por lo general provoca sólo pequeños crecimientos de fibromas y síntomas leves, o nada en absoluto. Si tienes sangrados vaginales —ya sea que estés tomando terapia hormonal o no— no lo atribuyas simplemente a los fibromas. Asegúrate de visitar a tu profesional de la salud para que lo evalúe.

SANGRADO VAGINAL

Una vez que hayas terminado la menopausia, es decir, cuando ya haya transcurrido más de un año desde tu último periodo, no deberías tener sangrados menstruales. Después de la menopausia, incluso unas cuantas gotitas no son normales. Con cualquier tipo de sangrado posmenopáusico, es importante hacer una cita con tu proveedor de atención médica.

Causas

Varias condiciones pueden derivar en sangrados vaginales pasada la menopausia. La mayor parte no son serias, pero algunas sí. De ahí la importancia de saber qué está detrás de esa hemorragia.

Alteraciones en los tejidos. La razón más común para un sagrado posmenopáusico es el adelgazamiento y la resequedad de los tejidos que componen el útero, la vagina y la vulva. Dado que las superficies de los tejidos pueden contener poca humedad después de la menopausia, sangran con facilidad. El sangrado es quizá resultado de una penetración sexual, la irritación de los tejidos o una infección. En un estudio, el adelgazamiento de los tejidos vaginales y de la pared uterina (endometrio) era el responsable de casi 60 % de los sangrados posmenopáusicos.

El adelgazamiento del tejido y la resequedad podrían empezar a molestarte durante los años previos a la menopausia, o tal vez no se vuelva un problema hasta varios años después de iniciada la menopausia. Algunas mujeres nunca lo padecen.

Pólipos y fibromas. Los crecimientos benignos, como pólipos y fibromas uterinos son otra causa de sangrado vaginal. Los pólipos uterinos son crecimientos en el interior de la pared del útero que se extienden hasta la cavidad uterina. El sobrecrecimiento celular en la pared del útero (endometrio) conduce a la formación de pólipos uterinos, también conocidos como *pólipos endometriales*, los cuales se dan con mayor frecuencia en mujeres que estén pasando o hayan terminado la menopausia, aunque también los pueden padecer mujeres más jóvenes. La causa exacta se desconoce, pero parece que los factores hormonales tienen una función.

Como mencioné antes, los fibromas uterinos son crecimientos benignos que muchas veces se presentan durante los años fértiles y tienden a desaparecer durante la menopausia. En ocasiones, sin embargo, la condición puede continuar hasta la menopausia, provocando sangrados posmenopáusicos. La principal diferencia entre los pólipos uterinos y los fibromas uterinos es que los fibromas se componen de tejido muscular y los pólipos de tejido endometrial.

Terapia hormonal. Algunas mujeres que toman estrógenos para aliviar los síntomas de la menopausia, como bochornos y problemas de sueño, experimentan un poco de sangrado vaginal mientras toman las hormonas. De hecho, el sangrado vaginal es el efecto secundario más recurrente relacionado con la terapia hormonal. Suele ocurrir justo después de empezar la terapia. Su frecuencia depende del régimen que se esté siguiendo. Si el sangrado es imprevisto —ocurre en momentos de tu ciclo cuando no lo estás esperando— o abundante, coméntalo con tu profesional de la salud.

También realiza una cita para ver a tu proveedor de atención médica si experimentas otros síntomas molestos, como inflamación o dolor. Es preferible que te asegures de que el sangrado no esté relacionado con algo más.

Cáncer. En alrededor de 5 o 10 % de las mujeres que tienen sangrado posmenopáusico, éste es resultado de cáncer uterino (endometrial). Si el cáncer se detecta pronto, la cirugía para extirpar el útero suele curar el cáncer. Si el cáncer está más avanzado, otros tratamientos podrían ser necesarios.

Otros tipos de cáncer, como cáncer cervical y vaginal, también provocan sangrado vaginal, aunque son una causa menos común que el cáncer endometrial.

Hiperplasia endometrial. Se entiende por *hiperplasia endometrial* el crecimiento anormal (engrosamiento) de la pared uterina. Si no se trata, la condición puede derivar en cáncer de útero. La hiperplasia endometrial suele ocurrir a inicios de la posmenopausia, cuando la ovulación se detiene y la producción de progesterona disminuye. Inclusive puede ocurrir durante la perimenopausia, cuando la ovulación ya no es regular. La obesidad o el empleo de medicamentos que actúen como un estrógeno también podrían llevar a esta condición.

El sangrado anormal es la señal más evidente de hiperplasia endometrial. Si tienes sangrado anormal como resultado de esta condición, tu proveedor de atención médica tal vez sugerirá un tratamiento para prevenir que la condición se torne cancerosa. Las opciones incluyen un medicamento de progestina, el cual se puede administrar como píldora, inyección o un dispositivo intrauterino (DIU). Otra opción es la cirugía para retirar el útero (histerectomía).

Infección. Una infección del útero, como la endometritis o la cervicitis, a veces puede provocar sangrados.

Evaluación

Dos análisis que se utilizan para encontrar la causa del sangrado uterino anormal son la biopsia endometrial y el ultrasonido transvaginal. En la primera, se toma una muestra de la pared de útero (endometrio) y se examina bajo el microscopio en busca de células anormales. Este procedimiento se puede realizar para encontrar la causa del sangrado anormal, buscar sobrecrecimientos de la pared (hiperplasia endometrial) o ver si existe cáncer.

Con la segunda, la sonda se coloca dentro de la vagina para observar tus órganos reproductores y tu zona pélvica. Esta prueba se realiza para buscar anormalidades que ocasionen un sangrado anormal, como pólipos y fibromas, o en casos en que no es preferible o posible una biopsia endometrial.

Tratamiento

Si los análisis muestran que hay cáncer o un incremento en el riesgo de cáncer, se puede llevar a cabo una cirugía para retirar el cáncer o la anormalidad que te está poniendo en un mayor riesgo, como sucede con la hiperplasia endometrial.

Si la condición no es seria y no estás experimentando síntomas significativos, tal vez no necesites ningún otro tratamiento. Para los tejidos vaginales adelgazados y resecos, tu proveedor de atención médica puede recomendar una crema de estrógenos vaginal, una cápsula de gel, una tableta o un anillo. Tienen una dosis mucho más baja de estrógenos que las terapias hormonales sistémicas y, por ende, limitan tu exposición general al estrógeno y sus riesgos vinculados. Las terapias de estrógeno vaginales ayudan a revertir los cambios en el tejido vulvar y vaginal al restaurar el balance del pH normal en la vagina, engrosar el tejido superficial y elevar la lubricación.

El uso de humectantes para ayudar a conservar el tejido húmedo y de lubricantes durante el sexo también es útil (véase el capítulo 12).

Si el sangrado empeora o cambia, asegúrate de consultar a tu practicante sanitario lo antes posible.

SEGUIR ADELANTE

Durante la menopausia se da una variedad de cambios al mismo tiempo. Si éstos son complejos o alteran tu vida, no los aceptes sin hacer algo al respecto. Muchas veces, condiciones relacionadas con la menopausia se pueden tratar o incluso tal vez eliminar con unos cuantos cambios de estilo de vida o intervenciones terapéuticas. No tengas miedo de hablar y hacer preguntas. Quizá te dé un poco de vergüenza tocar el tema, pero seguramente es una conversación que tu proveedor de atención médica ya ha tenido con muchas otras mujeres en la misma situación. No hay ningún motivo para sentirte avergonzada.

Una vez que hayas dado este importante primer paso, estarás en camino hacia una rutina diaria más relajada y disfrutable.

Hazte cargo y mira adelante

CAPÍTULO 14

Encuentra el equilibrio, marca límites y abraza tu poder

Hoy día, una mujer promedio tiene más de un tercio de su vida frente a sí después de la menopausia. Esto hace que la menopausia sea un buen momento para realizar un inventario de tu vida y tus prioridades y considerar lo siguiente: ¿qué quieres hacer cuando seas grande? ¿Quién quieres ser?

Esta nueva etapa de la vida puede ser tan relajante y libre o tan ocupada y satisfactoria como quieras hacer que sea. Es tu oportunidad para restablecer todo, reconectarte, reacomodar, reprogramar y volver a afinar.

Por supuesto, puedes cambiar el curso de tu vida en cualquier momento, pero, para la mayoría de la gente, los cambios significativos muchas veces se dan justo después de un acontecimiento claramente decisivo: graduación de la universidad, matrimonio, paternidad, divorcio, la muerte de un ser querido, enfermedad, un gran ascenso en el trabajo, una mudanza a otro estado o la jubilación. La menopausia puede entrar en esta categoría y suele coincidir con otros cambios de vida igual de importantes, como mandar a tus hijos a la universidad.

Sólo tienes un puñado de estas etapas a lo largo de tu vida, así que es de sabios hacer que valgan la pena. Tómate el tiempo de hacer una pausa y honrar esta transición en tu vida. Luego invoca tu fuerza interior y ve por la vida que en realidad quieres. Ya es tiempo.

ACEPTA TU TERCER ACTO

Para cuando llegas a finales de tus cuarenta y principios de los cincuenta, tienes décadas de vivir al máximo tras de ti. Ya viste una buena cantidad de lugares y presidencias y nuevas tecnologías. Ya te rompieron el corazón. Ya cometiste errores y aprendiste de ellos. Ya te caíste, te levantaste y te quitaste el polvo. Ya diste un salto de fe. Probablemente criaste a tus bebés… o ayudaste a criar a los de alguien más. Ganaste premios, reconocimiento y cicatrices. Has perdonado y olvidado. Aprendiste qué te hace enojar y qué te da alegría.

Todo eso te prepara para que tus años posmenopáusicos sean los mejores. Conforme escribes tu propia historia, emplea tu tiempo y tu energía con sabiduría, y disfruta los años que tienes por delante.

Es momento de enfocarte en tu yo interno, en tus valores y tus prioridades para el futuro.

Todo empieza con tu actitud y tus percepciones sobre esta nueva fase de tu vida. Son herramientas poderosas para construir la vida que quieres… y están bajo tu control.

¿Qué si te da miedo envejecer? Con un poco de trabajo puedes replantear esa actitud. Éstas son algunas técnicas específicas para cultivar un pensamiento productivo y aceptar los años venideros:

Cuestiona tus pensamientos negativos

Discútelos. Cuestiona su veracidad. Cada vez que desafías ese diálogo negativo contigo misma con hechos, tus pensamientos negativos pierden poder. Al cambiar tus ideas, con el tiempo transformarás cómo te sientes. Verás que las emociones de desesperanza, miedo y ansiedad pueden dar cabida a sentimientos de poder, valor, compasión y esperanza.

Puedes iniciar identificando cualquier patrón de pensamiento fallido que te estorba y socava tu felicidad. Por ejemplo, tal vez tiendes a engrandecer lo negativo en una situación y excluir lo positivo. Digamos que estás bien preparada y te expresas bien en una presentación en el trabajo, y recibes muchas felicitaciones por una labor bien hecha. Pero dudas en una respuesta a una pregunta minúscula de un compañero de trabajo más joven que te está cuestionando. Esa noche sólo te enfocas en el tropiezo y olvidas el logro. Otro patrón de pensamiento negativo común es saltar a conclusiones de manera automática y anticipar lo peor en cualquier situación. Por ejemplo, empiezas a tener bochornos y asumir de inmediato que van a arruinar tu vida.

En ambos casos, puedes contrarrestar ese diálogo interno negativo y exagerado (*Mi cuerpo se está cayendo a pedazos*) con pensamientos realistas (*Empiezo a tener bochornos; debo encontrar técnicas de autocuidado o un tratamiento que me pueda ayudar*).

Encuentra las áreas de tu vida donde sueles ser negativa y piensa de qué otras maneras las puedes ver bajo una luz más objetiva y positiva.

Enfócate en lo que sí puedes controlar

No te obsesiones con los problemas que no puedes controlar en la menopausia. En cambio, controla tu reacción a ellas. Replantea la situación como un reto, no como una catástrofe. Luego reúne tu fuerza interna para enfrentarla.

Piensa en los problemas para dormir, por ejemplo. Podrías pasarte toda la noche preocupada por dormir. En cambio, controla tu reacción a la situación.

Resuelve la situación tanto como sea posible. Compra sábanas y pijamas más frescas y consigue un ventilador, si entra en tu presupuesto. Si todavía pasas mala noche, reflexiona sobre lo que sí funcionó (esa pijama nueva era más cómoda) y lo que no (el ventilador era viejo y hacía bastante ruido). Aprende de tu experiencia (es hora de comprar un ventilador nuevo) y vuélvelo a intentar. No te desanimes si las cosas no se dan como tú quieres. Desvía tu atención a la planeación.

Comprométete con llevar a cabo el plan antes de rendirte o probar otra cosa.

Practica el optimismo

Eso no quiere decir que pretendas que la menopausia y todos sus molestos síntomas están bien, cuando no es así. No tienes por qué ignorar la dura realidad en esta etapa de tu vida. El optimismo se trata de encontrar soluciones y ver el lado positivo en momentos duros y estresantes.

Los optimistas tienen decepciones igual que todos los demás, pero son capaces de verlas como eventos temporales u obstáculos en el camino que pueden sortear. Cuando los optimistas tienen un revés, lo limitan a un problema en específico y no permiten que contamine todos los demás aspectos de su vida. Cuando los optimistas enfrentan un evento negativo, no lo toman como un insulto personal ni se culpan a sí mismos por los infortunios en su vida. Prueba esta forma de ver las cosas y ve si puedes mantenerla. Te ayudará a transitar por tus años posmenopáusicos con equilibrio y felicidad.

EXAMINA TUS VALORES

La menopausia es un tiempo de cambio en muchos aspectos. Experimentas cambios físicos mientras tu cuerpo deja de producir estrógeno, causando una reacción en cadena de síntomas engorrosos. Pero la menopausia además puede ser una época de cambios tumultuosos en la vida, cuando las mujeres quedan en medio de las necesidades de los padres que ya envejecieron, los hijos que están creciendo y su pareja en la mediana edad. Inclusive el éxito laboral y las responsabilidades pueden llegar a un máximo histórico, dejando a esas mujeres en un tironeo hacia todas direcciones con una sensación de culpabilidad porque no están haciendo todo bien. Cuando convergen todas estas demandas, puede ser difícil volverte a ti y a tus valores una prioridad en tu vida.

Es crucial que uses la menopausia como tu oportunidad para reflexionar y replantear tus valores y prioridades. Sólo tienes 24 horas en el día. Cómo pasas ese tiempo depende de ti. Sin embargo, si no lo planeas con una intención clara, tal vez otros llenen ese tiempo por ti.

Estira tu "pastel de tiempo"

Prueba con el ejercicio siguiente para registrar cómo estás empleando tu tiempo hoy día y ver qué te gustaría cambiar. El ejercicio requiere una hoja de papel, un lápiz y entre 15 y 60 minutos. Sírvete una taza de té o una copa de vino, y planea dedicarte a esto.

Dibuja un círculo en una hoja de papel. Luego divídela en segmentos que representen la cantidad de horas que pasas en cada actividad en un día común, hasta sumar 24 horas. Llena la cantidad de horas que te toma:

- Dormir
- Trabajo
- Tareas en casa
- Comer
- Higiene
- Viajes al trabajo
- Dar cuidados
- Encargos
- Tiempo en familia
- Relación de pareja
- Uso de tecnologías y dispositivos
- Ejercicio
- Diversión

Etiqueta cada segmento con la actividad y la cantidad de horas que le dedicas de forma típica cada día. Sé tan precisa como te sea posible.

Ahora, mira bien la gráfica que dibujaste. ¿Los resultados te sorprenden? ¿Existe algún segmento que sea más grande o más pequeño de lo que te gustaría?

Medita un poco las siguientes preguntas para ayudarte a identificar qué experiencias y valores son más relevantes para ti:

- ¿Cuáles son tus relaciones más importantes?
- ¿Dónde encuentras consuelo?
- ¿Qué es lo que más valoras en tu vida?
- ¿Qué personas te dan una sensación de comunidad?
- ¿Qué te inspira y te da esperanza?
- ¿Qué te trae alegría?

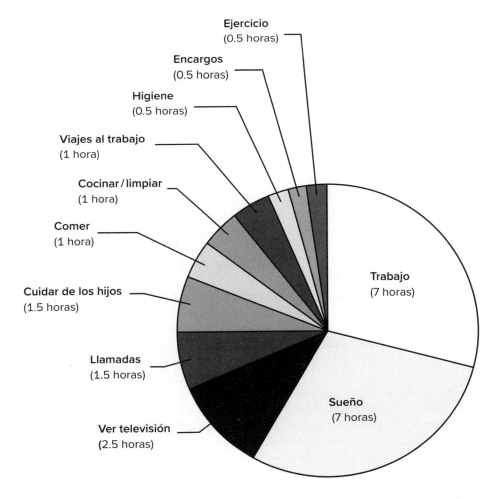

- ¿Cuáles son tus tres experiencias más memorables?
- ¿Qué logros te enorgullecen más?

¿Cómo se compara tu gráfica con las respuestas a las preguntas anteriores? ¿Las cosas que te dan alegría están dentro de la gráfica? ¿Y qué hay de las cosas que más valoras?

Si un día normal para ti no empata con tus valores, crea una gráfica que represente más cómo sería tu día ideal. En tu utopía, ¿cómo repartirías tu tiempo y tu energía? ¿Cómo te gustaría pasar tu día?

Lo más probable es que un día común y tu ideal no sean iguales. Es una consecuencia natural de ser un adulto y tener responsabilidades y compromisos. Sin embargo, debería existir alguna clase de coincidencia y sinergia. Cuando no tienes tiempo para hacer las cosas que en realidad te importan, se puede volver una fuente de estrés que te mantenga alejada de tu mejor versión.

Piensa en los cambios de estilo de vida que puedas hacer para que tu gráfica básica y tu gráfica ideal se acerquen más. Tal vez no puedas renunciar a tu trabajo para estar más presente con la gente que amas, pero quizá podrías encontrar más tiempo para tu familia si reduces las horas que dedicas a enviar correos de trabajo en la noche. O quizá podrías delegar algunas tareas o limitar tu tiempo en redes sociales para dejar más espacio para las cosas que te hacen feliz. Alinear tus decisiones cotidianas con tus valores podría aportar significado y propósito a tus días.

Piensa en 1 o 2 cambios específicos que te gustaría hacer. Desarrolla un plan para implementarlos y entra en acción. Considera guardar los dibujos de tus gráficas y repetir el ejercicio en 1 o 2 meses para ver tu progreso. Tomará tiempo y esfuerzo cambiar los tamaños de los segmentos. Sé paciente contigo misma. Monitorea cómo se desarrolla tu plan y realiza ajustes sobre la marcha.

Aprende cuáles son tus "piedras grandes"

Por supuesto, existen muchas maneras de replantear tus prioridades. Si el ejercicio con la gráfica de tiempo no va contigo, intenta reflexionar sobre la historia siguiente, que se ha contado por años en múltiples versiones. Te dará otra forma de visualizar tus valores:

Un día, un profesor de universidad puso un frasco grande en el escritorio, frente a sus alumnos. Luego sacó una cubeta con piedras grandes y empezó a acomodarlas en el interior del frasco. Cuando lo llenó hasta el tope y ya no cabían más piedras, les preguntó a sus alumnos, "¿Está lleno?". Los alumnos dijeron que sí.

Pero el profesor demostró que estaban equivocados cuando trajo otra cubeta con piedritas y las echó en el frasco. El profesor pudo meter muchas piedritas alrededor de las grandes. "¿El frasco está lleno ahora?", preguntó. Para este momento, los estudiantes eran un poco más sabios y negaron con la cabeza.

Era la respuesta correcta, pues el profesor levantó entonces una cubeta de arena y la echó encima de las piedras grandes y pequeñas. "¿Ahora está lleno?", preguntó.

"Tal vez no", dijeron. Y estaban en lo correcto. El maestro sacó una jarra de agua y lleno el frasco hasta el borde.

"Ahora está en realidad lleno", declaró el profesor. Su intención era mostrarles lo importante que es empezar con las piedras grandes. "Si viertes el agua primero, luego la arena y las piedritas en el frasco antes de las piedras grandes", les dijo a sus alumnos, "nunca vas a encontrar espacio para las piedras grandes".

La menopausia es una oportunidad para identificar tus piedras grandes y construir tu vida alrededor de ellas. Es importante elegir tus piedras grandes con cuidado y anclarlas con firmeza.

Pregúntate: ¿cuáles son tus piedras grandes? ¿Tu familia? ¿Tu fe? ¿Tu trabajo? ¿Un pasatiempo que te apasione, como andar en bicicleta o tocar el piano? ¿Una causa muy querida para ti?

Tienes muchas responsabilidades, pero sólo unas cuantas son piedras grandes. El resto son piedritas y arena. Debes reconocer la diferencia. No hay tiempo suficiente para realizar todo cada día. Pero sí puedes mitigar el estrés en tu vida si te enfocas en las piedras grandes y haces las cosas que en verdad te importan.

APRENDE A DECIR NO

Como se mencionó al inicio de este capítulo, los años alrededor de la menopausia muchas veces son años atareados en la vida de las mujeres, llenos de prioridades compitiendo entre ellas. Parte de tu frenesí podría ser resultado de cosas muy buenas que se presentan en esta etapa de la vida, como celebrar la graduación de un hijo, asumir una función de liderazgo en el trabajo o aceptar una posición en la mesa directiva de alguna organización filantrópica que te encante. Otras responsabilidades a lo mejor no sean tan alentadoras, como cuidar a tus padres ancianos, ayudar a una amiga a sobrellevar su divorcio o planear cómo financiar tu retiro o pagar las colegiaturas de tus hijos. Todos estos estresores

—buenos y malos— pueden pasarte factura. Encontrarás equilibrio y felicidad sólo cuando protejas tu tiempo y establezcas límites de acuerdo con los valores y las "piedras" que ya identificaste.

Cuándo decir que no

En este momento de tu vida podrías ser muy solicitada por tu bien ganada sabiduría y experiencia. Puede ser halagador. A veces es difícil decidir qué actividades merecen tu tiempo y atención. Usa estas estrategias para evaluar las obligaciones —y oportunidades— que se te presenten.

Enfócate en lo que más importa. Recuerda tus piedras grandes. Cuando surge una oportunidad o un compromiso, piensa si acaso es una piedra grande que vale tu tiempo y tu atención. ¿Este nuevo compromiso es importante para ti? ¿O sólo sería una cosa más en tu lista de pendientes?

Evalúa el compromiso del tiempo. ¿La nueva actividad que estás considerando es un compromiso a corto o largo tiempo? Incluso si un voluntariado pasa la prueba de las "piedras grandes", es importante recordar que apuntarte para un único evento un sábado tomará menos tiempo que liderar todo el comité. Sé realista sobre lo que puedes manejar. No te comprometas de más en la casa, en el trabajo, en la iglesia o en tu comunidad.

Deja ir la culpa. No accedas a una petición por culpa o por obligación si preferirías declinar. Negarte no es señal de rudeza. Hay veces en que debes decir que no, incluso a las personas que amas. Si tus padres o tus suegros quieren reunirse para una cena improvisada cuando tú ya habías planeado una noche tranquila en casa con tu pareja, está bien rechazar la invitación. Establece metas realistas para lo que puedes —y quieres— lograr.

Piénsalo con la almohada. Deja de decir que sí a todo lo que se te pide de inmediato. Cuando las personas te pidan que hagas algo, adopta el hábito de decir que te sientes halagada y les darás una respuesta firme al día siguiente más o menos. O pídeles que te envíen un correo electrónico con lo que necesitan. Si te lo envían (¡muchas veces no lo harán!), esto te dará tiempo para meditar esta nueva oportunidad y decidir si en realidad encaja con tus compromisos y tus prioridades actuales. Podrías darte cuenta de que tu emoción respecto a una nueva oportunidad incrementa o disminuye durante la noche. Es un buen indicador de si deberías participar o no.

Cómo negarte

A veces debes decir que no para poder decir que sí a las cosas que te importan más. Incluso así, puede ser difícil de-cepcionar a personas que requieren tu ayuda y tu tiempo. En ocasiones las personas que te piden ayuda están pasando por un momento vulnerable; maneja tu respuesta con amabilidad.

Sé clara cuando digas que no. Ten cuidado de no emplear frases como "No estoy segura" o "No creo que pueda". Se pueden interpretar como una posibilidad de que digas que sí después.

Practica una revelación total. No inventes razones para librarte de una obligación. La verdad suele ser la mejor manera de rechazar a alguien.

Recházalos con gentileza. Puede ser difícil decir no a una buena causa que llama a tu puerta. Felicita el esfuerzo de la persona o del grupo mientras dices que no puedes comprometerte en este momento. Un acercamiento respetuoso muestra que simplemente estás declinando un compromiso, no desairando la misión ni los logros del grupo.

Amortigua las respuestas para tus seres queridos. Prueba el "sándwich del no": sí-no-sí. Empieza con un entusiasmo honesto ("Me encantaría"), seguido de un comentario educado que incluya una explicación adecuada ("Estoy con demasiadas cosas ahora") y termina con una segunda mejor alternativa que compense parcialmente tu negativa ("¿Qué tal el próximo lunes?"). Tu "no" se convierte en un "medio sí", que es más fácil de aceptar. Otra opción es suavizar la negativa con un gesto consecuente que demuestre que te importa.

Con la práctica, negarte se volverá más fácil. Recuerda que aprender a decir que no es una forma de brillar importante en tus años posmenopáusicos.

CUÍDATE

¿Por qué es tan importante reconquistar tu tiempo y tus prioridades conforme navegas la transición hacia la menopausia? Los síntomas físicos de la menopausia y el envejecimiento se exacerban cuando no te cuidas a ti misma. Además, si no tomas medidas para conservar o mejorar tu salud, tienes un mayor riesgo de desarrollar enfermedades y problemas de salud que muchas veces aparecen en la mediana edad o más adelante.

¿En dónde estás tú en tu lista de prioridades? En tus treinta y cuarenta, quizá te relegaste a un mero segmento de la gráfica mientras enfocabas tu atención en construir un nido, una familia y una carrera. Si bien es normal, esta táctica no te funcionará tan bien conforme envejeces. Un equilibrio sano entre el trabajo, cuidar a los demás y cuidarte a ti misma es importante para tu bienestar. Es momento de encontrar tu voz y ser la defensora de tus propios deseos y necesidades.

Otros capítulos en la tercera parte del libro cubrirán muchos cambios de estilo de vida que pueden proteger o mejorar tu salud en este momento de tu vida. Como tal vez adivinas, la lista incluye moverte más, comer bien, dejar de fumar, limitar el alcohol, establecer una rutina de sueño sana y mantenerte al día con tus cuidados cotidianos de salud preventiva. Más allá de estos importantes hábitos, los siguientes pasos son cruciales para cuidar tu cuerpo y tu espíritu en esta etapa de la vida:

Date un respiro de cuidar a otros

Si estás cuidando a tus padres ancianos, date un poco de tiempo libre. Muchas mujeres que cuidan de manera activa a adultos mayores no se identifican como "cuidadoras". Reconocer esta función y las exigencias emocionales y físicas involucradas te pueden ayudar a buscar apoyo.

Permite que las personas bajo tu cuidado sean tan independientes como sea posible. Es tentador ir con mamá y papá a cada cita con el doctor, y estar disponible para ellos en todo momento para las labores en casa. Pero es importante diferenciar entre las cosas que tus padres pueden realizar por su cuenta y las tareas para las que sí te necesitan. Esta distinción es buena para todas las partes.

Además, acepta la ayuda de otros. Si tienes hermanos, vecinos o amigos de la familia que se ofrecen, di que sí. Tienes que estar preparada con una lista de cosas específicas en las que otros te pueden apoyar, como llevar a tus padres al supermercado o podar su jardín. No seas demasiado orgullosa como para aceptar ayuda para ti también. Permitir que otros te apoyen en realidad beneficia a tus padres.

Asimismo, asegúrate de aprovechar los recursos y herramientas en tu comunidad que te puedan ser útiles para auxiliar a tus seres queridos. Muchas comunidades tienen clases y servicios, como transporte y entrega de alimentos, que podrían aliviar tu carga. Tu proveedor de atención médica, el proveedor de atención de tus padres o un grupo de apoyo para cuidadores puede ayudarte a encontrar recursos y resolver problemas comunes de cuidados.

Muchas mujeres que apoyan a sus padres también cuidan adolescentes o adultos jóvenes, y se sienten divididas entre sus distintas responsabilidades. Si tú te encuentras en este caso, intenta dejar ir la culpa y ser realista sobre lo que puedes manejar. Encuentra equilibrio en dar ese cuidado por un periodo.

No comprometas tu sueño, tu tiempo para hacer ejercicio ni tus hábitos alimenticios sanos tratando de realizar todo. Recuerda, si no te cuidas a ti misma no podrás auxiliar a quienes te necesitan.

Toma tiempo para hacer las cosas que deseas hacer

Muy a menudo, las mujeres no apartan tiempo para realizar las cosas que en realidad quieren hacer hasta que hayan terminado todas sus responsabilidades y compromisos para con otros. Llevar las cosas en este orden les deja muy poco —en ocasiones cero— tiempo para hacer las cosas que en verdad quieren hacer.

En lugar de dejar tus pasiones y tus pasatiempos para ese raro momento libre, establece un horario en tu día. Agenda un rato para realizar jardinería. Programa una reunión con tu libro favorito y tu lugar soleado preferido. Levántate temprano y que salir a correr o tomar una clase de yoga sea lo primero que hagas en el día, en lugar de lo último. El tiempo que pasas haciendo las cosas que amas te permite recargar y atender a tus responsabilidades con energía renovada.

Apapáchate

Regálate un masaje, un manicure o un baño de burbujas. Escápate a un concierto en tu ciudad o a una obra de teatro. Ve por un café con tu mejor amiga. Compra una nueva novela o un par de aretes que te encantaron. Disfruta una copa de champaña al aire libre con tu pareja. Consiéntete con algo especial; no tiene que ser caro ni elegante.

Cuida tu espíritu

Esto es diferente para cada quien. Para algunas personas, toma la forma de una práctica religiosa, la oración, la meditación o la creencia en un poder superior. Para otros, se encuentra en la naturaleza, la música, el arte o en una comunidad secular. Permanecer conectada con tu espíritu interno y las vidas de aquellos a tu alrededor puede subir tu calidad de vida, tanto mental como física. Tu percepción personal de la espiritualidad podría cambiar con la edad y las experiencias de vida, pero siempre es la base de tu bienestar, te ayuda a sobrellevar los estresores y reafirma tu propósito en la vida.

Sigue siendo curiosa

Expándete probando nuevas cosas conforme envejeces. Toma una clase en algún estudio cercano de arte o de cerámica, o busca clases de educación continua para adultos en tu comunidad. Si siempre quisiste tocar el banjo o tomar una clase para preparar pasta gourmet, tal vez éste es el momento. Viajar es otra manera de expandir tus horizontes y obtener nuevas perspectivas. Si no puedes realizar un viaje a un destino muy lejano por el momento, por lo menos considera hacer una reserva en ese nuevo restaurante thai de tu ciudad.

Ríe

Sonríe a carcajadas. Y seguido. En realidad, es la mejor medicina. Lleva a cabo tonterías con tus hijos, tus nietos, tus sobrinos. Pasa tiempo con amigos que te hagan reír todo el tiempo. O mira una película que sepas que te hará reír.

Intenta dejar ir cualquier sensación de culpa cuando tomas tiempo para ti misma. No es egoísta ni perezoso priorizar un baño de burbujas o una tarde para pintar. Piensa que estas actividades son parte de tu receta médica para cuidar de ti misma. Si te das cuenta de que no puedes abandonar la culpa, practica el mindfulness. Reconoce esa culpa, sé curiosa sobre lo que pasa y luego pon tu atención de vuelta en el momento presente: la pintura en tu caballete o el agua caliente de tu baño.

NUTRE TU RELACIÓN DE PAREJA

En esta etapa de la vida, otra forma de cuidar de ti misma es atender tu relación de pareja, que podría recibir un par de golpes en esta época si no le prestas particular atención. Como leíste en el capítulo 12, los problemas sexuales y los problemas de pareja son comunes durante la mediana edad. Si quieres envejecer con tu pareja, podrías necesitar aplicarte para darle sabor y cultivar una relación de apoyo, en particular a lo largo de los cambios de la mediana edad.

Vale la pena mencionar que elegir divorciarse después de los 50 años también se está volviendo cada vez más frecuente. En últimas décadas, el índice de divorcio de este grupo etario ha crecido a casi el doble de lo que era en 1990. Si poner fin a tu matrimonio es lo que va mejor con tus metas personales para los años posmenopáusicos, claramente no eres la única que piensa así.

Encuentra la novedad

La novedad es tu apreciación de lo único. Algo novedoso es nuevo, interesante, original, contrastante o que supera las expectativas. Al encontrar la novedad con tu pareja, mantienes tu relación fresca.

¿Cómo puedes desarrollar una relación fresca cada día, en especial si han estado juntos por décadas? Prueba esto: imagina que eres parte de un viaje de 10 días. Cuando vuelves a casa, ¿eres más propensa a encontrarte más cariñosa con tu pareja, por lo menos los primeros 15 minutos?

Cuando ves a tus seres queridos todos los días, se vuelven familiares, incluso te causan aburrimiento (por lo menos para tu cerebro). Cuando no los has visto por 10 días, la novedad atrae la atención de la mente.

¿Podrías saludar a tu pareja cada día como si la estuvieras viendo por primera vez después de 10 días? ¿Puedes darle a tu pareja la misma atención sin distracciones que le darías a un amigo? ¿Puedes darle importancia a celebrar un poco

FOCOS ROJOS: VIOLENCIA ÍNTIMA DE PAREJA

La violencia de pareja íntima (VPI) se da entre personas que están o han estado en una relación cercana. Puede ser abuso emocional, verbal, sexual o físico, acoso y amenazas. Puede presentarse en relaciones heterosexuales o del mismo género. Y es común. Alrededor de una de cuatro mujeres en Estados Unidos experimentará VPI en su vida. El riesgo de VPI se eleva para las personas transgénero o de otras comunidades marginalizadas.

Las mujeres con antecedentes de VPI tienen un riesgo incremental de síntomas de menopausia más graves, así como de otras consecuencias graves de salud física y mental. Si te encuentras en una relación que no es segura, hay ayuda disponible. En Estados Unidos, la Línea Nacional de Violencia Doméstica (800-799-7233) aporta intervenciones en crisis y recomendaciones de recursos. Un amigo de confianza, un familiar, médico o enfermera también podría apoyarte para conseguir la ayuda que necesitas. La violencia de pareja íntima nunca es tu culpa. Nadie merece recibir abuso.

CÓMO APOYAR A TU PAREJA A QUE TE AYUDE

Si la menopausia te agarró con la guardia abajo, no estás sola. El rango de cambios que pueden ocurrir conforme el estrógeno disminuye de manera gradual puede ser sorprendente.

Ahora, piensa en tu pareja. Si a ti te tomaron por sorpresa los cambios que le ocurren a tu cuerpo, tal vez a tu pareja también. Puede ser muy confuso o desorientador cuando la persona que amas cambia de manera dramática, incluso si esos cambios son una parte normal del proceso de envejecimiento. Si estás más molesta, acalorada, exhausta, ansiosa, abatida o callada de lo que habías estado antes, tu pareja podría no saber qué hacer.

Una encuesta reciente mostró que, por lo general los hombres eran conscientes de los síntomas menopáusicos de sus parejas. Hablar de modo abierto con tu pareja podría ayudarlos a saber cómo darte el apoyo que necesitas y ser una pareja activa que te auxilie a manejar tus síntomas. Podría ser necesario tener una conversación básica del estrógeno. Explica de forma breve los cambios que sientes (usa de referencia los capítulos 1 y 2 si es necesario). Sé honesta. Déjale saber que quizá necesitas un poco más de apoyo, de paciencia y de ternura mientras lidias con las dificultades de la menopausia.

Conversa con tu pareja sobre cambios específicos que aplicar en casa y en su relación para ayudar a sobrellevar tus síntomas. Por ejemplo, déjale saber que necesitas bajar la temperatura de la habitación para dormir bien en la noche. Hablen sobre emplear más lubricación o un vibrador durante el sexo. Sé honesta si el aumento de peso te está molestando y quieres mover tu agenda para incluir una nueva clase en el gimnasio.

A partir de tus normas familiares y culturales, estas conversaciones sobre tu salud podrían ser distintas para cada individuo. Pero si las conversaciones abiertas, honestas no son un sello de tu relación de pareja, considera hablar con un terapeuta para facilitar una mejor comunicación. Las investigaciones muestran que una pareja amorosa que te apoya puede ayudar a reducir el estrés menopáusico y aliviar los síntomas.

cuando ves a tus seres queridos al final del día? Muestra tu emoción por estar juntos. Deja un momento de doblar la ropa, cocinar o mirar tus correos los primeros 15 minutos de esa reconexión. Realiza lo mejor que puedas para darle a tu pareja toda tu atención.

Toma 15 minutos para hablar de tu día, coquetear y ponerse al corriente. Te sorprenderá la diferencia que pueden llevar a cabo esos 15 minutos.

Practica ser positiva
De modo adicional, observa de cerca tu índice de positividad-negatividad (P-N), un concepto acuñado por un profesor de psicología e investigador del matrimonio, John Gottman. La *positividad* hace referencia a la retroalimentación buena que das a otros para alentarlos, mientras que la *negatividad* representa la mala retroalimentación. Cuanto más elevado sea tu índice de P-N, más prosperará una relación. Su investigación sugiere que necesitas cinco instancias de retroalimentación positiva para neutralizar una instancia de retroalimentación negativa. Él encontró que la mayoría de los equipos con una excelente dinámica, incluidos matrimonios exitosos, tenían un índice de P-N alto (por lo general, más allá de cinco), mientras que los matrimonios en riesgo de divorcio tenían un índice bajo (con frecuencia, inferior a uno).

Piensa en el día de ayer. ¿Le diste un cumplido a tu pareja por su nueva camisa? ¿Besaste a tu pareja antes de irte a trabajar o a dormir? Las cosas pequeñas que realizas crean una profunda diferencia. Mostrar comprensión, cumplir expectativas y promesas y disculparte con sinceridad pueden elevar el índice de P-N.

Comparte esta información con tu pareja y trabajen juntos para generar el flujo positivo de su casa y acrecentar su índice. Sí, habrá momentos en que una crítica honesta sea adecuada, pero en realidad no se puede tener demasiada positividad. Incrementar de manera intencional las instancias positivas y señalar las negativas les permitirá fortalecer sus conexiones y su energía.

Asimismo, recuerda que no todos son buenos con las palabras. Algunas personas muestran amabilidad de manera verbal, mientras que otras con actos. Sólo unos pocos usan ambos. Si tu pareja no es buena con las palabras, toma nota de sus actos, como prepararte una taza de café, acurrucarse junto a ti en el sillón o llenar el tanque de gasolina de tu automóvil. Reconoce estas acciones como halagos y actos de amor hacia ti. Son tan poderosos como un cumplido verbal o una declaración de amor.

Invierte tu tiempo

Por último, invierte tiempo de calidad con tu pareja. Si tu relación lleva mucho tiempo podrías sentir que se han vuelto distantes, incluso aunque estén con frecuencia en la misma habitación. Es normal. El tiempo que pasan juntos puede estar retacado de tareas y obligaciones, y se siente como si sólo pudieran dedicarse a eso.

¿Cómo lo puedes cambiar? ¿Podrían agendar una noche para salir juntos una vez por semana? ¿Podrían comprar boletos para la temporada de conciertos o de teatro y así planear con tiempo varias salidas juntos en la noche? ¿Podrían tomar una clase de spinning o de cata de vinos juntos? ¿Podrías comprometerte a 10 o 20 minutos todos los días para hablar o ir a caminar o hacer algo disfrutable juntos?

Existe cierta cantidad de tiempo que tienes para pasar con tus seres queridos. Cuando lo inviertes con sabiduría, crearás conexiones más profundas y fomentarás la intimidad. Tu vida será mejor por ello.

SEGUIR ADELANTE CON ESTA NUEVA TÚ

Hoy es tu día. Mañana también es tu día. Y el día siguiente.

Sí, es un tiempo de cambio: cambios físicos, subidas y bajadas emocionales y ajustes sociales. Pero inclusive es un momento para tomar las riendas y llevar a cabo cambios por tu cuenta. Las decisiones que tomes ahora te ayudarán a transformar tu salud, tus relaciones y tu vida para las futuras décadas. Tus expectativas son poderosas… establécelas muy alto. Úsalas para esculpir la vida que en verdad deseas.

Nunca es demasiado tarde para realizar tu mejor trabajo. Para tu consideración: a los 88 años, la actriz Betty White se convirtió en la persona de edad más avanzada en presentar *Saturday Night Live*. Su participación le granjeó excelentes críticas y un premio Emmy.

¿Qué triunfos podrías lograr en el tercer acto de tu vida?

¿Qué sueños podrías soñar para ti misma?

CAPÍTULO 15

Abrazar los cambios y tu imagen corporal en la mediana edad

Si de pronto te preguntas por qué no puedes tener esa sabiduría tan bien ganada de la mediana edad y un abdomen de acero al mismo tiempo… bueno, no estás sola. La sociedad de hoy ha engañado de manera colectiva a la gente, adoptando un estándar de belleza para las mujeres mayores de 50 años que no se parece en nada a cómo envejece de modo natural la mayoría de las mujeres.

La menopausia es una etapa de cambios increíbles y toma tiempo sentirse bien en esa nueva (o más vieja) piel. Además, existen pocas representaciones reales de esta etapa de la vida en los medios que te sirvan de guía o darte calma. La gente en las revistas o en las películas muchas veces es más joven o se está escondiendo detrás de una faja de cuerpo completo y un equipo de maquillistas y artistas en la edición de fotos (o las dos).

Es normal sentirte cohibida o avergonzada por algunos de los cambios que se presentan en la menopausia. No es superficial ni banal si luchas por aceptar algunas de las cosas que le están pasando a tu cuerpo. Este capítulo te da ideas prácticas para encontrar una perspectiva realista y positiva, y ser gentil contigo misma, por lo menos la mayor parte del tiempo.

ENVEJECER VERSUS MENOPAUSIA

El envejecimiento y la menopausia van de la mano, así que puede ser difícil separarlos y descubrir qué cambios físicos y mentales son parte del proceso natural de envejecer y cuá-les se vinculan de manera directa a una disminución de estrógenos. En su mayor parte, no importa. Pero puede ser útil comprender qué implica en realidad un envejecimiento natural. Con el tiempo, las mejoras en el cuidado de la salud y los cambios medioambientales han desacelerado de forma significativa el proceso de envejecimiento, pero una mujer de 60 nunca se verá como una modelo de 20 años. Lo cierto es que el proceso de envejecimiento natural simplemente no es tan glamoroso, a pesar del montón de imágenes retocadas de mujeres mayores que hayas visto a lo largo de los años.

Envejecer es distinto para cada quien. No existe un solo itinerario cronológico que todas las mujeres sigan. La genética, el estilo de vida y las enfermedades influyen en la velocidad con la que envejeces.

No obstante, se presentan ciertos cambios típicos que ocurren con un envejecimiento sano, incluso en la ausencia de cualquier condición grave o enfermedad. Es normal subir un poco de peso con la edad, en particular alrededor de la cintura. Es normal perder un poco el oído con la edad, incluso si no hubo señales de trastornos auditivos ni una pérdida de audición inducida por ruido. Inclusive podrías notar que tienes problemas para quedarte dormida y permanecer dormida, para aprender cosas nuevas o recordar palabras y nombres familiares. El proceso de envejecimiento normal también afecta tus ojos, tus dientes y encías, y tu piel.

La mente humana tiene un instinto innato para enfocarse en la imperfección, por eso si algo no está bien, atrae tu atención como un imán. Durante el proceso de envejecimiento, es natural que las mujeres vean y se enfoquen en las imperfecciones físicas. Pero no es beneficioso.

Recuerda que cada etapa es un paquete: ganas algo y pierdes algo. No adquieres sabiduría sin unas cuantas arrugas. No puedes ser perspicaz y perceptiva sin unas cuantas cicatrices o marcas. Al final, esto es lo que vale la pena.

ENVEJECER CON GRATITUD

La gratitud representa tu agradecimiento por cada experiencia, pues cada paso de la vida te ha ayudado a crecer, a veces en lo material, pero casi siempre en lo emocional y espiritual. De acuerdo con los estudios, una práctica cotidiana de gratitud puede estimular tu energía, mejorar tu estado de ánimo, generar optimismo, aumentar tu bienestar y tu autoestima, y mucho más. Durante la menopausia y más adelante, la gratitud te ayuda a aceptar con gracia las cosas que no puedes cambiar. Y ésta es una de las claves para envejecer con éxito. Un pensamiento ocasional de gratitud es útil, pero tu meta es volverlo un hábito. Éstas son unas cuantas ideas para esparcir gratitud a lo largo de tu día:

- **Empieza tu día con gratitud.** Antes de siquiera salir de la cama, permite que tu primer pensamiento sea de agradecimiento. Empieza con unas cuantas respiraciones profundas y luego piensa en unas cinco personas en tu vida por las que estés agradecida. Al inhalar lenta y profundamente, elige una de estas personas y mantén su rostro en tu mente, con los ojos cerrados. Intenta "ver" a esta persona con la mayor claridad posible. Luego envíale gratitud en silencio mientras exhalas, de nueva cuenta, lenta y de manera profunda. Repite el ejercicio con las cinco personas. Esta práctica te ayudará a enfocarte en lo más importante en tu vida y le dará contexto a tu día.
- **Inicia un diario de agradecimiento.** Al terminar tu día, escribe por lo menos una cosa por la que estés agradecida: tu clase de yoga en la mañana, una comida con una amiga, la sonrisa de tu hija, el hecho de que tu computadora no fallara en medio de una junta importante. La gratitud puede ser por tu imagen corporal también; si lo piensas, existe mucho por qué estar agradecida con tu cuerpo. Sé tan específica como puedas. En un día difícil, revisa este diario para tener un respiro de las emociones negativas.
- **Colecciona frases de agradecimiento.** Encontrarás citas emotivas de gratitud en muchas novelas, dis-cursos famosos y textos espirituales. Cuando te encuentres con una frase que te guste, escríbela. Puedes enmarcar frases en armazones antiguos y tenerlos en tu casa o en tu oficina. O simplemente puedes anotar las citas en papelitos y colgarlas en tu refrigerador, en un pizarrón de corcho o en la visera del coche. Cuando estés teniendo un mal día, lee esos pensamientos de gratitud para redireccionar tu mente.
- **Sé agradecida con quienes ayudas.** Di gracias a las personas que buscan tu apoyo. En esta etapa de la vida, tu sabiduría y tu amor incondicional son regalos para otros; sé agradecida de poder compartirlos.
- **Busca lo positivo en lo negativo.** Enfocarte en lo positivo no implica que pases por alto un problema; significa que adquieras una actitud compasiva. Toma los bochornos como ejemplo. No son nada divertidos. Pero sin ellos no estarías disfrutando tantas paletas deliciosas de limón. Quizá no habrías descubierto tu nueva librería favorita con aire acondicionado. Y no te reirías a carcajadas de las anécdotas de bochornos tomando vino con tus mejores amigas.

¿Qué ideas de gratitud serían útiles para ti? Siéntete libre de adaptar estas estrategias a tu vida y tu rutina. Por ejemplo, si ya iniciaste tu día saliendo temprano a correr y luego tomas una taza de café, intenta practicar la gratitud en la regadera. Permite que el agua caliente que caiga sea tu señal para enviar gratitud a cinco personas o cinco cosas. Experimenta con todas estas ideas hasta que la gratitud se convierta en tu segunda naturaleza.

Tus cuarenta, cincuenta y sesenta son un tiempo muy sabio y productivo en tu vida, cuando las mujeres por lo general se sienten establecidas y seguras en el trabajo y en sus relaciones. Así que tienes una alternativa: puedes ser una dura juez de la persona que ves en el espejo y hacerte sentir miserable comprimiendo tu cuerpo en unos jeans demasiado chicos. O te puedes enfocar en tomar ventaja de las oportunidades y la sabiduría que ganaste.

CAMBIOS PREVENIBLES
VERSUS CAMBIOS INEVITABLES

Dejemos algo claro: tu meta es aceptar con gracia los cambios que se dan con el envejecimiento normal, no tirar la toalla.

Recuerda, el envejecimiento normal y las enfermedades no son lo mismo. Tu cuerpo cambiará de forma natural con la edad, pero añadir velitas a tu pastel de cumpleaños no conduce inevitablemente a la enfermedad. Se presentan varias claves para reducir tu riesgo de la enfermedad y discapacidad que puede ocurrir con la edad. Entre ellas, están las siguientes:

Mantén un peso sano

Los problemas de salud vinculados con el sobrepeso y la obesidad son diabetes tipo 2, presión sanguínea alta, cardiopatías, infartos, algunos tipos de cáncer, apnea del sueño y osteoartritis.

Ya que la mayoría de la gente tiende a subir un poco de peso con la edad, es importante vigilar tu cintura y tu índice de masa corporal (IMC). Un par de kilos de más podrían estar bien, pero un par de kilos extra cada año se volverán relevantes a la larga. Enfócate en mantener un peso sano, no necesariamente tu peso premenopáusico, y comprométete con lograrlo. Tener sobrepeso es un grave riesgo de salud.

Que tu actividad física sea regular

Las investigaciones sugieren que la gente que realiza ejercicio con regularidad en realidad vive más y mejor. Permanecer activa también te permite seguir haciendo las cosas que disfrutas y permanecer independiente conforme envejeces. Elige un programa de actividad física integral que incluya un equilibrio entre entrenamiento, ejercicios de flexibilidad o de estiramiento, y entrenamiento de fuerza, además de cardio.

Lleva una dieta sana

Lo que comes puede sumar a un envejecimiento sano o puede provocar problemas de salud. Por supuesto, llevar una dieta sana te ayudará a mantener un peso sano, pero tus decisiones alimentarias incluso son importantes para otras cosas conforme envejeces. Comer alimentos no sanos pueden elevar tu riesgo de algunas enfermedades. En cambio, comer bien te puede proteger de problemas relacionados con la edad ocasionados por deficiencias de ciertos micronutrientes y vitaminas.

Quédate libre de tabaco

Nunca es demasiado tarde para disfrutar los beneficios de dejar de fumar. Eliminar este hábito tiene una ganancia clara sin importar tu edad ni cuánto tiempo hayas fumado.

Limita el consumo de alcohol

Si bebes alcohol, déjalo en una copa al día o menos. Ingerir esta cantidad podría incluso tener algunos beneficios para la salud cardiaca, pero incluso el consumo ligero de alcohol incrementa tu riesgo de diversos tipos de cáncer, en particular de cáncer de seno.

No abandones a tu médico

Consultar con tu practicante sanitario con regularidad asegurará que estés recibiendo las evaluaciones y terapias preventivas que necesitas. Además, tomar un papel activo en tu salud te puede ayudar a sentirte más competente y en control de tu propio cuerpo.

Estos hábitos son los mismos que mantuvieron alejados los problemas de salud en tu juventud. Sólo quizá tengas menos margen para tomarte libertades en tus años posteriores a la menopausia.

HACER LAS PACES CON LOS CAMBIOS EN TU CUERPO

La *imagen corporal* hace referencia a tu imagen mental o la percepción que tengas de tu propia apariencia física. Está constituida por muchos factores y experiencias, incluyendo tu apariencia física, tu peso, tus valores, tu grupo étnico, lo que ves en los medios y la retroalimentación que recibes de otros.

La menopausia también podría tener una gran influencia en tu imagen corporal, al igual que la pubertad, el embarazo y otras etapas importantes en tu vida alteraron cómo te sentías en tu propia piel. Para algunas mujeres, la transición a la menopausia es liberadora. Otras sufren la pérdida de su capacidad para tener hijos y se pueden sentir menos deseables. Muchas veces, experimentan sentimientos conflictivos y complejos de alivio y tristeza al mismo tiempo.

Durante la menopausia, el incremento de peso también puede ser una preocupación considerable y un obstáculo importante para tener una imagen corporal positiva. Para muchas mujeres, la menopausia y el envejecimiento dañan su metabolismo, provocando una subida de peso sin ningún cambio real en la alimentación o su nivel de actividad. Esta sensación de pérdida de control de tu propio peso puede ser frustrante, desalentadora e inhibidora. Tal vez notes que ya no te sientes cómoda utilizando tu ropa favorita… o sin ropa. De hecho, muchas mujeres dicen que el aumento de peso les impide sentirse sexys y sensuales.

Por desgracia, es poco probable que ese peso extra se vaya sin un esfuerzo considerable. Incluso si eres capaz de mantener tu peso premenopáusico, podrías distribuirlo de otra manera y sentirte más gruesa en tu zona media. Así que es importante demostrarte un poco de empatía. De hecho, los estudios indican que tener una imagen corporal positiva y practicar la autocompasión durante la menopausia puede dar como resultado menores síntomas, incluyendo menos bochornos o sudoraciones nocturnas que interfieren con las actividades cotidianas.

Si luchas por ser amable contigo misma, intenta enfocarte en una presencia libre de juicios y en el mindfulness. Observa tu cuerpo y toma nota de cada rincón, recoveco y arruga. Míralos y describe con exactitud qué ves sin una opinión o un juicio. Por ejemplo, en lugar de "Veo brazos colgados", di: "Veo piel más grande debajo de mi brazo derecho. Se siente suave y, cuando la toco, se mueve de un lado a otro". Si el juicio o el crítico interno aparece en tu mente, permite que estos pensamientos negativos se vayan, en lugar de dejar que te consuman o minen tu valía. Son sólo pensamientos. No son tus pensamientos.

Permite que floten como nubes en el cielo y vuelve al momento presente. Esto es mindfulness. Sigue practicando.

Aunque es de sabios enfocarse en otras cosas además de tu apariencia conforme envejeces, tener una imagen corporal positiva sigue siendo importante. Tener una visión positiva de tu propio cuerpo es elemental para tu confianza, tu vida sexual y tu autoestima. Aprender a cuidar de tu cuerpo y a amarlo es esencial para tu felicidad.

ESTRATEGIAS PRÁCTICAS PARA UNA MEJOR IMAGEN CORPORAL

Si no te gusta lo que ves en el espejo es momento de hacer cambios. Prueba nuevas actividades físicas y mira tu cuerpo con una nueva perspectiva. Las siguientes estrategias podrían ser de utilidad:

¡Muévete!
El ejercicio hace que las mujeres se sientan mejor con su cuerpo, ya sea que pierdan peso o no. El tipo de ejercicio no importa. Encuentra algo que te guste hacer y date el tiempo para llevarlo a cabo.

Si necesitas más motivación y responsabilización, inscríbete a una clase de ejercicio, trabaja con un entrenador o realiza planes para encontrarte con algún amigo en el gimnasio o el parque.

Enfócate en logros físicos
Sube una montaña o juega paddle. Toma una clase de ciclismo o de baile de salón. Prueba jugar tenis o bucear con esnórquel con tus hijos o tus nietos. Domina pararte de cabeza o de manos. Salta de un trampolín o desde el muelle de un lago. Enfócate en todas las cosas que tu cuerpo puede hacer, no sólo en cómo se ve.

Si te gustan los retos, involúcrate en algo que sea un reto físico y nunca antes hayas probado: por ejemplo, una carrera o caminata de cinco kilómetros, una clase de baile o incluso un triatlón sprint. Sólo asegúrate de que esté dentro de tus alcances, con base en tus habilidades y tu salud física.

No te disculpes por tu cuerpo
¿Tu mamá nunca te dijo que, si no podías decir nada agradable, mejor no dijeras nada? Si no estás preparada para ser positiva, prueba pensar en otras maneras de sentir gratitud por tu cuerpo. Tal vez puedas apreciar la memoria muscular que tienen tus dedos en un pasatiempo que te agrada, o la nariz que heredaste de tu abuela o tu abuelo favorito.

También ponle atención a tu lenguaje corporal. La forma como mueves tu cuerpo puede parecer una disculpa, incluso si no la dices en voz alta. Tienes derecho a ocupar espacio. Incluso después de la menopausia. Incluso si te pones un traje de baño. Sin excepciones.

No critiques las patas de gallo de otra mujer
Cuando dices comentarios mordaces sobre cómo envejecen mal otras mujeres, contribuyes a la cultura de expectativas irreales de cómo deberían envejecer. Además, chismear sobre otras daña tu propia imagen corporal. Pon atención en la forma en que hablas de la apariencia de otras mujeres: amigas, vecinas, compañeras de trabajo, actrices y celebridades, políticas mayores y otras figuras públicas. Tu yo interno te está oyendo.

Usa cosas que te hagan sentir bien sobre ti misma
Cultiva tu propio estilo, uno que te haga feliz. Si te sientes bien con jeans, vuélvelos tu estilo personal. Si te encantan los vestidos, no los guardes para una ocasión especial. Inclusive cuentan los accesorios, el perfume, las botas vaqueras y otros pequeños lujos. Saca provecho a tus puntos fuertes. Tú sabes cuáles son.

No traces tu imagen corporal a partir de lo que ves en los medios
Recuerda, un enorme equipo de expertos entrenados produce con cuidado esas imágenes para vender productos o a celebridades del entretenimiento bajo una luz positiva. El resultado final muchas veces no se parece en nada a la realidad. No te sientas tentada a emplear esas imágenes como criterio para medir tu propio cuerpo.

Acepta y valora tus genes

A lo mejor heredaste muchas características físicas de tu familia. Quizá tienes las manos de tu abuela o los hoyuelos de tu tía favorita. Tal vez tienes los mismos muslos gruesos y las venas varicosas que tenían esas mismas mujeres. Intenta ver estas características genéticas como parte de tu ascendencia y tu linaje. Abrázalas como si fueran esos miembros de tu familia.

Mira muy bien tu cuerpo

Algunas veces, la única forma de superar una imagen corporal negativa es desensibilizar tus emociones sobre tu propio cuerpo. Puedes hacerlo mirando en realidad tu cuerpo en el espejo. Empieza tomando un espejo de mano y mira todas las distintas partes de tu cuerpo. Comienza en un área con la que te sientas cómoda, como tus manos. Observa tus manos con curiosidad.

Expresa los hechos: "Veo líneas que se extienden de mi muñeca hasta mis nudillos y sobresalen y son más oscuras que el resto de mi mano"; no digas: "Veo mis manos venosas". En realidad, ponles atención. Luego continúa con las distintas partes de tu cuerpo. Con el tiempo, podrás verte en un espejo grande. Este ejercicio tal vez se sienta incómodo o extraño al inicio. Está bien. Sigue practicando hasta que puedas experimentar tu cuerpo de una manera objetiva y sin juicios.

Piensa en el cuerpo de tu pareja

¿El cuerpo de tu pareja ha ido cambiando conforme envejecen juntos? ¿Estos cambios han hecho que ames menos a tu pareja? ¿Qué le dirías si tuviera problemas para aceptar algunos de los cambios que le han ocurrido con la edad? Intenta seguir tu propio consejo.

Estas estrategias están pensadas para minimizar la difícil tarea de amar tu cuerpo a medida que envejece. Está bien llorar la pérdida de tus facciones de más joven. Sólo recuerda que las etapas de un duelo terminan con la aceptación. Así que, si te encuentras atorada en la etapa del enojo o la depresión desde hace mucho tiempo, sería buena idea consultar con tu profesional de la salud.

De hecho, si has batallado con tu imagen corporal a lo largo de tu vida, es posible que la menopausia dispare viejas emociones.

Sería bueno hablar con un terapeuta o seguir algún otro tratamiento para ayudarte con esta transición. Los grupos de apoyo también pueden proporcionar información valiosa y ayudarte a conectar con otras mujeres que comparten las mismas experiencias.

ERES MÁS QUE TU CUERPO

La mejor forma de abrazar por completo tu yo posmenopáusico es una dicotomía. Es esencial promover una imagen corporal positiva, incluso si tu cuerpo cambia de manera inesperada. Tu meta es aceptar tu propia figura, pararte erguida frente al espejo y sentirte cómoda teniendo sexo con la luz encendida. Pero es igual de importante reconocer que eres mucho más que tu cuerpo.

De hecho, tus mejores cualidades internas quizá se queden contigo para siempre y, en realidad, mejoren con la edad. Los estudios sugieren que cualidades como la bondad, la fuerza de voluntad y el goce del humor tienden a elevarse conforme envejecemos. Así que, si lo más valioso de tu personalidad es tu ingenio, tu habilidad para contar una gran historia o dar una gran fiesta, tu bondad con los extraños, tu necedad, tu pasión por tu trabajo o tu inquebrantable lealtad hacia tus amigos, es improbable que cambie.

Mientras trabajas por abrazar a la mujer en el espejo, recuerda dar un paso atrás y pensar en todas las cosas que no ves en tu reflejo. Enfócate en ti por completo. Algunos días serán más difíciles que otros. Cuando sea así, considera estos últimos consejos para darte una nueva perspectiva.

Elabora una lista de cualidades positivas que no tengan nada que ver con tu apariencia. Es fácil ser crítico y enfocarse en los defectos. En cambio, concéntrate en lo que te hace brillar más. Escribe 1 o 2 cumplidos para ti y léelos cuando notes que te estás obsesionando con tus características menos favoritas. Si no estás segura de qué escribir, toma nota la próxima vez que un amigo, un vecino o un compañero de trabajo te haga un cumplido. O pídele a tu pareja que te ayuda mencionando tus más grandes fortalezas.

Rodéate de personas que te hagan sentir bien sobre ti misma. De adolescente, a lo mejor te topaste con algunas niñas desagradables, esas niñas superficiales y maliciosas que sonreían mientras se burlaban de tus jeans. Tal vez hubo alguna ventaja si te llevabas bien con las niñas "malas" porque tenían mucha influencia en tu mundo social.

En esta etapa de tu vida no existe ninguna ventaja si pasas tiempo con alguien que no te hace sentir bien. Si todavía tienes amigos o familiares en tu vida que critican de manera constante tus decisiones o te echan a perder la fiesta, podría ser tiempo para marcar distancia. O por lo menos, considera limitar tu exposición a cualquiera que te desanime. La menopausia es tu permiso para cerrar tu círculo interno y deleitarte con las relaciones que te mantienen a flote.

Participa en pasatiempos o actividades que disfrutes. Si tuvieras una tarde libre sin ninguna obligación ni limitación en absoluto, ¿cómo la pasarías? ¿En tu bicicleta? ¿En tu jardín? ¿En el teatro? ¿En la barra de un bar con una amiga? ¿Con la nariz metida en un libro? ¿Hornearías pan? ¿Tocarías el piano? No hay respuestas incorrectas con esto.

La gente que está inmersa en pasatiempos y actividades recreativas podrían tener menos riesgo de padecer algunos problemas de salud. Incluso, las actividades sociales y los pasatiempos relajantes son útiles para eliminar el estrés y la ansiedad que ocasionan que algunas mujeres critiquen sus cuerpos. Deja tiempo libre para tus pasiones y los intereses que disfrutas. Considera abrir un espacio para tus pasatiempos en tu agenda, así como lo harías para una junta importante y evitar que terminen en el fondo de tu lista de prioridades.

Asimismo, considera compartir tus pasatiempos o tus pasiones con tu comunidad en la forma de un voluntariado. Si te gusta cocinar o hacer jardinería, podrías trabajar como voluntaria en tu mercado local o un comedor de beneficencia. Si eres lectora, a lo mejor te gustaría pasar una temporada regular en la biblioteca. Los adultos mayores que participan en actividades significativas comentan sentirse más sanos y felices.

HISTORIA PERSONAL: PENNY | 65 AÑOS

" Yo llegué tarde a la menopausia. A finales de mis cuarenta y principios de mis cincuenta vi a mis amigas atravesar la perimenopausia y, con el paso del tiempo, la menopausia, y ahí andaba yo, todavía con mi periodo. Cuando iba a mi revisión anual, mi doctor me preguntaba: "¿Todavía sigues menstruando?". Desganada le decía que sí, y él contestaba: "Bueno, ya sabes, la edad promedio para la menopausia es a los 51, ¡así que alguien tiene que estar en el extremo alto para que exista ese promedio!".

Tuvimos ese mismo intercambio cada cita, durante años.

Cuando al final inicié la perimenopausia, a la edad de 53 años, realmente sólo tuve dos síntomas: bochornos y, de forma extraña, periodos regulares, que para mí eran algo irregular. Desde la pubertad tuve ciclos menstruales erráticos. Podían pasar 6, 8 y hasta 10 semanas entre cada periodo. Luego, a los 53 empecé a tener periodos cada mes, como relojito.

Durante años tuve bochornos y esos periodos singularmente regulares. Luego, a finales de mis cincuenta, mis periodos cambiaron otra vez. Había meses sin que hubiera alguno, y luego tenía un periodo de un par de días.

También empecé a notar otros síntomas. Me empezaron a salir más vellos en la cara. Se asentaron un par de kilos más en mi abdomen. Tenía que cruzar las piernas al estornudar para evitar que se me saliera la orina (eso era divertido). Y mis bochornos se volvieron más persistentes. Hubo veces en que asomaba la cabeza por la puerta a la mitad del invierno, ¡sólo para enfriarme!

Al fin llegué a la menopausia a los 58 años. Cuando tuve el que terminó siendo mi último periodo, recuerdo haber pensado: "¡Está fatal que siga haciendo esto a los 58 años!".

Los años transcurridos desde entonces han sido decepcionantes. A veces me siento un poco fuera de balance, pero en general es muy agradable no tener que preocuparme por mis periodos. ¡Es una de las grandes ventajas de envejecer!

Habla con mujeres mayores a quienes admires. Es difícil sentirte mal por tu cuerpo envejecido cuando pasas tiempo con mujeres mayores a quienes tienes en alta estima. Considera agendar un café o una comida de vez en cuando con 1 o 2 mujeres mayores de las que tengas muy buena opinión. Podría ser una tía favorita, una vecina de hace mucho tiempo, una mentora en tu trabajo o alguien a quien conociste a través de tus pasatiempos o afiliaciones religiosas. No de modo necesario tienes que hablar de los problemas y las tribulaciones de envejecer, aunque sí podrías. A menudo, sólo pasar tiempo con mujeres mayores que sean modelos a seguir asegurará que estés en el camino correcto. Si no tienes mujeres que desempeñen esa función en tu vida, considera leer biografías de mujeres realizadas que admires.

Tal vez no seas tu mejor porrista todos los días de la semana. Conforme cambia tu cuerpo, sin duda tendrás días en los que no te sientes serena ni segura. Esto es muy normal. Quítate el polvo, sé amable contigo misma y sigue adelante. Con la práctica podrás desarrollar una confianza renovada y una sensación de empoderamiento ampliamente merecida al embarcarte en esta nueva etapa de tu vida.

CAPÍTULO 16

Manejo del peso

Tu salud en general es un cuadro complejo de muchos factores. Entre ellos, un peso sano —uno en que tengas una cantidad adecuada de grasa corporal en comparación con tu masa corporal total— puede ayudar mucho. Las estadísticas confirman que un peso sano reduce tu riesgo de enfermedades cardiovasculares y de otra índole, y puede darte suficiente energía día con día. Incluso podría mejorar tus síntomas de menopausia, como los bochornos y dormir mal. Asimismo, controlar tu peso es una estrategia clave para combatir la grasa abdominal y la pérdida muscular en la mediana edad.

Piensa en el control del peso como una base sólida para cualquier otra alternativa de tratamiento de los síntomas de la menopausia que puedas probar. Por ejemplo, si quieres considerar la terapia hormonal, necesitas estar sana en general y libre de ciertas condiciones, como enfermedades cardiovasculares.

Incluso si ya llegaste a un peso sano, te darás cuenta de que, con los cambios que aparecen con la menopausia y el envejecimiento, es más difícil mantener el peso que ganarlo. Ahora es un buen momento para enfocarte en tu bienestar y adquirir buenos hábitos que duren el resto de tu vida.

TU PESO SALUDABLE

¿Cómo puedes saber si ya tienes un peso sano? Para responder esa pregunta necesitas considerar más factores que la mera cifra en la báscula.

Índice de masa corporal

Quizás estás familiarizada con el índice de masa corporal (IMC). Es una medida de tu peso corporal en relación con tu estatura. Ve la tabla de las páginas 172-173 para encontrar tu IMC. También puedes hallar calculadoras de IMC en línea. Éste se ha vuelto la forma rutinaria para identificar el sobrepeso.

Un IMC de 25 o más se define como sobrepeso, y 30 o más se clasifica como obeso. No obstante, tu IMC no diferencia entre el peso debido a la masa adiposa y el peso debido a la masa muscular. Además, el IMC no aporta información sobre la distribución del exceso de grasa corporal, ya sea que se encuentre alrededor del abdomen o en la parte inferior del cuerpo, o ambos. El IMC y la distribución del exceso de grasa corporal son factores importantes con implicaciones significativas para tu salud.

A pesar de estas limitantes, tu IMC de todas maneras aporta información valiosa para comprender si tienes un peso sano o no.

La distribución de grasa

A lo mejor hayas escuchado sobre los grandes riesgos para la salud que vienen con tener un cuerpo tipo "manzana", donde la grasa se acumula alrededor de la cintura, en comparación con uno tipo "pera", donde la grasa se establece en la cadera y los muslos. La grasa abdominal, o grasa visceral, se acumula en lo profundo de tu abdomen, rodeando tus órganos, y afecta tu cuerpo en formas más adversas que la grasa

LOS EFECTOS DEL EXCESO DE PESO

El sobrepeso tiene serias implicaciones para la salud que pueden afectar tu calidad de vida y tu longevidad. Para las mujeres que entran a la menopausia, tener sobrepeso o estar obesas se relaciona con bochornos más frecuentes. Y aunque la obesidad en general está vinculada a un riesgo menor de osteoporosis, no se ha visto que reduzca el riesgo de fracturas. La obesidad también representa un riesgo para la enfermedad cardiovascular —la principal causa de muerte en mujeres— que se vuelve más prevalente después de la menopausia. La obesidad podría incrementar tu riesgo de resistencia a la insulina, diabetes tipo 2, presión arterial alta, valores altos de colesterol, infarto, enfermedad de vesícula biliar, enfermedad hepática, apnea del sueño, osteoartritis, ciertos tipos de cáncer y, finalmente, la muerte. Además, podría aumentar el riesgo de padecer enfermedad de Alzheimer. Tu peligro de desarrollar problemas de salud relacionados con el peso aumenta con la edad, pero más allá de estos problemas de salud, estar obesa puede afectar de manera significativa tu bienestar y tu autoestima en general.

La buena noticia es que no necesitas tener el físico de una fisicoculturista para mejorar tu salud. Incluso una pérdida de peso de 3 a 5 % puede ser bueno para la salud… y podría reducir la cantidad de bochornos que te dan.

subcutánea, la cual se guarda bajo la piel. El exceso de grasa visceral se relaciona con un riesgo más elevado de enfermedades como diabetes tipo 2, hipertensión y colesterol alto, al igual que índices más altos de muerte, incluso en personas con un IMC normal. Acumular la grasa en tus piernas y tu cadera se vincula en general con un riesgo cardiovascular menor, aun en individuos clasificados como obesos en la escala del IMC.

La genética tiene una función en tu distribución de grasa, y también tiendes a guardar más grasa alrededor de tu zona media con la edad. Y como leíste en el capítulo 2, la pérdida de estrógeno en la menopausia se vincula con más acumulación de grasa alrededor del torso. Medir la circunferencia de tu cintura es una forma simple de descubrir si también tienes demasiada grasa abdominal. Con una cinta métrica flexible, ponte de pie y mide alrededor de la zona de tu estómago, justo arriba del hueso de tu cadera. Tira de la cinta para medir hasta que se ajuste a tu contorno, pero que no presione tu piel, y asegúrate de que esté plana en todas partes. Para las mujeres una medida de cintura de 89 centímetros (35 pulgadas) o más indica una cantidad no saludable de grasa abdominal. Sin embargo, no existe nada mágico sobre ese número en particular. En general, cuanto

más crezca la cifra de cintura, más grandes serán los riesgos para la salud. Y aunque los efectos de la grasa visceral en la salud son graves, la buena noticia es que, cuando bajas de peso, la grasa abdominal suele irse primero y a un ritmo mayor que la grasa de otras partes de tu cuerpo. El ejercicio también tiene una función predominante en atacar la grasa visceral; se comentará al respecto más adelante.

Composición corporal

Al determinar la obesidad, la escala del IMC no es capaz de tomar en cuenta tu composición corporal, la cual hace referencia a los porcentajes relativos de grasa y masa muscular magra de tu cuerpo. En particular, en los rangos medios del IMC, se podría diagnosticar de forma equivocada a una persona como obesa cuando en realidad tiene una gran cantidad de masa muscular magra y poca grasa corporal.

La escala del IMC también podría clasificar a alguien en un peso normal cuando en realidad tiene mucha grasa corporal y poca masa muscular. Esto se llama *obesidad de peso normal*. Y, de hecho, plantea los mismos riesgos para la salud, o mayores, que la obesidad, de acuerdo con la escala de IMC. Muchas veces, la obesidad de peso normal se combina con un exceso de grasa abdominal. Esta combinación tóxica lleva a peores peligros cardiovasculares. La gente con obesidad de peso normal se encuentra en un riesgo mayor de placas blandas en las arterias, las cuales pueden conducir a ataques cardiacos. En particular, las mujeres con un IMC normal, pero un elevado porcentaje de grasa corporal, podrían estar en peligro de muerte prematura por enfermedad cardiovascular.

Si tienes un IMC dentro del rango normal, pero tienes exceso de grasa corporal, tendrás poca masa muscular. Y dado que las personas suelen perder masa muscular y ganar grasa con la edad, la precisión de la escala de IMC tiende a empeorar conforme envejeces. De todos modos, sigue siendo cierto que observar únicamente tu IMC puede enmascarar una tendencia hacia la obesidad con peso normal y hacer que subestimes tus riesgos cardiovasculares. Alrededor de 30 millones de estadunidenses podrían entrar en el rango de obesidad de peso normal y lo desconocen. Por fortuna, lo mismo que en su función orientada hacia la grasa abdominal, el ejercicio es una opción que te puede ayudar a mejorar tu composición corporal y así reducir la probabilidad de tener una obesidad de peso normal.

Unir los puntos

Tu IMC, distribución de grasa y composición corporal —así como los datos relacionados con tu alimentación, grados de actividad y antecedentes de salud familiar y personal— les ayudarán a ti y a tu proveedor de atención médica a establecer una meta de peso sano. Juntos pueden determinar cualquier meta relacionada con el peso, ya sea crear masa muscular, mejorar tu nutrición, perder grasa o todas las anteriores.

Es importante aclarar que algunas personas tienen una predisposición genética al sobrepeso, a pesar de ser activas y comer bien. Si esto te suena familiar, asegúrate de que tu practicante sanitario sea un colaborador confiable que te asesore en el tema de tu salud. Deberías sentirte apoyada y escuchada, sin importar tu peso.

Y si juntos deciden que bajar de peso es tu meta, pueden comentar estrategias para hacerlo de una manera sana.

COMPRENDER TU BALANCE DE ENERGÍA

El aumento y la pérdida de peso dependen de tu balance de energía; en otras palabras, de calorías consumidas contra calorías gastadas. Las calorías de tus alimentos proveen el combustible que necesitas para encender los procesos básicos de tu cuerpo, como la respiración, la circulación sanguínea, la digestión y realizar actividades físicas, así como regular los valores hormonales y crear y reparar células. Las calorías que necesitas para mantener tu peso actual dependen de una variedad de factores, incluyendo tu género, edad, tipo y composición corporal, y nivel de actividad.

Si la meta es perder peso, en parte dependerá al final de inclinar la balanza de energía de gastar más de lo que consumes. Necesitas alimentar tu cuerpo con menos energía de los alimentos o elevar la cantidad de calorías que quemas, o ambas. La pérdida de peso más saludable —y el tipo que es más probable de mantener— es lenta y sostenida. La gente a veces pierde peso rápido en las primeras semanas de un nuevo régimen. Sin embargo, la pérdida de peso a largo plazo de alrededor de 500 o 1000 gramos a la semana se considera un objetivo razonable para la mayoría de la gente.

No obstante, en la realidad, la pérdida de peso es compleja. Conforme bajas de peso, cambian tu masa corporal y tu composición. Tu cuerpo responde sufriendo una variedad de alteraciones hormonales que podrían convertir en un reto mayor seguir perdiendo kilos. Y también tienes que enfrentar los cambios hormonales de la menopausia. Después de perder peso, sueles quemar menos calorías por medio de los procesos metabólicos básicos, y las calorías que gastas con el ejercicio también disminuyen. Lo que esto significa es que la misma ingesta de alimentos que originalmente te daba un balance negativo de energía tal vez ya no sea suficiente para un déficit calórico con el fin de seguir perdiendo peso.

Se trata de una experiencia común: el temido estancamiento en la pérdida de peso, que puede ser una etapa frustrante. Saber de antemano qué sucederá puede ayudarte a estar lista. Evalúa tus hábitos alimenticios y de ejercicio. Los estudios han demostrado que los estancamientos muchas veces suceden naturalmente antes de lo que deberían por desliz que cometes con tus rutinas de salud. Cuando te estancas, es un buen momento para reevaluar tus objetivos y recordarte por qué te comprometiste a perder peso. Para poder reiniciar tu pérdida de peso, tal vez necesites reducir tu consumo calórico todavía más y subir la intensidad de tu entrenamiento. El ejercicio contrarresta el gasto disminuido de energía que ocurre en respuesta a un consumo calórico menor. Ten en mente que, si estás haciendo entrenamiento de fuerza, el incremento de masa muscular podría enmascarar la pérdida de grasa si sólo estás viendo el número en tu báscula.

La pérdida de peso es un viaje que se mide mejor en años, no en meses. Tener eso en mente puede apoyarte a establecer metas razonables y prepararte para un largo recorrido y los inevitables baches en el camino.

¿CUÁL ES TU IMC?

Para determinar tu índice de masa corporal (IMC), busca tu altura en la columna de la izquierda.
Sigue esa fila hasta llegar a la columna con el peso más cercano al tuyo. Mira la parte superior
de la columna para ver tu IMC aproximado.

	Normal			Sobrepeso	
IMC	19	24	25	26	27
Altura (cm)	Peso en kilogramos				
147	41	52	54	56	58
150	43	54	56	58	60
152	44	56	58	60	63
155	45	58	60	62	65
157	47	59	62	64	67
160	48	61	64	66	69
162	50	63	66	68	71
165	52	65	68	71	73
168	54	67	70	73	76
170	55	69	72	75	78
172	57	72	74	77	80
175	58	73	77	80	82
178	60	76	79	82	85
180	62	78	81	84	87
183	63	80	83	87	90
185	65	82	86	89	92
188	67	84	88	92	95
190	69	87	91	94	98

Fuente: Institutos Nacionales de Salud, 1998.

Las personas de ascendencia asiática con un IMC de 23 o más pueden tener un incremento en el riesgo de problemas de salud.

Sobrepeso			Obeso			
28	29	30	35	40	45	50
Peso en kilogramos						
61	63	65	76	87	98	108
63	65	67	78	90	101	112
65	67	69	81	92	104	116
67	69	72	84	96	108	120
69	72	74	87	99	112	124
72	74	77	89	102	115	128
74	77	79	92	105	119	132
76	79	82	95	109	122	136
78	81	84	98	112	126	140
81	84	87	101	116	130	145
83	86	89	104	119	134	149
86	89	92	107	122	138	153
88	92	95	110	126	142	158
91	94	98	113	130	146	162
93	96	100	117	133	150	167
96	99	103	120	137	154	171
99	102	106	123	141	159	176
102	105	109	127	145	163	181

FUNDAMENTOS DE UNA DIETA SANA

Al atravesar la menopausia, el mismo consejo es cierto: para sentirte mejor que nunca y alcanzar un peso saludable, construye sobre los cimientos correctos.

Un criterio balanceado

El fundamento de una alimentación saludable es una dieta balanceada con verduras, frutas, granos enteros, proteínas magras, grasas saludables y sodio o azúcares añadidos limitados. Alimentar tu cuerpo con una dieta equilibrada como ésta puede mejorar tu salud y ayudarte a alcanzar tus objetivos del peso. Inclusive es satisfactoria, flexible y deliciosa, por lo que es más probable que la sigas a largo plazo.

La Pirámide Nutricional para un Peso Saludable de Mayo Clinic es una herramienta útil cuando buscas cómo tomar decisiones alimentarias sanas. Las verduras y las frutas forman la base de la pirámide. Cuantos más alimentos frescos consumas, mejor. Éstos contienen fibra, agua y nutrientes que te satisfacen y te aportan un combustible de buena calidad. Las porciones recomendadas para otros grupos alimentarios dependen de las necesidades energéticas que tengas de acuerdo con tu género, edad, talla y nivel de actividad. Al llevar tu consumo hacia la cúspide de la pirámide, necesitarás menos de cada grupo como parte de una dieta equilibrada.

¿Existe una "dieta para la menopausia"?

Sin duda has visto varias dietas restrictivas y métodos de pérdida de peso que pregonan sus exitosos resultados. Algunos promueven nutrientes clave que trabajan con tu metabolismo para controlar el peso durante y después de la menopausia. Otros afirman que la clave para perder peso después de los 40 años es el ayuno intermitente: alternar una alimentación normal con periodos de restricción calórica. Diferentes posturas involucran no comer alimentos o restringir de forma severa las calorías en ciertos días o diario durante un periodo.

Y entonces, ¿alguno de estos métodos funciona? Hay información limitada de estudios de alta calidad que evalúen

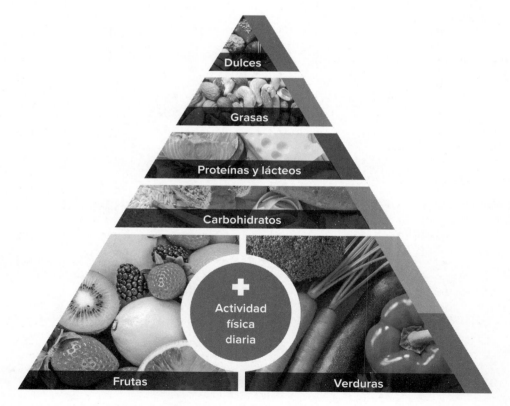

Pirámide Nutricional para un Peso Saludable de Mayo Clinic. Consulta a un profesional de la salud antes de iniciar cualquier plan para llegar a un peso saludable.

estos planes en específico, pero no existe evidencia sólida de que ninguna dieta en particular sea más efectiva que consumir en general menos calorías de las que gastas.

La mejor "dieta para la menopausia" podría ser una versión de una dieta equilibrada que lograrás seguir a largo plazo. Ve qué te funciona. Por ejemplo, algunas mujeres sienten que comer menos carbohidratos simples, en particular limitar el alcohol, les ayuda a controlar su peso en la mediana edad.

Enfócate en la fibra

Si comes de la base de la pirámide, ya estarás ingiriendo alimentos con una baja densidad energética, es decir, que tienen pocas calorías para su volumen. Esto implica que puedes comer más de ellos, consumir menos calorías y sentirte más satisfecha. El agua y la fibra de los alimentos contribuyen a una baja densidad energética, por lo que la mayoría de las frutas y verduras entran en esta categoría.

La fibra es la parte de los alimentos vegetales que tu cuerpo no absorbe. Apoya la salud de tu tracto digestivo y puede reducir la resistencia a la insulina, así como el riesgo de tener presión arterial alta, diabetes tipo 2, infarto y cardiopatía. Existe evidencia de que las dietas ricas en fibra se relacionan con un peso corporal menor.

Por desgracia, la mayoría de las mujeres no consumen suficiente fibra. Trata de comer al menos entre 21 y 25 gramos de fibra al día proveniente de una variedad de alimentos. La fibra se encuentra en frutas, verduras, granos enteros, frijoles, lentejas, nueces y semillas. Come tus frutas y verduras con la piel para elevar tu consumo de fibra, y bebe suficiente agua a lo largo del día para que la fibra se mueva a lo largo de tu tracto digestivo.

Distorsión de las porciones

Una porción de comida es una cantidad específica y medida de alimento. Una ración es la cantidad de comida que pones en tu plato, y puede contener varias porciones. Una parte importante de bajar de peso o de mantener un peso saludable es comer tamaños moderados de porciones. Las porciones grandes se han vuelto tan predominantes que parece normal consumir enormes cantidades de alimento en una sola comida. Sin embargo, estas porciones suelen ser mucho más de lo que tu cuerpo requiere, una distorsión reforzada por el tamaño de nuestros platos, los utensilios para servir y el empaque.

Hay claves visuales que te pueden ayudar a estimar el tamaño de las porciones de tus comidas. Ve la tabla de la página siguiente para conocer algunos ejemplos.

La información sobre las bebidas

Es fácil consumir cientos de calorías extra en cuestión de minutos, por lo que las bebidas altas en calorías pueden sabotear con rapidez tu meta de pérdida de peso. La gente que ingiere bebidas azucaradas, incluidos los jugos de frutas con azúcares añadidos, se encuentra en un riesgo mayor de subir de peso.

Existe evidencia que sugiere que el refresco light no ayuda si estás intentando bajar de peso. Las investigaciones han demostrado que el consumo de refrescos de dieta se relaciona con una circunferencia de cintura más grande y un mayor aumento de grasa abdominal, incluso sin que cambie el IMC. En un estudio, los consumidores de refresco light elevaron tres veces más su circunferencia de cintura que los sujetos que no lo bebieron. Este efecto se exacerba en personas que ya son obesas o tienen sobrepeso.

En lugar de tomar bebidas azucaradas, enfócate en mucha agua. Intenta añadir un poco de limón, pepino o moras para darle sabor sin añadir calorías, o trata de tomar agua mineral si quieres un poco de burbujas. Si los cafés con un alto contenido calórico son tu punto débil, prueba tomarlos con leche baja en grasa, como 1% o descremada, olvida la crema batida e intenta pedir una alternativa baja en calorías que te satisfaga la mayor parte de las veces.

El alcohol es otra fuente de calorías concentradas. El alcohol se vincula con la acumulación de más grasa alrededor del estómago. Si bebes, hazlo con moderación (hasta una bebida al día para las mujeres). Sin embargo, incluso una sola copa al día puede ser demasiado si te preocupa tu peso.

EL EJERCICIO EN LA MEDIANA EDAD

No se puede insistir demasiado en la importancia del ejercicio para las menopáusicas. En un momento en la vida cuando tu riesgo de enfermedad muchas veces acecha y te cuesta más trabajo manejar tu peso, el ejercicio es una herramienta invaluable en tu arsenal.

El poder del ejercicio

El ejercicio puede tener una función única en la lucha contra dos tendencias comunes que se presentan en la menopausia: la pérdida de masa muscular y el agrandamiento de la cintura. El ejercicio construye músculo, mejora tu composición corporal y vuelve menos probable que entres en la categoría de obesidad de peso normal. Tener más masa muscular ayuda a tu cuerpo a quemar más calorías en reposo y durante el ejercicio. Algunos estudios muestran que el

MEDIR UNA PORCIÓN

Es importante entender qué cantidad de un alimento en particular equivale a una porción. Muchas personas visualizan las porciones más grandes de lo que son. Los siguientes indicadores visuales te pueden ayudar a percibir con cuánto debes iniciar.

Verduras	Indicación visual
1 taza de brócoli	1 puño cerrado
2 tazas de hojas verdes crudas	2 puños cerrados

Frutas	Indicación visual
½ taza de fruta rebanada	Pelota de tenis
1 manzana pequeña o naranja mediana	Pelota de tenis

Carbohidratos	Indicación visual
½ taza de pasta o cereal seco	Puñado ahuecado
½ bagel	Frente de un puño
1 rebanada de pan de granos enteros	DVD
½ papa mediana al horno	Pelota de tenis

Proteína / lácteos	Indicación visual
90 gramos de pescado	Baraja de cartas
55-70 gramos de carne	⅔ de una baraja
40-55 gramos de queso duro	⅓ de una baraja

Grasas	Indicación visual
1 cucharadita de mantequilla o margarina	Punta del pulgar
1 cucharada de crema de cacahuate	1 pulgar

entrenamiento de fuerza puede llevar a una reducción de grasa abdominal, incluso sin un cambio en el peso corporal general o el IMC. Y no tienes que ser adicta al ejercicio para ver sus beneficios: un entrenamiento de intervalos de alta intensidad (HIIT, High-Intensity Interval Training), un método eficiente en cuanto al tiempo, te puede ayudar a disminuir la grasa visceral mejor que un ejercicio de intensidad moderada. Después de que hayas perdido peso, el ejercicio te puede ayudar de manera específica a prevenir que vuelvas a generar grasa abdominal.

Sin importar tu IMC, el ejercicio disminuye el riesgo de muerte y de múltiples condiciones, como osteoporosis y enfermedad cardiovascular, aportando beneficios importantes de salud, incluso mientras sigues trabajando en perder esos kilos de más. Aunque es difícil perder peso sólo con actividad física, el ejercicio sí tiene una función predominante en la prevención del aumento de peso en primer lugar, así como en no recuperar el peso perdido a través de la restricción calórica.

Al ayudarte a mantener un peso saludable, el ejercicio podría serte útil para manejar tus síntomas de la menopausia. El ejercicio regular mejora el sueño, alivia la ansiedad y el estrés, aumenta la excitación sexual y enriquece tu calidad de vida en general. Si no estás acostumbrada a hacer ejercicio, en un principio podría disparar bochornos por el incremento temporal de tu temperatura corporal. Si los bochornos son un problema, empieza poco a poco y eleva el paso conforme se incremente tu condición física.

¿Qué tanto necesitas?

Los lineamientos de Estados Unidos indican que los adultos deben hacer por lo menos 150 minutos de ejercicio aeróbico de intensidad moderada o 75 minutos de actividad aeróbica vigorosa a la semana para observar beneficios de salud y conservar un peso sano. Esto equivale a 30 minutos de actividad de intensidad moderada cinco veces a la semana. Incluso se perciben mayores beneficios de salud con 300 minutos de intensidad moderada o 150 minutos de actividad aeróbica vigorosa, y esta cantidad más elevada quizá se necesite para perder peso y no volver a subirlo.

También es importante incluir actividades de entrenamiento de fuerza por lo menos dos veces a la semana. Esto es en particular cierto para las menopáusicas que intentan prevenir la pérdida de musculatura y mantener la fuerza de sus huesos. Puedes utilizar aparatos de pesas, mancuernas, bandas de resistencia o tu propio peso corporal. Considera encontrar un entrenador personal acreditado para iniciar con las actividades de fuerza si no estás familiarizada con ellas. Los ejercicios de equilibrio y flexibilidad pueden complementar tu rutina y ayudarte a mantener tu estabilidad y tu rango de movimiento.

Si no has hecho ejercicio en un tiempo, o si tienes alguna condición de salud que te evite seguir estas recomendaciones, comenta con tu médico antes de empezar una nueva actividad. ¡Recuerda que algo siempre es mejor que nada! Asegúrate de que tu rutina sea variada: un plan de ejercicio junto con actividad aeróbica más entrenamiento de fuerza

DIETA VERSUS EJERCICIO

Entonces, ¿qué es más importante para mantener o perder peso, la dieta o el ejercicio? La respuesta es que son igual de importantes, pero por razones distintas.

El ejercicio gasta calorías y es eficaz para prevenir el aumento de peso, incluso en personas con una predisposición genética a la obesidad. Además, mejora tu composición corporal, se enfoca en la grasa visceral y cuenta con numerosos beneficios para la salud. Sin embargo, es difícil perder peso sólo haciendo actividad física. Las investigaciones indican que la alimentación es la parte más crucial para perder peso, por lo menos en las primeras etapas, y que el ejercicio tiene un mayor impacto para evitar que vuelvan esos kilogramos con el tiempo.

Un método que combine ambos es tal vez la forma más efectiva de mantener un peso sano a la larga.

REALIZA EJERCICIO PARA TENER MÚLTIPLES BENEFICIOS

El ejercicio tiene muchos beneficios además de ayudarte a mantener un peso saludable. El ejercicio puede:

- Crear masa muscular magra, elevar la fuerza y acelerar tu metabolismo.
- Reduce la grasa visceral.
- Desacelera la pérdida ósea que se da con la menopausia y disminuye el riesgo de caídas y osteoporosis.
- Disminuye la resistencia a la insulina y reduce tu riesgo de diversas condiciones, como enfermedad cardiaca, diabetes tipo 2, presión arterial alta y cánceres de seno y colon. El ejercicio también sirve como tratamiento para muchas de estas mismas condiciones.
- Estimula tu cerebro y quizás incluso reduce la posibilidad de deterioro cognitivo y enfermedad de Alzheimer.
- Mejora tu estado de ánimo y combate la depresión.
- Estimula tu excitación sexual.
- Mejora el sueño y los niveles de energía.

suelen ser lo más efectivo para reducir el peso corporal, la circunferencia de la cintura, la masa adiposa en general y la grasa visceral.

CREA UN CAMBIO DURADERO

Alcanzar y mantener un peso saludable no se da de inmediato. Requiere desarrollar comportamientos positivos de por vida que te ayuden a tener éxito... y estrategias para reforzar dichos comportamientos de forma continua. De ahí la relevancia de mantener en el centro de tu mente la motivación para cambiar. Lo que sea que valores, ya sea que se trate de vivir de manera independiente y hacer viajes largos en tus años dorados, o ser un modelo a seguir en cuestiones de salud para tus hijos y nietos, es el combustible para tu compromiso con una transformación permanente.

Perder peso con éxito tiene más que ver con ceñirte a un plan que con elegir una dieta en específico. Requerirá compromiso, planeación y tiempo desarrollar las estrategias de manejo de peso que te permitan modificar los hábitos que ya tienes. Sin embargo, el retorno de tu inversión en tu salud y tu calidad de vida puede ser enorme. Éstos son algunos consejos para ayudarte a empezar.

Registra tu comida y tu actividad

Existe evidencia sólida de que llevar un registro de qué comes y qué tan activa eres sirve para tu manejo del peso. La razón es que tendemos a subestimar las calorías que consumimos y la cantidad de actividad física que hacemos. En especial cuando apenas te encuentras estableciendo hábitos o ajustándolos, es fácil calcular mal. Llevar un registro te ayuda a ser consciente y objetiva, responsabilizarte y estar concentrada en alcanzar las metas mientras consideras tu dieta y tu actividad día con día. No hay algo correcto o incorrecto en la forma en que registres tu alimentación y tu actividad física. La siguiente lista incluye herramientas para elaborar las notas. No tengas miedo de experimentar mientras encuentras una sencilla y conveniente para ti.

- **Aplicaciones.** Las aplicaciones para smartphones son herramientas útiles para muchas personas, ya que te permiten anotar la comida y la actividad a lo largo del día para rastrear tus calorías. Algunas convierten tu teléfono en un podómetro o acelerómetro que de manera automática registra la duración y la distancia de una actividad.
- **Dispositivos portátiles.** Dispositivos como los smartwatches pueden medir pasos, distancia o calorías

quemadas. Algunos inclusive monitorean tus patrones de sueño.

- **Registros virtuales.** Para algunas personas, emplear simples hojas de cálculo es la mejor manera de llevar un registro. Puedes encontrar diferentes plantillas en internet.
- **Cuadernos o libretas de papel.** Si prefieres lápiz y papel, un cuaderno o una simple libreta podría ser lo mejor para ti.

Establece metas realistas

Define metas realistas para que no te desanimes, y recuerda que los cambios requieren tiempo y perseverancia. Las metas irreales hacen que sea menos probable que adquieras un comportamiento saludable.

- Las metas serán más efectivas si se alinean con tus valores. Recuerda que la pérdida de peso es un medio para un fin. Reflexionar acerca de tus valores y por qué te comprometiste con bajar de peso en primer lugar puede ayudarte a renovar tu motivación y reforzar comportamientos sanos cuando el camino se torne difícil.
- Establecer objetivos intermedios es específico, medible, asequible, relevante y con una restricción temporal. En lugar de decir "Voy a comer mejor", di "Voy a comer una porción más de verduras y frutas cada día".
- Celebra tus logros. Regálate un viaje de fin de semana o un masaje. Y continúa revisando tus metas conforme sea necesario.

Practica mindfulness

Un acercamiento holístico a la pérdida de peso involucra la mente al igual que el cuerpo. El mindfulness —la práctica que te sintoniza con el momento presente libre de juicios— te puede ayudar a reforzar tus comportamientos positivos.

LEVÁNTATE

Ya no es novedad que pasar grandes periodos sentada está ligado con una cantidad de problemas de salud, incluyendo obesidad y síndrome metabólico, un cúmulo de condiciones que incluye presión arterial alta, glucosa elevada, exceso de grasa corporal alrededor de la cintura y valores anormales de colesterol. Pasar demasiado tiempo sentada además parece aumentar el riesgo de muerte por enfermedad cardiovascular y cáncer, y pasar unas cuantas horas a la semana haciendo ejercicio moderado o vigoroso no lo contrarresta de manera significativa.

Pero ¿qué pasa cuando tu trabajo te tiene anclada a un escritorio o detrás del volante por mucho tiempo? La solución parece ser sentarte menos y moverte más en general. Podrías comenzar estando simplemente de pie en lugar de sentarte siempre que tengas oportunidad. Por ejemplo:

- Quédate de pie mientras hablas por teléfono.
- Si trabajas en un escritorio mucho tiempo, intenta comprar un escritorio de pie, o improvisa una mesa más alta o una barra.
- Sal a caminar con un compañero de trabajo en lugar de tener juntas sentados.

El impacto del movimiento —incluso de manera recreativa— puede ser profundo. Para empezar, quemarás más calorías. Aún mejor, la actividad muscular necesaria para estar de pie y hacer otros movimientos parece disparar procesos importantes en la descomposición de grasas y azúcares en el cuerpo. Cuando te sientas, ese proceso se detiene... y tus riesgos de salud aumentan. Cuando estás de pie o te mueves activamente, el proceso vuelve a entrar en acción.

- Mantente en sintonía con tu cuerpo y come cuando tengas hambre. Baja la velocidad y disfruta tu comida, presta atención a las sensaciones físicas y las emociones que experimentas mientras comes. Esto le da a tu cuerpo más tiempo para enviar la señal de que estás satisfecha. Comer mientras tu mente está enfocada en otra cosa puede hacer que consumas más calorías, mientras que masticar más veces antes de tragar reduce el consumo de alimentos. Deja de comer cuando te sientas llena. Realiza una pausa antes de servirte más. Tal vez te des cuenta de que no necesitas otra porción después de todo. Este método más intuitivo de notar y seguir las indicaciones internas de tu cuerpo ha demostrado tener efectos positivos en los hábitos saludables, así como en la imagen corporal.

- Parte de perder peso es ser capaz de tomar decisiones saludables a pesar de las fuerzas que actúan en tu contra. Un aumento en la conciencia de tus comportamientos te podría ayudar a interrumpir tus patrones predeterminados y elegir involucrarte en actos más alineados con tus objetivos y valores. Por ejemplo, a veces puedes sentir hambre incluso cuando no necesitas comida. Ser consciente de esto puede ayudarte a elegir si prestas atención a estos antojos o no.

MEDICAMENTOS, CIRUGÍA Y OTRAS ESTRATEGIAS DE PESO

Si te está costando mucho trabajo perder peso por medio de la dieta y el ejercicio, hay otras opciones disponibles.

- **Medicamentos de prescripción.** Usados en paralelo a los cambios en tu alimentación y tu ejercicio, hay varios fármacos que pueden incrementar la cantidad de peso que pierdes. Las opciones aprobadas por la FDA para adultos incluyen orlistat (Xenical), fentermina combinada con topiramato (Qsymia), naltrexona con bupropión (Contrave), liraglutida (Saxenda) y semaglutida (Wegovy). Éstos por lo general funcionan al reducir o regular tu apetito, haciéndote sentir satisfecha más rápido o evitando que tu cuerpo absorba la grasa. La semaglutida (Wegovy), una opción reciente, se aprobó de forma original para tratar la diabetes bajo la marca Ozempic. Puede disminuir tu glucosa y la presión arterial, y conducir a una pérdida significativa de peso, entre 5 y 15% del peso total. Aun así, ten en mente que los fármacos para perder peso suelen causar efectos secundarios adversos, y pueden ser caros. Además, muchas personas recuperan el peso después de suspender el tratamiento.

- **Cirugía.** Cuando la dieta y el ejercicio no han funcionado, la cirugía bariátrica puede ser una alternativa. Estos procedimientos hacen cambios en el sistema digestivo para limitar qué tanto puedes comer o absorber nutrientes. La cirugía endoscópica para perder peso es una forma mínimamente invasiva en la que se inserta un dispositivo por la garganta para realizar el procedimiento sin una incisión quirúrgica.

- **Terapias holísticas e integrales.** A pesar de que el mercado de los suplementos es de miles de millones de dólares, los suplementos alimenticios y los remedios herbales proveen muy poca información que sustente su seguridad y su efectividad para bajar de peso. Algunos estudios han demostrado que las prácticas antiestrés combinadas con un asesoramiento nutricional ayudan a perder peso.

No existe una fórmula mágica cuando se trata de alcanzar un peso saludable. Aun así, estas opciones —junto con hábitos sanos a largo plazo— podrían ayudar a bajar de peso para reducir los principales riesgos de salud.

- Vive la vida al máximo ahora, incluso si tienes el compromiso de llevar a cabo cambios saludables. No esperes a que el peso se vaya para realizar las actividades que disfrutas.

Maneja tus detonantes

Una vez que seas consciente de las cosas que te hacen comer o evitar el ejercicio, podrás ser capaz de evitarlas para que no tengas que depender de tu fuerza de voluntad en el momento.

- Si comes cuando estás aburrida, intenta distraerte con una actividad alterna, como salir un rato a caminar. Si siempre estás muerta de hambre al salir del trabajo cuando vas al supermercado, considera comer una pequeña colación antes de dejar la oficina para que te sientas menos tentada a comprar alimentos no saludables. Crea un plan de alimentos y compra lo necesario en el fin de semana —llena tu refrigerador de frutas y verduras— para que no tengas momentos de "¿Qué vamos a cenar hoy?" que te lleven a tomar decisiones menos beneficiosas. Prepara guisos saludables el fin de semana y congela o aparta porciones para toda la semana.
- Para muchas personas, estar frente a una pantalla es un detonante que puede dañar tanto su dieta como el ejercicio, y el uso excesivo de pantallas se relaciona con un incremento del riesgo de obesidad y diabetes tipo 2. Considera establecer un límite de tiempo diario para tus aplicaciones de redes sociales o apaga la reproducción automática de tus dispositivos de *streaming* si ves que siempre te quedas pegada al siguiente episodio en lugar de salir a caminar. Si de pronto te encuentras comiendo un refrigerio cuando miras fijamente un video o buscando qué ver, sería mejor limitar las pantallas mientras comes para asegurar que disfrutes de manera consciente cada actividad.

Busca apoyo

Mientras identificas objetivos relacionados con el peso y las estrategias para lograrlos, apóyate en tu profesional de la salud como fuente de información y asistencia. No tienes que hacer todo sola.

- Recluta a tu pareja, tu familia o amigos para que te apoyen mientras alcanzas tus objetivos de peso. Hazles saber de qué manera en específico te pueden ayudar, ya sea haciendo ejercicio contigo o sólo dándote ánimos. Incluso un compañero canino puede ser una fuente de motivación y ayudarte a mantener el compromiso de tus caminatas regulares.
- Participa en un programa dedicado a la pérdida de peso o en un grupo de apoyo dirigido por un profesional.
- Recuerda que todas las mujeres atraviesan la menopausia. Aunque la experiencia de cada una sea diferente, es posible que muchas experimenten los mismos síntomas y estén lidiando con el manejo de peso, así como tú. El solo hecho de saber que están en el mismo barco puede ayudar a mantener la perspectiva en lo que atraviesas esta importante y universal transición de la vida.

Un compromiso que vale la pena

Todo esto puede ser un poco intimidante. Quizás estés malabareando una familia, una carrera y una vida social activa, sin mencionar que lidies con tus síntomas de la menopausia, ¿y ahora necesitas enfocarte en tu peso también? Es cierto que, al igual que muchas de las cosas que valen la pena, el manejo del peso no es muy sencillo. Pero tomar una decisión deliberada de comprometerte con tu salud y tu bienestar en este momento crucial de tu vida rendirá frutos sin duda en la forma en que te sientes mientras sigues malabareando todo lo demás en el camino. Abordar este autocuidado con una actitud positiva puede hacer una gran diferencia en tu manera de experimentarlo.

CAPÍTULO 17

El cuidado de los senos

La perimenopausia y la menopausia están relacionadas con cambios considerables en tus senos. Esta transición marca un tiempo en el que monitorear la salud de tus senos se vuelve prioritario.

En particular, en los años previos a la menopausia, tu proveedor de atención médica y tú deben hablar de las opciones para detectar el cáncer de seno. La Sociedad Americana del Cáncer informa que una mujer que vive en Estados Unidos tiene un riesgo de 1 entre 8 de que le diagnostiquen cáncer de mama a lo largo de su vida.

Pero ¿cuál es *tu* probabilidad de desarrollar la enfermedad? ¿Existe algo que puedas hacer para disminuir el riesgo? ¿Qué revisiones son una mejor alternativa para ti? Este capítulo te ayudará a sortear estas preguntas.

UNA MIRADA AL INTERIOR

Los senos se componen sobre todo de tejido conjuntivo y adiposo. Entre los tejidos de cada seno se encuentra suspendida una red de lóbulos formadores de leche. Dentro de cada lóbulo hay muchos lobulillos más pequeños, y cada uno termina en docenas de minúsculos bulbos capaces de producir leche. Tubos delgados llamados *ductos* conectan los bulbos, los lóbulos y los lobulillos al pezón, rodeado por un área oscura de piel llamada *areola*. Los senos mismos no tienen músculos, pero los músculos de la caja torácica que cubren tus costillas se encuentran justo detrás de cada seno.

Hay vasos sanguíneos y linfáticos que corren a lo largo de tus senos. La sangre nutre las células de los senos. Los vasos linfáticos transportan un fluido claro llamado *linfa*, la cual contiene células del sistema inmunológico y drena los productos de desecho de los tejidos. Los vasos linfáticos conducen a acumulaciones de tejido del tamaño de un chícharo conocidas como nódulos linfáticos. La mayoría de los vasos linfáticos del seno conducen a los ganglios linfáticos hacia debajo del brazo: los nódulos linfáticos axilares.

Cambios con la menopausia

Los cambios en tus senos durante la perimenopausia y la menopausia son el resultado de modificaciones hormonales que se dan en esta época. En la perimenopausia podrías notar que en ocasiones tus senos están más sensibles e inflamados según fluctúan notablemente los valores de estrógeno. Más adelante, al acercarte a la menopausia, las cifras de estrógeno bajan y la textura, la forma y el tamaño de tus senos también puede variar. Notarás una textura irregular o nudosa en tus senos, además de inflamación, sensibilidad o dolor. Se conocen como *cambios fibroquísticos*. Si bien son comunes en las mujeres que menstrúan justo antes de iniciar su periodo, también aparecen cuando las posmenopáusicas toman terapia hormonal, que puede volver más densos los senos de lo que serían en otro caso.

¿Qué hay del cáncer?

El cáncer se presenta cuando algunas células empiezan a crecer de manera anormal. Éstas se dividen con mayor rapidez

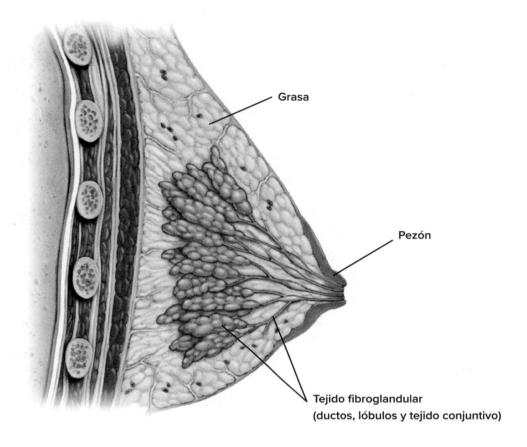

Grasa

Pezón

Tejido fibroglandular
(ductos, lóbulos y tejido conjuntivo)

que las células sanas y continúan acumulándose, formando una protuberancia o una masa.

Cáncer de seno es el término común para un tumor canceroso (maligno) que inicia en las células cubriendo los ductos y los lobulillos del seno. Si las células cancerígenas están confinadas a los ductos o lobulillos y no han invadido los tejidos de alrededor, el cáncer se llama *no invasivo*. El cáncer que ya se extendió a través de las paredes de los ductos o de los lobulillos hacia el tejido conjuntivo o adiposo se conoce como *invasivo*. Las células cancerígenas se pueden extender (metastatizar) a través de tu seno hasta los nódulos linfáticos u otras partes del cuerpo.

El punto de origen importa. Cuando las células anormales se quedan confinadas dentro de las paredes del ducto, se conoce como un carcinoma ductal *in situ* (CDIS). Esta condición puede progresar a un cáncer invasivo con el tiempo y, por ende, se trata como cáncer de seno. El carcinoma lobular *in situ* (CLIS), en cambio, no se considera cáncer de seno porque las células anormales dentro de los lóbulos no suelen progresar hasta un cáncer invasivo. No obstante, las mujeres con CLIS siguen estando en un alto riesgo de desarrollar cáncer de seno en el futuro.

Las investigaciones muestran que hacer cambios saludables en el estilo de vida puede reducir mucho la posibilidad de cáncer de seno, incluso en mujeres con una elevada probabilidad de padecerlo. Pero si se llega a desarrollar el cáncer de seno, encontrarlo pronto es crucial. Con una detección temprana, es menos probable que la enfermedad se extienda o sea mortal.

REVISIÓN DE CÁNCER DE SENO

No te debería preocupar si tu médico te sugiere que empieces a hacer revisiones para detectar cáncer de seno. El propósito de la revisión es diagnosticar enfermedades como el cáncer en sus primeras etapas, cuando responde más al tratamiento. La detección temprana del cáncer de seno

CONOCE TUS SENOS

Hasta ahora, las investigaciones no han podido comprobar que las autoevaluaciones de senos disminuyan las muertes por cáncer de mama. Pero eso no quiere decir que no deberías revisar tus senos. El autoconocimiento de los senos sigue siendo importante, y es un proceso que consiste en dos fases. Primero, familiarízate con tus senos —su apariencia, textura y tamaño— y date cuenta cuando se presenten cambios. Segundo, debes saber cómo responder a los cambios que observas en tus senos, buscando atención médica cuando sea necesario.

Las premenopáusicas y perimenopausias deben recordar que el tejido mamario cambia en respuesta a los cambios menstruales en sus valores hormonales. Quizá te sea más cómodo examinar tus senos de inmediato después de tu periodo.

reduce la necesidad de optar por alternativas agresivas de tratamiento y aumenta la probabilidad de una cura.

Se presenta una gama de pruebas para detectar el cáncer de seno que se pueden emplear. Los métodos de revisión que sugiera tu proveedor de atención médica se basarán en tus factores de riesgo de cáncer de seno. Para las mujeres con una probabilidad promedio, la técnica de evaluación más recomendada es la mastografía. Algunas organizaciones también recomiendan exámenes clínicos de senos.

Mastografía

La mastografía es una radiografía que se utiliza para buscar cáncer de seno o evaluar anormalidades encontradas durante la examinación del seno. Se usan dosis bajas de radiación para obtener imágenes detalladas de los senos. Estas imágenes se capturan en video o se guardan de modo digital en una computadora. A partir de ellas, un radiólogo puede detectar cambios en el tejido del seno o evaluar áreas de interés.

Una mastografía de exploración es una radiografía del seno que se realiza para detectar cáncer de seno en una persona sin síntomas en los senos ni anormalidades. Una mastografía de diagnóstico es una radiografía en busca de cambios en los senos, como una masa, nuevas diferencias en el tamaño o la forma de la mama, secreciones de los pezones o engrosamiento de un pezón, o un cambio en la textura del tejido mamario. La mastografía de diagnóstico podría precisar de más análisis, como imágenes de compresión localizada, que se toman para magnificar un área preocupante en el seno.

Sería mejor que agendaras la cita una semana después de tu periodo para minimizar el dolor de senos. Cuando la programes, tal vez se te pida que comentes los antecedentes familiares de enfermedades de los senos. Debes estar preparada para informar quién de tu familia ha tenido enfermedades de los senos y su edad en el momento del diagnóstico. Además, te podrían preguntar tus antecedentes personales en relación con los tejidos mamarios, incluyendo previas biopsias o cualquier empleo de terapia hormonal. Tu médico usará esta información para evaluar tu riesgo y establecer una estrategia de revisión adecuada para ti.

El día de tu mastografía, no utilices desodorante, antitranspirantes, polvos, cremas líquidas o densas bajo los brazos o encima o cerca de tus senos. Estos productos a veces contienen partículas metálicas que podrían interferir con la calidad de las imágenes capturadas. Tomar un medicamento de venta libre para el dolor 1 o 2 horas antes de tu cita puede ayudarte a aliviar las molestias.

Durante la mastografía estarás de pie frente al aparato de rayos X. Un técnico colocará cada seno encima de una plataforma. Tu seno quedará comprimido para ayudar a extender el tejido mamario, facilitando la examinación. También la compresión asegura que tu seno esté quieto para que la imagen no salga borrosa. La presión puede ser incómoda. Si sientes molestias, dile al técnico. Te pedirá que aguantes la respiración unos cuantos segundos mientras toma la imagen. El examen por lo general dura menos de 30 minutos.

Aunque la mastografía es el método más utilizado para la detección temprana del cáncer, no todos los cánceres se

QUÉ DEBES SABER SOBRE LA DENSIDAD MAMARIA

La densidad es un factor de riesgo importante para el cáncer de seno. Tu probabilidad de cáncer es de 4 a 6 veces más alta si tienes senos densos. Incluso los senos densos pueden implicar todo un reto si se evalúan con una mastografía tradicional. El tejido mamario denso tiene menos tejido adiposo y más fibroglandular. En la imagen de una mastografía, el tejido adiposo aparece oscuro y transparente.

El tejido denso, por otra parte, se ve como parches blancos. Véase los ejemplos más adelante. Ya que los cánceres también se ven blancos en una mastografía, tener tejido mamario denso dificulta encontrar enfermedades de los senos por medio de una mastografía básica.

Los senos densos son normales y se aprecian en alrededor de 40 o 50 % de todas las mujeres que se hacen una mastografía. Algunos estados en la Unión Americana requieren, por ley, que notifiques si tienes tejido mamario denso. Tu médico podría entonces sugerir opciones de evaluación suplementarias. La decisión de hacer o no evaluaciones suplementarias y qué prueba llevar a cabo deberá tener en cuenta tu probabilidad de desarrollar cáncer y el balance de riesgos versus beneficios de la propia evaluación. La cobertura del seguro para dichas opciones varían según el lugar y la aseguradora.

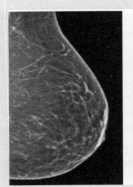 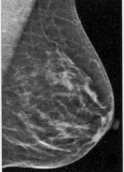 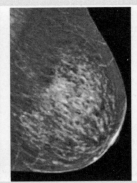 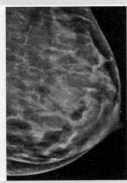

1. Los senos son casi enteramente planos.
2. Existen zonas esparcidas con densidad fibroglandular.
3. Los senos son heterogéneamente densos, lo cual puede oscurecer pequeñas masas.
4. Los senos son muy densos, lo que disminuye la sensibilidad de la mastografía.

descubren con una mastografía. Nunca deberías ignorar una protuberancia en un seno, una secreción de un seno o cualquier otro cambio que notes en tus mamas, incluso si tu mastografía salió normal.

Examen clínico de seno

Tu proveedor de atención médica puede realizar un examen clínico de seno (ECS) durante una consulta regular. Si lo hace, por lo general se incorpora a tu revisión anual desde que entras a tus veinte y se repite después de 1 a 3 años.

Durante el ECS, tu médico inspeccionará de modo visual tus senos mientras estás sentada o de pie. Él o ella buscará cambios en el tamaño, la forma o la apariencia de tus senos.

Conforme bajan los valores de estrógeno con la menopausia hay una reducción del tejido glandular de los senos y un incremento en el tejido adiposo. Los senos muchas veces cambian de forma cuando el tejido mamario se vuelve menos elástico. Tal vez notes que tus senos cuelgan más, tienen una forma notoriamente elongada o una apariencia plana, o que la posición de tus pezones en relación con tus senos cambió. Es importante que compartas con tu proveedor de atención médica cualquier cambio visual que hayas observado en tus senos para que él o ella pueda evaluar las modificaciones durante el examen.

Este profesional de la salud tocará (palpará) con cuidado tus senos para buscar bolitas o anormalidades. Durante esta parte de la revisión física estarás acostada. Tu médico tomará notas de cualquier cambio en la textura o la apariencia de la piel de tus senos o pezones. Inclusive podría palpar debajo de cada brazo para determinar si tienes nodos linfáticos alargados.

Es importante recordar que una protuberancia no siempre indica cáncer. El tejido mamario normal se puede sentir desigual, en particular cuando los senos cambian en respuesta a fluctuaciones hormonales. Guía a tu proveedor de atención médica hacia cualquier anormalidad que hayas notado. Asimismo, pídele que te guíe a ti para percibir cualquier masa o cambio en la textura de tus senos que haya identificado durante la revisión. Esto te ayudará a familiarizarte con tus senos y a reconocer cambios sutiles. Si se siente una masa, es posible que se requieran más estudios.

Otros métodos de evaluación

Si bien la mastografía es la mejor alternativa para la mayoría de las mujeres, otras técnicas son recomendables si tienes un alto riesgo de cáncer de seno o senos densos. Entre ellas:

Tomosíntesis de seno. Este procedimiento algunas veces hace referencia a una *mastografía 3D* porque emplea la misma tecnología que la mastografía digital, pero toma múltiples imágenes de todo el seno para crear una imagen 3D. Esto les permite a los radiólogos ver las diferentes capas de tejido en el seno y visualizar detalles en el interior del seno desde ángulos diferentes. La tomosíntesis de seno se emplea a menudo en combinación con una mastografía digital y puede reducir la cantidad de falsos positivos que aporta una mastografía sola, lo cual a su vez aminora la necesidad de tomar más imágenes.

Ultrasonido. Este método de imagenología, llamado *sonograma*, usa ondas de sonido para crear una imagen del tejido. El ultrasonido de seno es más común como herramienta de diagnóstico para evaluar aún más las anormalidades, como una masa, que se identificó en una mastografía o a través de un ECS. El ultrasonido puede ser muy útil para distinguir entre una condición benigna en un seno, como un quiste, y una masa sospechosa que requeriría una biopsia.

Imagen molecular de mama (IMM). Este procedimiento, también conocido como *estudio de medicina nuclear*, emplea minúsculas cantidades de un trazador radiactivo inyectado de manera intravenosa que captan sobre todo las células tumorales. El trazador se inyecta por una vena de tu brazo. Una cámara especial detecta el trazador en tus senos y produce imágenes que identifican zonas donde se acumulan anormalidades. Los efectos secundarios son mínimos. La dosis de radiación es muy baja y el trazador por lo general abandona tu cuerpo en cuestión de horas. Esta prueba se utiliza como una herramienta de escaneo suplementaria y es útil para mujeres con senos densos.

Resonancia magnética (RM). La resonancia magnética es un procedimiento que usa campos magnéticos y ondas de radio en lugar de radiación para crear una imagen multidimensional de los senos. Un material de contraste, suministrado por goteo intravenoso, se utiliza para intensificar la apariencia de los tejidos y los vasos sanguíneos, lo cual ayuda a localizar e identificar tumores. La RM de seno suele considerarse más sensible que una mastografía y podría detectar algunos cánceres de seno que no se perciben con una mastografía. No es una herramienta perfecta y puede dar falsos positivos, por lo que se necesitaría imagenología adicional con un ultrasonido y otras pruebas. La RM se emplea como herramienta adicional de evaluación para mujeres con un alto riesgo de cáncer de seno que cumplen ciertos criterios.

Controversias y riesgos de las revisiones

Los índices de muerte por cáncer de seno han bajado más de 40 % desde 1990. Este declive se atribuye a una detección

FOCOS ROJOS: QUÉ CAMBIOS VISUALES BUSCAR

Debes comentar las siguientes alteraciones con tu proveedor de atención médica.

- **Hoyuelos.** Un fruncimiento o la retracción de la piel en la superficie del seno. La capa de piel encima del seno puede verse desigual y semejar celulitis o parecerse a la textura de una pelota de golf.
- **Inflamación.** Inflamación localizada en el seno que pueda parecer roja o sensible. Esta inflamación se da con rapidez, en cuestión de 1 o 2 días, y muchas veces semeja una infección en el seno. Tu piel puede sentirse firme y caliente al tacto. La inflamación puede presentarse sólo en un seno y estar acompañada de otros síntomas, como un abultamiento o variaciones en la textura de la piel, o estar amoratada con otra decoloración de la piel.
- **Retracción del pezón.** Algunas mujeres nacen con pezones invertidos que parecen hundidos en el seno. Una retracción nueva de un pezón se da cuando una mujer cuyos pezones estaban previamente elevados por encima de la superficie del seno experimenta cambios en la posición o apariencia del pezón en relación con el seno.
- **Secreción de los pezones.** Secreciones claras o ensangrentadas del pezón, ya sean espontáneas o como resultado de apretar de forma ligera el pezón no predicen necesariamente enfermedades como el cáncer, pero siempre se deben evaluar.
- **Cambios de piel de naranja.** Son variaciones que ocurren en la textura de la piel que cubre los senos, haciendo que la piel se sienta y semeje una cáscara de naranja.
- **Erupciones en los pezones.** Es similar al eccema y hace que los pezones se vean rojos y descamados. Hay comezón y dolor en los pezones. Se debe evaluar cualquier erupción en un pezón o en la zona pigmentada de alrededor (areola).

temprana por las revisiones —en específico, a la mastografía— y a tratamientos más efectivos. Tal vez te preguntes entonces qué tan pronto debes iniciar a realizar revisiones para detectar enfermedades de seno y qué tan seguido repetirlas. Desafortunadamente, no existe una respuesta clara para esta pregunta. En 2009, el Equipo de Trabajo de Servicios Preventivos de Estados Unidos (USPSTF, United States Preventive Services Task Force) actualizó su postura sobre las revisiones de cáncer de mama. Sugería que las mujeres esperaran hasta los 50 años para empezar a llevar a cabo evaluaciones regulares con mastografía. La USPSTF también indicó que se hiciera la mastografía cada dos años, en lugar de cada año. El equipo de trabajo citó evidencia de que las revisiones tempranas y una periodicidad más frecuente podría llevar a falsos positivos y análisis innecesarios (por ejemplo, biopsias) que podrían sobrepasar los beneficios.

Durante años, muchas organizaciones médicas —incluidos la Sociedad Americana del Cáncer (ACS, American Can-

cer Society), el Colegio Americano de Radiología y Mayo Clinic— eligieron no adoptar las recomendaciones de la USPSTF y continuaron sugiriendo hacerse mastografías anuales desde los 40 años. Sin embargo, en 2015, la ACS actualizó sus lineamientos de evaluación de cáncer de seno, que modificaron la edad inicial aconsejable para una mastografía anual para mujeres con riesgo promedio de 40 a 45 años. Además, la ACS recomienda que las mujeres de 55 años en adelante se revisen cada dos años, en lugar de forma anual, y continúen con este régimen bianual mientras conserven su buena salud y tengan una expectativa de vida de 10 años o más. También la ACS sugiere que las mujeres de 40 a 44 años y mayores de 55 tengan la opción de hacer revisiones anuales siguiendo sus preferencias personales. Por último, la ACS elige ya no llevar a cabo exámenes clínicos de senos para mujeres de cualquier edad con una probabilidad promedio.

Es importante señalar que estos lineamientos no están pensados para mujeres con síntomas o cambios en sus senos, ni para las mujeres con una alta probabilidad de desarrollar cáncer de mama. Mayo Clinic recomienda tomar la decisión compartida entre las mujeres y sus médicos respecto a la temporalidad de sus evaluaciones.

En general, la información indica que las mujeres entre 50 y 74 años obtienen mayores beneficios de las revisiones. Se debe a que su riesgo de cáncer de seno aumenta con la edad. Las mastografías son buenas para detectar cánceres tempranos, antes de que los síntomas se presenten y cuando el tratamiento puede ser más efectivo y menos agresivo.

Inclusive, los riesgos de la mastografía son mayores para las mujeres jóvenes. Los estudios han demostrado que las mujeres en sus cuarenta que participan en revisiones regulares con mastografía son más propensas a dar falsos positivos, es decir, que el estudio identifica algo inquietante que termina no siendo cáncer. Esto conduce a un gasto mayor y a experimentar ansiedad, ya que se solicitan más análisis. La mastografía es mucho menos efectiva para encontrar cáncer en tejidos mamarios densos que en tejidos adiposos. Podría representar un problema para las mujeres jóvenes

LINEAMIENTOS PARA LAS REVISIONES

La siguiente tabla es un resumen de las últimas recomendaciones para la detección del cáncer de seno en mujeres con un riesgo promedio que no presentan síntomas.

Edad	Recomendación de la Sociedad Americana del Cáncer (ACS)	Recomendación del Equipo de Trabajo de Servicios Preventivos de Estados Unidos (USPSTF)
Décadas de los veinte y treinta	Ninguna revisión de rutina	Ninguna revisión de rutina
40 a 44 años	Decisión personal de empezar a hacerse una mastografía al año	Decisión personal de empezar a hacerse una mastografía cada dos años
45 a 49 años	Mastografía anual	Decisión personal de empezar a hacerse mastografías cada dos años
50 a 54 años	Mastografía anual	Mastografías cada dos años
55 a 74 años	Mastografía cada dos años (o cada año si se prefiere)	Mastografías cada dos años
75 años en adelante	Mastografía cada dos años (o anual si se prefiere) mientras la persona tenga buena salud y una expectativa de vida de 10 años o más	Sin recomendación

que suelen tener una mayor cantidad de tejido denso en los senos. Las mastografías también detectan ciertos tipos de cáncer que crecen tan lento que quizá nunca se conviertan en una amenaza.

La mastografía es una herramienta de detección útil, pero es una decisión personal cuándo se quiere empezar a realizar. Sopesa tus factores de riesgo y platica con tu proveedor de atención qué métodos de evaluación son mejores para ti.

ANÁLISIS DE RIESGOS

Muchas mujeres quieren saber cuáles son sus probabilidades de desarrollar cáncer de seno y si existe algo que puedan hacer para disminuirlas. Comprender el riesgo individual les puede ayudar a tu proveedor de atención médica y a ti a tomar decisiones relativas a la regularidad de tus revisiones, qué métodos de detección emplear y qué tipos de estrategias deberías considerar para reducir tu probabilidad.

Es difícil hacer un estimado de la posibilidad de padecer cáncer de seno porque los investigadores no saben a ciencia cierta cómo algunos factores de riesgo dañan la salud de los senos en cada mujer. Los investigadores no pueden determinar con toda seguridad por qué una mujer desarrolla cáncer de seno y otra no.

El cáncer empieza cuando hay un cambio (mutación) en una célula que la hace crecer fuera de control. La mutación puede ser heredada —transmitida de padre o madre a su hijo— o puede ocurrir de manera espontánea en respuesta al envejecimiento o factores medioambientales, o sin una causa aparente. Muchas mujeres diagnosticadas con cáncer se sorprenden porque no tienen antecedentes familiares de cáncer. Lo cierto es que la mayoría no son hereditarios. De hecho, sólo 5 o 10 % de cáncer de seno son resultado de mutaciones genéticas heredadas.

Además, tener una mutación genética no implica que vayas a desarrollar la enfermedad, sólo que eres más propensa a tener cáncer cuando se da una combinación con otros factores.

Factores de riesgo comunes

Hay factores de riesgo de cáncer que puedes controlar y otros no. Revisemos algunos:

- **Género**. Tanto las mujeres como los hombres tienen tejido mamario. Sin embargo, el cáncer de mama es 100 veces más frecuente en las mujeres que en los hombres. Esto se debe a que las mujeres tienen más células mamarias que los hombres, y estas células se encuentran expuestas de modo constante a cifras más elevadas de estrógeno, el cual estimula el crecimiento de la mama.
- **Edad**. Eres más propensa a desarrollar cáncer de seno con la edad.
- **Antecedentes familiares**. Tener un familiar mujer de primer grado —como madre, hermana o hija— que haya sido diagnosticada con cáncer de seno eleva tu propio riesgo. La edad de tu familiar de primer grado en el momento de su diagnóstico también es importante. En general, tu peligro de cáncer de seno se incrementa con el número de parientes de primero y segundo grado que han sido diagnosticadas con cáncer de seno, y aumenta todavía más cuanto más jóvenes hayan sido al momento del diagnóstico. Si bien la historia familiar es un factor de riesgo muy significativo para el cáncer de seno, 85 % de las mujeres que desarrollan la enfermedad no tienen antecedentes familiares.
- **Mutaciones genéticas**. Ciertas alteraciones heredadas en tus genes (mutaciones) incrementan el riesgo de tener cáncer de seno. Las mutaciones más comunes se encuentran en dos genes en específico: BRCA1 y BRCA2, y éstas se pueden heredar de padre o madre. Existen otras mutaciones genéticas que conducen a un riesgo de cáncer de seno heredado, pero son mucho menos comunes y no elevan la posibilidad en general tanto como una mutación de BRCA.
- **Densidad de la mama**. Tu riesgo de cáncer de seno se extiende con tu nivel de densidad mamaria. De hecho, la probabilidad de desarrollar cáncer de seno es 4 a 6 veces mayor para las mujeres con tejido mamario denso que para las mujeres con senos no densos. Los senos densos también influyen en la efectividad de la mastografía, ya que se pueden pasar por alto los cánceres.
- **Terapia de radiación**. Las mujeres que de niñas o adultas recibieron un tratamiento de radiación en el pecho por algún otro cáncer, como linfoma, tienen más probabilidades de padecerlo.
- **Antecedentes de cáncer de mama**. Si ya sobreviviste al cáncer de seno, te encuentras en un riesgo más elevado de recibir otro diagnóstico igual.
- **Histórico de menstruaciones**. Las edades en las que iniciaste y terminaste de menstruar influyen en la posibilidad de que desarrolles cáncer de seno. Las

¿TE ENCUENTRAS EN UN ALTO RIESGO?

Las mujeres con un riesgo promedio tienen:

- Ninguna historia personal de cáncer de seno.
- Ninguna historia previa de ciertos tipos de enfermedades de seno benignas, incluyendo hiperplasia atípica o carcinoma lobular *in situ*.
- Ningún antecedente de cáncer de seno en familiares de primer grado de cualquier género (padres, hermanos o hijos), o antecedentes de cáncer de ovario en parientes mujeres de primer grado.
- Ninguna terapia previa de radiación en el pecho.

Las mujeres con un riesgo incremental o elevado pueden tener (cualquiera o todas):

- Una historia personal o antecedente familiar de cáncer de seno.
- Un diagnóstico anterior de enfermedad mamaria proliferativa benigna, como hiperplasia atípica o carcinoma lobular *in situ*.
- Tejido mamario denso.
- Una historia clínica de radiación en el pecho siendo niña o adulta joven, como la radiación aplicada para tratar un linfoma.

Las mujeres con un riesgo muy alto tienen:

- Resultados de análisis genéticos que indican una mutación de BRCA1 o BRCA2, u otras predisposiciones genéticas al cáncer de seno, o antecedentes familiares de esas mutaciones y ningún análisis previo.

mujeres que empezaron a menstruar antes de los 12 años o terminaron de menstruar después de los 55 presentan un mayor riesgo. El peligro incremental podría estar relacionado con una duración más larga de la exposición hormonal a través de un mayor número de ciclos menstruales.

- **Raza y etnia**. Hay ciertos grupos más propensos a desarrollar cáncer de seno o ser diagnosticados con formas más agresivas de cáncer de seno. Las mujeres afroamericanas, en comparación con las blancas, tienen menores índices de cáncer de seno, pero es más probable que se les diagnostique alguno de rápido crecimiento y más difícil de tratar antes de los 40 años. Las mujeres hispanas también tienen un índice de diagnóstico más bajo que las mujeres blancas. Las

mutaciones de BRCA1 y BRCA2 son más comunes en mujeres de ascendencia judía askenazí.

Los factores de riesgo que puedes controlar se describen mejor como factores de estilo de vida, los cuales se tratarán con mayor profundidad más adelante en este capítulo.

Modelos de riesgo

Los investigadores han desarrollado modelos computacionales para predecir o estimar el riesgo de cáncer de seno de una mujer. Éstos se basan en datos recolectados de muchas mujeres en estudios clínicos. Si bien cada modelo tiene sus limitaciones, estas herramientas suelen ser útiles para que tu proveedor de atención médica y tú tomen decisiones en cuanto a las revisiones, los análisis y otras opciones para reducir el peligro y proteger la salud de tus senos. Éstos son algunos de los modelos más comunes:

La Herramienta de Evaluación del Riesgo de Cáncer de Mama, basada en el modelo Gail, es una de las más empleadas y estudiadas. El modelo estima la probabilidad de que una mujer con ciertos factores de riesgo desarrolle cáncer de seno invasivo. Consiste en ocho preguntas a partir de las cuales analizan los antecedentes de cáncer de seno de una persona: su edad actual, la edad de su primer periodo, la edad en que tuvo su primer parto que naciera vivo, la cantidad de parientes de primer grado (madre, hermana o hija) con cáncer de mama, el número de biopsias previas, raza y mutaciones genéticas conocidas de BRCA1 o BRCA2. Este modelo puede sacar estimados para mujeres blancas, afroamericanas, hispanas, asiáticas y de las islas del Pacífico en Estados Unidos, pero no es muy exacta en la predicción del riesgo individual.

Otros modelos son similares, pero analizan diversos factores. El modelo Claus captura más detalles de los antecedentes de cáncer en familiares de primer y segundo grado. Este modelo se utiliza para determinar la probabilidad de tener cáncer de seno de una mujer con una historia familiar de cáncer de mama documentada. El modelo Tyrer-Cuzick, empleado en la herramienta de predicción IBIS, estima la probabilidad de que una mujer tenga las mutaciones genéticas de BRCA1 o BRCA2, así como el riesgo de desarrollar cáncer de seno. Toma en cuenta factores como el índice de masa corporal (IMC), previas enfermedades mamarias benignas y la edad de la menopausia, además de una historia familiar de cáncer de seno detallada. La Calculadora de Riesgo de Cáncer de Mama del Estudio de Salud de Mujeres Negras (BWHS, Black Women's Health Study) es un modelo desarrollado para mujeres afroamericanas en Estados Unidos, basado exclusivamente en información de ese grupo.

Es importante recordar que todos los modelos de evaluación de riesgos de cáncer de seno sólo proveen estimados. Incluso mujeres con poca probabilidad pueden desarrollar cáncer de seno, así que habla con tu practicante sanitario sobre qué medidas tomar en la evaluación y la prevención que tengan sentido para ti.

Análisis genéticos

Si estás considerando llevar a cabo un análisis genético es posible que tengas sentimientos encontrados al respecto. Tal vez te preocupa vivir con la información que te aporten esos estudios. Podrías sentirte insegura de cómo o cuándo hablar con otros al respecto. Es mejor tomar la decisión de seguir adelante con una evaluación genética con el apoyo de un genetista que te acompañe en el proceso, ayudándote

a comprender los beneficios y las limitaciones, y trabaje contigo para comprender los resultados de tus análisis.

La función de un genetista es ayudarte a identificar si acaso existe un patrón de cáncer en tu familia y comentar los beneficios y las limitaciones de algunos análisis específicos, el costo y la cobertura de los seguros, así como quiénes en tu familia se beneficiarían más del análisis. Esta asesoría, entonces, te puede guiar a través del proceso una vez que hayas tomado la decisión de que sí es lo mejor para ti. Un genetista jamás te presionará para que te hagas análisis ni te dirá lo que debes o no debes hacer.

Si decides realizarte un análisis genético, la prueba misma es relativamente sencilla. Se envía una muestra de saliva o sangre a un laboratorio especializado para su análisis. Según sea la complejidad de los análisis solicitados, tus resultados deben estar disponibles entre 2 y 4 semanas. Sólo un pequeño porcentaje de personas dará positivo en una prueba de mutación genética. Tu genetista te asesorará para entender los resultados e identificar las opciones adecuadas para reducir tu peligro de tener cáncer de seno en el futuro.

REDUCIR TU RIESGO DE CÁNCER

¿Qué puedes hacer para prevenir tu riesgo de cáncer? Si bien tenemos algunas estrategias útiles para reducir la probabilidad de tener cáncer de mama y las investigaciones son prometedoras en cuanto al desarrollo de mejores estrategias para disminuir el peligro potencial, hoy día no existe una forma garantizada de prevenir la enfermedad. Para todas las mujeres, independientemente de los factores de riesgo, modificar ciertos hábitos de estilo de vida podría disminuir la posibilidad hasta cierto grado. Las mujeres con un alto riesgo de cáncer de seno tienen otras alternativas que también podrían considerar.

Estilo de vida

Para la mayoría de nosotras, tomar decisiones saludables sobre nuestro estilo de vida y conocer el impacto que esas decisiones tienen en nuestra salud no son ningún misterio. Sabemos que mantener un peso sano, hacer ejercicio con regularidad, llevar una dieta baja en grasa con una diversidad de alternativas saludables y limitar el consumo de alcohol son importantes para nuestra salud en general. En seguida, el reto se encuentra en establecer estos hábitos. Los siguientes pasos en específico pueden apoyarte para tener una mejor salud mamaria y limitar tu probabilidad de desarrollar cáncer de seno:

Mantener un peso saludable. No cabe duda de que existe una conexión entre la obesidad y un incremento en el riesgo de cáncer de seno después de la menopausia. El exceso de grasa corporal conduce a valores más elevados de estrógeno, lo que a su vez incrementa el riesgo de cáncer de seno. El sobrepeso eleva tu probabilidad de desarrollar otros tipos de cáncer también, incluyendo el de riñón, colon, hígado, páncreas, estómago, ovario, endometrio, esófago y tiroides.

Limita el consumo de alcohol. Ingerir alcohol incrementa el peligro de tener cáncer de seno ya sea antes o después de la menopausia. Las investigaciones ahora muestran que incluso una copa o menos al día está ligada con un peligro mayor de cáncer de seno. La probabilidad se eleva con la cantidad de alcohol consumida.

Elige una dieta sana. Las mujeres que consumen una dieta mediterránea pueden tener una probabilidad menor de cáncer de seno. Este patrón de alimentación sano incluye una variedad de alimentos vegetales altos en fibra: frutas, verduras, granos enteros, leguminosas, nueces y semillas. Limita la carne roja y los alimentos procesados, los granos refinados y los azúcares añadidos, incluido el jugo de fruta.

Haz ejercicio cotidianamente. Intenta realizar por lo menos 30 minutos de ejercicio casi todos los días de la semana. Además, procura moverte más y sentarte menos.

Valora la terapia hormonal

Como leíste en el capítulo 6, la terapia hormonal combinada puede aumentar la probabilidad de padecer cáncer de seno (aunque menos que otros factores de riesgo, como la obesidad o consumir más de una bebida alcohólica al día). Esto no significa que debas evitar la terapia hormonal; el riesgo incremental podría ser aceptable con tal de aliviar los síntomas. Pero por eso es importante comentar con tu proveedor de atención médica sobre los beneficios y los peligros.

Medicamentos para disminuir el riesgo

Si descubres que tienes una probabilidad alta de desarrollar cáncer de seno, tal vez quieras considerar esta opción. La quimioprevención —la reducción del riesgo con el uso de varios fármacos— es más adecuada para mujeres que cumplen con cualquiera de los siguientes criterios:

¿QUÉ HAY DEL DOLOR DE SENOS?

Casi todas las mujeres experimentarán dolor de senos (mastalgia) en algún momento de su vida. Puede ocurrir en uno o ambos senos, e incluir sensibilidad, molestia, ardor, tensión, malestar o una sensación de pesadez. A veces, el dolor se concentrará más en el costado del seno. También es común experimentar dolor en la axila o en la zona frontal del seno, alrededor del pezón.

El dolor que se presenta cerca de tu ciclo menstrual, que dura varios días y luego desaparece, se llama *mastalgia cíclica*. Conforme tu ciclo menstrual se vuelve menos regular, podría ser difícil distinguir entre el dolor de senos cíclico y el no cíclico. La mastalgia no cíclica es dolor de senos no relacionado con los cambios hormonales que acompañan tu ciclo menstrual. Las posmenopáusicas son más propensas a experimentar dolor de senos no cíclico. Este dolor podría centrarse más en la pared torácica.

Es muy extraño que el dolor de seno indique algo más preocupante, como cáncer de seno. Habla con tu proveedor de atención médica sobre cualquier dolor de seno que no desaparezca luego de 1 o 2 ciclos menstruales, o si existe dolor constante después de la menopausia. Hay algunos tratamientos que pueden ayudar. Además, tu médico tal vez quiera revisar tus fármacos para ver si tu dolor de senos podría ser un efecto secundario de algún medicamento en específico. La cafeína en ciertas bebidas y la alimentación también pueden producir dolor de senos. Incluso una cuestión tan sencilla, como un brasier que te queda mal, puede ser la culpable.

HISTORIA PERSONAL: JAMIE | 47 AÑOS

" En 2013, mi hermana murió después de una batalla de nueve años contra el cáncer de ovario. Dio positivo para una variante del gen BRCA1 y me hizo prometerle que me haría un análisis genético. Casi un año después tuve el valor de hacerlo. Cuando mi resultado fue positivo, sólo podía pensar en todo por lo que había pasado mi hermana y si ésa iba a ser mi historia también. Es un eufemismo decir que me asustaba mi futuro como mujer y como mamá.

A los 39 años me realicé una cirugía para retirar mi útero y mis ovarios, y disminuir el riesgo de cáncer.

Fue fácil recuperarme de la cirugía, pero en los días posteriores, debido al desequilibrio hormonal inmediato, tenía la mente nublada, no podía dormir y los bochornos eran insoportables. No podía controlar mis emociones. Sólo quería quedarme en la cama y llorar. Los dolores de cabeza consumían mi vida y mi libido estaba en cero, así que mi relación también salió lastimada. Después de varios meses y múltiples citas con el médico para encontrar la dosis adecuada de hormonas, por fin vimos luz al final de camino. Poco a poco empecé a recuperar mi ímpetu, mi energía se incrementó, los dolores de cabeza remitieron y mi sueño mejoró. Recuperé mi confianza, lo que también me ayudó a concentrarme.

En ese entonces fue difícil entender si todos mis síntomas estaban relacionados con mi cirugía o con el duelo de haber perdido a mi hermana y, unos cuantos meses antes, a mi mamá por cáncer de pulmón. El peso que sentía era demasiado. Y cuando empecé a sentirme emocionalmente mejor, lidiaba con la soledad de perder a dos de las mujeres más importantes de mi vida. Mi equipo de salud trabajaba conmigo para encontrar la combinación de medicamentos adecuada que fuera segura para mí, siendo una portadora de BRCA1. Estoy muy agradecida por su colaboración para probar diferentes métodos con el fin de mantener mi bienestar emocional, mental y físico.

- Recibieron una puntuación superior a la población general en el modelo de riesgo.
- Tuvieron una biopsia reciente que identificó una condición de alto riesgo, como carcinoma lobular *in situ* o hiperplasia atípica.
- Tienen por lo menos 35 años y un fuerte antecedente familiar de cáncer.
- Tienen ciertas mutaciones genéticas, como de BRCA2.

No obstante, suele haber efectos secundarios con los fármacos para reducir el riesgo que quizás hagan que los beneficios no valgan el riesgo para ti. Incluso, usar el medicamento no garantiza que nunca desarrollarás cáncer de seno. Todavía tendrás que hacerte revisiones regulares. Éstos son algunos de los fármacos incluidos en la quimioprevención:

Tamoxifeno. Éste pertenece a la clase de medicamentos llamados *moduladores selectivos de los receptores de estrógeno* (MSRE), los cuales pueden cambiar la forma en que el estrógeno interactúa con las células de los senos al bloquear la señalización del estrógeno para el crecimiento celular en las células mamarias. El tamoxifeno es uno de los MSRE más estudiados que se utilizan hoy día, ya sea para tratar el cáncer de seno sensible al estrógeno o para reducir el riesgo de recurrencia. El tamoxifeno se administra con frecuencia como una píldora que tomas una vez al día, por lo general durante cinco años. Sus efectos en la prevención del cáncer pueden ser continuos durante 10 años o más después de que se suspendió el medicamento.

Las mujeres menores de 50 años sin la mutación BRCA1 experimentarán los mejores beneficios preventivos con el tamoxifeno. Los efectos secundarios incluyen bochornos, coágulos sanguíneos y un incremento en el riesgo de infarto y cataratas. Si bien el tamoxifeno bloquea los efectos del estrógeno en el tejido mamario, imita los efectos del estrógeno en el tejido uterino, subiendo de modo ligero la probabilidad de cáncer uterino (endometrial). Los antidepresivos conocidos como inhibidores selectivos de la recaptación de serotonina (ISRS) pueden interactuar con el tamoxifeno y dañar su efectividad. Mujeres premenopáusicas y posmenopáusicas pueden tomar tamoxifeno.

Raloxifeno. El raloxifeno (Evista) es otro ISRS que se prescribe con regularidad como medicamento para reducir el riesgo de cáncer de seno invasivo. Al igual que el tamoxifeno, eleva el riesgo de formación de coágulos de sangre. Pero el raloxifeno no afecta el riesgo de cáncer endometrial porque no simula el efecto del estrógeno en el útero. Si bien el tamoxifeno es más eficaz, el raloxifeno podría ser una mejor opción si estás en la posmenopausia y no has tenido una histerectomía. El raloxifeno también ayuda a conservar la masa ósea. Sin embargo, podría provocar bochornos.

Inhibidores de aromatasa (IA). Los fármacos en esta clase —incluyendo el anastrozol (Arimidex), el exemestano (Aromasin) y el letrozol (Femara)— disminuyen la cantidad de estrógenos en tu cuerpo, privando a las células cancerígenas de los senos del combustible que necesitan para crecer. Se utilizan para tratar el cáncer que es receptor positivo hormonal en posmenopáusicas. Algunas mujeres pueden elegir los IA para reducir la probabilidad de padecer cáncer de seno, aunque la FDA no los ha aprobado hoy día para este uso.

Aunque los IA no están relacionados con un riesgo incremental de formación de coágulos de sangre ni de cáncer uterino, son fármacos recientes y no se sabe mucho de los riesgos que puedan tener para la salud a largo plazo. Sí empeoran la posibilidad de padecer osteoporosis y podrían provocar efectos secundarios como bochornos y resequedad vaginal.

Cirugía para reducir el riesgo

Las mujeres que tienen una alta probabilidad de desarrollar cáncer de seno también tienen alternativas quirúrgicas para reducir su riesgo. Si bien es efectiva para disminuir la probabilidad de la enfermedad, la cirugía tiene inconvenientes considerables. Debes tomar esta decisión con tu equipo de salud con base en un conocimiento profundo de todas las opciones.

Mastectomía preventiva. Retirar ambos senos (mastectomía bilateral) es una opción para mujeres con un muy alto riesgo, como las portadoras de BRCA1 y BRCA2, o mujeres con amplios antecedentes familiares que sugieren una mutación genética. Las mujeres con mutaciones de BRCA1 y BRCA2 enfrentan una posibilidad de desarrollar cáncer de seno de entre 40 y 85 % de por vida.

Salpingooforectomía bilateral profiláctica. Este procedimiento —que involucra quitar ambos ovarios y las trompas de Falopio— se ofrece por lo general a mujeres con mutaciones de BRCA1 o BRCA2 que tienen un riesgo alto de cáncer de ovario además del de cáncer de seno. Cuando se realiza antes de la menopausia, el riesgo de cáncer de seno también baja.

CAPÍTULO 18

Huesos fuertes

Ya sea que te acerques a la menopausia o ya la hayas pasado, tal vez te inquiete tu salud ósea. Quizás has escuchado que la menopausia conlleva una pérdida ósea significativa, o tal vez conoces a algunas mujeres cercanas que están lidiando con la osteoporosis, una condición que hace que los huesos se vuelvan quebradizos, débiles y más propensos a fracturarse. Si bien es inevitable que haya cierta pérdida ósea con la edad, los huesos débiles y la osteoporosis no lo son. Existen medidas comprobadas que puedes seguir para proteger la salud de tus huesos y mantenerlos fuertes.

EL CAMBIO EN TUS HUESOS

Los huesos son tejidos vivos y crecientes que se modifican de manera continua. A lo largo de la vida, el hueso viejo se descompone y se renueva, y se forma hueso nuevo. Cuando eres joven, tu cuerpo produce huesos nuevos más rápido de lo que descompone tus huesos viejos, así que tu masa ósea se incrementa. La mayoría de la gente llega a su clímax de masa ósea a principios de sus treinta. Conforme envejeces, pierdes más masa ósea de la que se crea.

Cerca de la menopausia, se eleva la velocidad con la que pierdes masa ósea. Una razón importante de este cambio es la disminución de estrógeno, una hormona con una función relevante en la construcción y el mantenimiento de los huesos. Se estima que las mujeres pierden masa ósea más rápido que nunca desde 1 o 2 años antes de la menopausia, y sigue así entre 5 y 10 años después de la menopausia. A partir de ese punto, la pérdida ósea continúa, pero a una velocidad menor.

La pérdida de masa ósea aumenta tu riesgo de tener osteoporosis, lo que a su vez incrementa la probabilidad de que te fractures. Las posmenopáusicas son en particular susceptibles a las fracturas de cadera, muñeca y columna. A escala mundial se estima que 1 de cada 3 mujeres mayores de 50 años se romperá un hueso a causa de la osteoporosis.

Dado que la osteoporosis no causa síntomas evidentes, suele conocerse como una enfermedad silenciosa. Muchas mujeres no saben que se encuentran en riesgo hasta que se rompen un hueso. Una pérdida de estatura o tener una postura encorvada pueden ser señal de osteoporosis porque estos cambios pueden deberse a fracturas en los huesos de la columna (vértebras). Afortunadamente, proteger tus huesos y prevenir la osteoporosis es más sencillo de lo que crees, y nunca es demasiado tarde para empezar.

EVALUAR TU RIESGO

Es una buena idea hacer un balance de tu salud ósea en tus primeros años posmenopáusicos, incluso si no te preocupa mucho la pérdida de masa ósea. Las investigaciones sugieren que las mujeres, en particular las mayores, muchas veces subestiman su riesgo de fractura a causa de la pérdida ósea. En un estudio, más de 50 % de los pacientes con un riesgo moderado de desarrollar fracturas creía que su riesgo

DENSIDAD ÓSEA A LO LARGO DEL TIEMPO

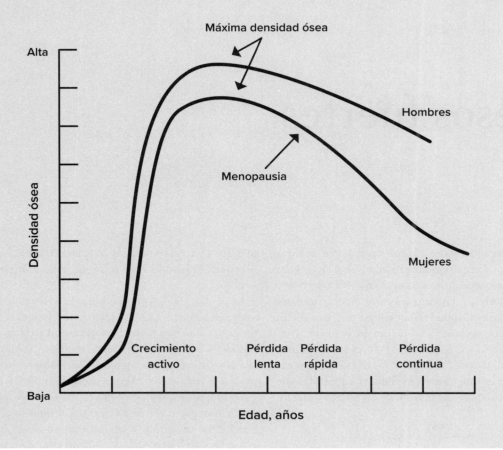

era más bajo. La cantidad se disparó a más de 80 % entre los pacientes con alto riesgo de fractura.

Otra manera de tener una mejor idea de tu salud ósea es sacar provecho de la Herramienta para Evaluar el Riesgo de Fractura (FRAX, Fracture Risk Assessment Tool). FRAX es un sencillo cuestionario que puede estimar tu riesgo de sufrir una fractura ósea en los siguientes 10 años. Se desarrolló usando información de varios estudios con miles de pacientes, realizados en distintas partes del mundo.

FRAX está dirigido a las posmenopáusicas y a los hombres de 40 a 90 años que no toman medicamentos para la osteoporosis. Es gratuita y está disponible en línea para cualquiera que quiera consultarla, y tiene en cuenta la edad, género, raza, fracturas anteriores, antecedentes familiares de

fractura de cadera, consumo de tabaco, uso de esteroideos y condiciones médicas conocidas por afectar la salud ósea.

Una forma de acceder a la herramienta es en la calculadora FRAX en línea (frax.shef.ac.uk/FRAX). Una vez que estés ahí, selecciona la pestaña que dice "Herramienta de cálculo" (Calculation Tool), elige tu país de origen y registra tu información personal.

Con base en tus respuestas al cuestionario FRAX, un algoritmo calculará tus probabilidades de tener cualquier fractura grave debida a la osteoporosis, así como probabilidades específicas de fractura de cadera, en los próximos 10 años. Si bien este estimado es muy general, puede ayudar a tu médico y a ti a decidir cuándo podrías necesitar pruebas adicionales de osteoporosis.

¿QUÉ AFECTA LA SALUD DE TUS HUESOS?

Una gran cantidad de factores afecta la salud ósea; algunos los puedes controlar y otros no. Los siguientes factores de riesgo son capaces de aumentar la probabilidad de que desarrolles osteoporosis:

- **Género.** Las mujeres son mucho más propensas a desarrollar osteoporosis que los hombres.
- **Edad.** Cuanto más grande eres, mayor será tu riesgo de osteoporosis.
- **Raza.** Se presenta más posibilidad de que tengas osteoporosis si eres blanca o de ascendencia asiática.
- **Antecedentes familiares.** Si tu padre, madre o algún hermano padece osteoporosis tendrás mayor riesgo, sobre todo si tu madre o tu padre ya sufrieron una fractura de cadera.
- **Estructura corporal y peso.** Las personas cuya estructura corporal es pequeña suelen tener un mayor riesgo porque pueden poseer menos masa ósea de la que extraer a medida que envejecen. Un peso corporal bajo para tu estatura, con un índice de masa corporal (IMC) de 20 o menos, también puede elevar la probabilidad de desarrollar osteoporosis. Sin embargo, la obesidad también podría ser nociva para la salud ósea de maneras distintas.
- **Estilo de vida sedentario.** La gente que es más activa tiene menos riesgo de padecer osteoporosis que la gente que no realiza mucha actividad física.
- **Bajo consumo de calcio.** Un consumo reducido de calcio ocasiona una menor masa ósea, pérdida ósea temprana y un riesgo mayor de fracturas.
- **Consumo de tabaco y alcohol.** Las investigaciones sugieren que el consumo de tabaco provoca tener huesos débiles. De la misma manera, tomar de forma cotidiana más de dos bebidas alcohólicas al día puede aumentar el riesgo de osteoporosis.
- **Cifras hormonales.** La ausencia de menstruación (amenorrea) durante periodos prolongados antes de la menopausia puede incrementar el riesgo de osteoporosis. Lo mismo puede pasar si llegas a la menopausia antes de cumplir 45. Tener una glándula tiroides hiperactiva o tomar demasiada hormona tiroidea a causa de una tiroides hipoactiva también daña la salud ósea.
- **Condiciones médicas.** La diabetes, otros trastornos endocrinos y los trastornos gastrointestinales puede elevar el riesgo de tener menos masa ósea.
- **Pérdida de peso.** Perder kilogramos de más a causa de cirugías, medicamentos o cambios en el estilo de vida conlleva tener menor masa ósea.
- **Trastornos alimentarios.** La gente con anorexia o que hacen muchas dietas se encuentran en riesgo de pérdida ósea.
- **Ciertos medicamentos.** El empleo a largo plazo de esteroideos, como la prednisona, la cortisona, la prednisolona y la dexametasona, afecta los huesos. Otros fármacos que podrían aumentar el riesgo de osteoporosis son los inhibidores de aromatasa para tratar el cáncer de seno, los inhibidores selectivos de la recaptación de serotonina, el metotrexato, algunos anticonvulsivos, los inhibidores de la bomba de protones y cantidades excesivas de antiácidos con aluminio.

¿CUÁL ES LA DIFERENCIA ENTRE LA OSTEOPOROSIS Y TENER MASA ÓSEA REDUCIDA?

La osteoporosis y la masa ósea baja, también llamada *osteopenia*, son condiciones relacionadas con la densidad ósea. Tener osteoporosis implica que tus huesos están muy debilitados, lo que suma a tu riesgo de sufrir fracturas óseas.

Si presentas masa ósea baja, tu densidad ósea es menor que la normal, pero no lo suficientemente baja para que se diagnostique como osteoporosis. Tener masa ósea reducida eleva tu riesgo de osteoporosis y de fracturas, pero no implica que acabarás desarrollando la enfermedad. Los hábitos de estilo de vida descritos en este capítulo te pueden ayudar a prevenir que la masa ósea baja progrese a una osteoporosis.

FRAX también es útil si tu médico ya te hizo análisis para definir una pérdida ósea y descubrió que tienes masa ósea baja, es decir, una reducción de la densidad ósea que eleva las posibilidades de que desarrolles osteoporosis. Los resultados de FRAX ayudarán a que tu equipo de salud y tú decidan si y cuándo empezar un tratamiento preventivo.

Ten en mente que FRAX no es un predictor perfecto y no puede determinar si ya tienes osteoporosis. Tampoco está diseñado para las personas que toman hoy algún medicamento para tratar la osteoporosis. Si utilizas la calculadora FRAX es mejor comentar los resultados con tu practicante sanitario, quien es capaz de darte sugerencias a partir de un conocimiento más profundo de tu historia clínica particular, tu estilo de vida y tus circunstancias.

REVISAR TUS HUESOS

La herramienta de oro para definir el riesgo de fractura a causa de la pérdida ósea es la prueba de densidad ósea, un proceso rápido e indoloro. La prueba de densidad ósea es la forma más precisa de descubrir si tienes osteoporosis o masa ósea reducida. Cuando se hace de modo constante a lo largo del tiempo, las pruebas de densidad ósea sirven para rastrear la velocidad con la que estás perdiendo densidad. Si ya estás siendo tratada por osteoporosis, la prueba puede registrar qué tan bien están respondiendo tus huesos al tratamiento.

Una prueba de densidad ósea mide el contenido mineral de tus huesos. Cuanto mayor sea el contenido mineral, más densos y fuertes serán tus huesos. La prueba de densidad

ósea más exacta y más requerida es la absorciometría de rayos X con energía dual (DXA, Dual Energy X-Ray Absorptiometry). También se conoce como DEXA. Esta prueba no invasiva emplea valores bajos de rayos X. Se mide la densidad de la cadera y la columna usando una máquina central de DXA. Para la prueba, te acuestas sobre una mesa acojinada mientras el escáner pasa encima de tu espalda baja o tu cadera. Es la mejor manera de diagnosticar osteoporosis y predecir tu riesgo de fractura. En algunos casos se puede utilizar una prueba DXA periférica (pDXA) para buscar osteoporosis. Ésta emplea una máquina más pequeña y portátil para escanear tu muñeca, dedos o talón.

Una vez que el escáner DXA mide qué tan densos son tus huesos, el resultado del escaneo se convierte en lo que se denomina un T-score, el cual refleja cómo tu densidad ósea se compara con el promedio de máxima densidad ósea de un adulto joven sano del mismo género. La base de datos referencial típica que se usa como comparativo son hombres o mujeres blancos. Así pues, un valor T-score de cero significa que tu densidad ósea es igual a la densidad ósea promedio de personas jóvenes blancas y sanas. La Organización Mundial de la Salud estableció las clasificaciones de T-score, que aparecen en la página siguiente.

También tus resultados incluirán un Z-score. Mientras que tu T-score compara tu densidad ósea con la de un adulto joven, el Z-score la compara con la densidad ósea promedio de alguien de tu edad, género y etnicidad. Un Z-score bajo puede ayudar a señalar si otra causa podría estar provocando tu pérdida ósea, además del envejecimiento o la menopausia.

Normal	T-score encima de -1
Masa ósea baja (osteopenia)	T-score entre -1 y -2.5
Osteoporosis	T-score de -2.5 o inferior
Osteoporosis grave	T-score de -2.5 o inferior, con fractura ósea

¿Cuándo te deberías hacer esta prueba?

Se sugiere que todas las mujeres analicen su densidad ósea desde los 65 años. Incluso se recomienda si estás entrando en la menopausia o si te encuentras en los primeros años de la posmenopausia y tienes otros factores de riesgo para osteoporosis (como los mencionados en la página 197). Si has estado tomando medicamentos conocidos por provocar pérdida ósea, como los glucocorticoides, también es aconsejable realizarte la prueba.

¿Qué tan seguido la deberías hacer?

Tu practicante sanitario recomendará qué tan seguido debes hacerte una prueba de densidad ósea a partir de tu T-score y otros factores. Si los resultados muestran que no necesitas tratamiento para osteoporosis, tal vez no necesites otra revisión en 2 o 5 años, o más.

Si ya estás tomando medicamentos para tratar la osteoporosis, es aconsejable que te hagas la prueba 1 o 2 años después de empezar el tratamiento para determinar si está funcionando.

Otras pruebas para la pérdida ósea

Para darse una mejor idea de tu actual salud ósea, tu practicante podría sugerir que recaben información adicional sobre la fuerza de tus huesos con una DXA o una tomografía computarizada (TC).

Por ejemplo, si te realizas una prueba DXA para conocer tu densidad ósea, podrías incluir un índice óseo trabecular (TBS, Trabecular Bone Score). Éste analiza la estructura en lugar de la densidad de tus huesos en una imagen de DXA de tu espalda baja (zona lumbar).

Junto con la medida de la densidad ósea, el TBS puede aportar información más detallada de la calidad de tus huesos y el riesgo de fractura.

PREVENIR LA PÉRDIDA DE DENSIDAD ÓSEA

Tu salud ósea actual tiene mucho que ver con la fuerza de tus huesos en la adolescencia y a principios de tus veinte. Los adultos con una buena masa ósea a inicios de sus años veinte, cuando los huesos por lo regular llegan a su punto máximo de densidad, tienen menos probabilidades de presentar baja densidad ósea más adelante en la vida.

Eso no quiere decir que la mediana edad sea muy tarde para tomar acción. Si bien es normal seguir perdiendo cierta cantidad de masa ósea con la edad, existen medidas que puedes tomar para desacelerar el proceso y prevenir la osteoporosis. Incluso si te diagnosticaron la enfermedad, es importante hacer todo lo que puedas a lo largo de tu vida para mejorar tu salud ósea.

Una buena nutrición

Llevar una dieta balanceada con alimentos nutritivos es crucial para mantener un peso adecuado, lo cual ayuda a conservar los huesos sanos. En particular, el mineral calcio y la vitamina D son necesarios para tener huesos saludables. Es importante obtener las cantidades recomendadas de calcio y vitamina D para el resto de tu vida.

Calcio. Alrededor de 50 o 70 % de nuestro tejido esquelético se compone de calcio, el mineral que les da a los huesos su dureza y fuerza. Recibir suficiente calcio cada día puede ayudar a mantener fuertes tus huesos, reducir la pérdida ósea y disminuir tu riesgo de fracturas. Si eres una mujer de 50 años o menos, necesitas 1 000 miligramos de calcio al día. Esta cantidad diaria se eleva a 1 200 mg cuando pasas de los 50 años.

Es mejor recibir tu calcio de lo que comes y bebes. Los productos lácteos, las verduras de hoja verde, los jugos de fruta fortificados con calcio y las bebidas de soya contienen buenas cantidades de calcio. Por ejemplo, un vaso de 240 mililitros de leche de vaca o de leche de soya fortificada con calcio contiene casi 300 mg de calcio. Las verduras verdes, como el brócoli, las espinacas o el kale aportan entre 75 y 240 mg de calcio en una porción de 1 taza cuando están frescas o cocidas al vapor.

Tal vez necesites tomar un suplemento de calcio si no obtienes el suficiente de tu dieta. Los suplementos se absorben bien y por lo regular no son muy caros. Si tienes o has tenido cálculos renales o un alto índice de calcio en sangre, comenta con tu médico antes de tomar un suplemento de calcio. Tomar más de 1 200 mg al día no ha reportado mejorar la fuerza de los huesos y podría incrementar la posibilidad de desarrollar piedras en los riñones, sobre todo en personas con antecedentes familiares de esta condición. Tomar mucho calcio a través de suplementos también puede

OBTENER SUFICIENTE CALCIO DE TU DIETA

Absorber calcio de los alimentos que comes puede ser más fácil de lo que crees. Éstos son unos cuantos ejemplos de alimentos ricos en calcio:

Fuente alimentaria	Cantidad de calcio en miligramos (mg)
240 mililitros de yogur natural bajo en grasa	450 mg
240 mililitros de leche de almendra fortificada	449 mg
240 mililitros de leche de avena fortificada	350 mg
1 taza de col berza congelada, picada y hervida	325 mg
45 gramos de queso cheddar	307 mg
240 mililitros de leche de vaca descremada	300 mg
½ taza de tofu firme	250 mg
180 mililitros de jugo de naranja fortificado con calcio	263 mg
Cereales fortificados con calcio	100-1 000 mg
1 taza de kale fresco, cocido	175 mg
1 taza de helado	170 mg
1 taza de frijoles blancos	155 mg
1 taza de frijoles pintos	80 mg
1 taza de bok choy cocido	185 mg
5 higos secos	70 mg

estar vinculado con problemas cardiacos. Establece el hábito de tomar tu suplemento a la misma hora todos los días, por ejemplo, antes de acostarte o con una comida.

Vitamina D. La vitamina D es un nutriente esencial para la salud ósea. Le permite a tu cuerpo absorber el calcio al facilitar que salga de tu intestino y entre en el torrente sanguíneo. Además, trabaja en los riñones para ayudar a tu cuerpo a absorber el calcio que de otra manera se excretaría. En combinación con el calcio, la vitamina D puede ayudar a desacelerar la pérdida ósea y prevenir la osteoporosis. La cantidad diaria de vitamina D que se recomienda son 15 microgramos o 600 unidades internacionales (UI) diario, para adultos hasta los 70 años. Cuando cumples 71, la recomendación aumenta a 20 mcg (800 IU) al día.

Tu cuerpo produce vitamina D de manera natural cuando expones tu piel a la luz directa del sol. La cantidad que produce tu piel depende de la intensidad de la luz solar, la cantidad de piel expuesta, tu edad y el pigmento de la piel. La piel más envejecida y la piel morena y negra producirán menos vitamina D por la misma exposición, comparada con la piel de una persona joven y blanca. Ten en mente que exponer tu piel a la luz solar eleva tu riesgo de cáncer de piel. Por tal motivo, es buena idea emplear ropa que te proteja y bloqueador cuando vas a estar en el sol durante más de unos cuantos minutos.

Si tiendes a evitar el sol o tienes piel negra o morena es posible que necesites obtener vitamina D de otras fuentes. La mayoría de los lácteos o las leches vegetales están fortificadas con alrededor de 3 mcg (120 UI) de vitamina D por taza, aunque otros productos lácteos no suelen estar fortificados. Muchos cereales también han sido fortificados con vitamina D. Otras buenas fuentes alimentarias son pescados grasos, como trucha, salmón y atún. Casi todos los multivitamínicos contienen vitamina D. Sin embargo, considera que tomar mucha vitamina D puede conducir a presentar valores elevados de calcio en la sangre, lo que a su vez aumenta tu riesgo de cálculos renales. El límite superior seguro de vitamina D para los adultos es 100 mcg (4 000 UI) al día.

Ejercicio

Mantenerte físicamente activa es otra forma de prevenir la pérdida ósea. El ejercicio protege la densidad ósea e incluso puede incrementarla de manera moderada. La actividad física también mejora la postura, el equilibrio, la fuerza y la agilidad, que en conjunto pueden prevenir caídas y reducir la probabilidad de romperte un hueso. Es más, el ejercicio ayuda a prevenir enfermedades, disminuir el estrés, aumentar los valores de energía y mejorar tu sensación de bienestar en general.

Las dos actividades físicas que más benefician a tus huesos son los ejercicios con peso y los de entrenamiento de fuerza. Ser activo en ambas a lo largo de tu vida ayuda a construir huesos sanos, pero nunca es demasiado tarde para empezar.

Ejercicios con peso. Cargar peso implica hacer ejercicio aeróbico de pie, con tus huesos soportando tu peso. Algunos ejemplos son caminar, correr, bailar, practicar tenis, entrenamiento con elíptica y subir escaleras. Junto con el fortalecimiento de tus huesos, estas actividades pueden elevar tu salud cardiaca. Vale la pena mencionar que no todos los ejercicios aeróbicos fortalecen los huesos. Nadar y andar en bicicleta, por ejemplo, son buenos para la salud en sí, pero no son ejercicios con peso.

En general se aconseja que los adultos realicen por lo menos 150 minutos de ejercicio aeróbico a la semana. Esto suma alrededor de 30 minutos casi todos los días. Pero no tienes que hacer estos 30 minutos seguidos.

Entrenamiento de fuerza. Incluye el uso de mancuernas, aparatos con pesas, tu peso corporal, bandas de resistencia o ejercicios en el agua para fortalecer tus huesos y músculos. El entrenamiento de fuerza también influye de forma directa en tus huesos, desacelerando la pérdida mineral. Busca hacer ejercicios de fuerza 2 o 3 días a la semana. Si esto te parece demasiado, considera enfocarte en una zona del cuerpo cada día.

Ten en mente que los mejores ejercicios de peso y de fuerza para tus huesos son los que disfrutas realizar. Si una actividad se siente como una obligación, será menos probable que la lleves a cabo de manera continua.

Si no has hecho mucho ejercicio y quieres empezar es buena idea comentarlo con tu proveedor de atención médica antes de empezar. Asimismo, consulta a tu médico si te diagnosticaron osteoporosis o poca masa ósea, ya que ciertas actividades podrían incrementar tu riesgo de fractura.

Otras opciones de estilo de vida

Comer bien y hacer ejercicio son las mejores formas de proteger la salud de tus huesos, pero inclusive otros factores entran en juego. Éstas son algunas medidas que puedes aplicar:

Evita fumar tabaco y usar cigarros electrónicos. Fumar acelera la pérdida ósea y eleva la probabilidad de que experimentes una fractura. Las mujeres que fuman mucho también tienen más probabilidades de adelantar su menopausia. Estudios recientes demuestran que los cigarros electrónicos también podrían tener efectos nocivos en la salud ósea. Por otra parte, se ha demostrado que dejar de fumar mejora la fuerza de los huesos.

Evita el alcohol en exceso. Las investigaciones sugieren que beber cantidades moderadas de alcohol podrían fortalecer los huesos, pero tomar más de dos bebidas alcohólicas al día podría afectar tu densidad ósea. Estar bajo la influencia del alcohol aumenta el riesgo de sufrir caídas.

Evita las caídas. Para disminuir el riesgo de caerte y romperte un hueso, utiliza zapatos que te den apoyo y no tengan suelas resbaladizas. Quita la infinidad de cosas que tengas en el piso y revisa dónde están los cables eléctricos en tu casa, las zonas que tengan tapetes y las superficies resbalosas que podrían hacerte caer. Mantén las habitaciones y las escaleras bien iluminadas, y emplea tapetes antiderrapantes en la tina y en los pisos de las regaderas.

MEDICAMENTOS PARA LA PÉRDIDA DE DENSIDAD ÓSEA

Si estás en la posmenopausia y te diagnosticaron osteoporosis, o si tienes una fractura de cadera o de vértebras en tu historia clínica, tu practicante sanitario podría recetarte un medicamento para fortificar tus huesos y, así, reducir la probabilidad de una fractura.

Es posible que también recibas tratamiento si tienes masa ósea baja y te encuentras en riesgo de presentar alguna fractura en los próximos 10 años.

Al considerar las opciones de medicamentos, tu practicante tendrá en cuenta tu salud en general, la gravedad de tu pérdida ósea y los fármacos que estés tomando para otras cuestiones de salud.

Bisfosfonatos

Los bisfosfonatos por lo general se prescriben para las posmenopáusicas con osteoporosis o con mayor riesgo de fractura. Son fármacos que funcionan al bajar la velocidad con la que tu cuerpo descompone el hueso viejo. Tienen relativamente pocos efectos secundarios. Entre los bisfosfonatos que se prescriben para fortalecer los huesos se encuentran el alendronato (Fosamax, Binosto), el risedronato (Actonel, Atelvia), el ibandronato (Boniva) y el ácido zolendrónico (Reclast). En formato de píldora se toman a diario, una vez a la semana o cada mes, con el estómago vacío, o intravenosos una vez al año.

Debes conversar con tu doctor el tiempo del tratamiento de bifosfonatos. Tomarlos durante más de cinco años se vincula con un tipo de fractura del hueso del muslo (fémur) poco común y, a veces, en osteonecrosis de la quijada, en la que se deteriora una sección del hueso de la mandíbula.

Estrógeno

La terapia hormonal que contiene estrógeno puede ayudar a conservar la densidad ósea, en especial cuando se empieza a tomar poco después de la menopausia. Está aprobada en Estados Unidos para prevenir la osteoporosis después de la menopausia, incluso en mujeres con otros síntomas relacionados con las hormonas.

Para mayor información sobre la terapia hormonal y sus riesgos conexos, consulta el capítulo 6.

Raloxifeno y bazedoxifeno con estrógenos conjugados

El raloxifeno (Evista) es un tipo de modulador selectivo de los receptores de estrógeno (MSRE). Desacelera la pérdida ósea en posmenopáusicas al imitar los efectos benéficos del estrógeno en la densidad ósea. Está aprobado para prevenir y tratar la osteoporosis, y tal vez reduzca el riesgo de cáncer de seno. El raloxifeno se toma a diario en forma de tableta. Sus efectos secundarios incluyen bochornos, calambres en las piernas, coágulos de sangre, hinchazón y síntomas similares a la gripe.

Un nuevo medicamento (Duavee) combina un MSRE (bazedoxifeno) con estrógenos. Aporta los beneficios de cada fármaco. Los estrógenos conjugados ayudan a mantener la densidad ósea, mientras que el bazedoxifeno proteje la pared uterina de los efectos del estrógeno solo. La combinación de fármacos está aprobada para la prevención de osteoporosis y se toma a diario como píldora.

Denosumab

El denosumab (Prolia) también trata la osteoporosis desacelerando el ritmo con el que se pierde densidad ósea. Se administra como inyección bajo la piel cada seis meses. Los efectos secundarios más comunes son dolor muscular y de espalda, colesterol alto y vejiga inflamada. El denosumab además puede bajar tus cifras de calcio o provocar escoriaciones en la piel.

Si tienes un sistema inmunológico debilitado es posible que te encuentres en mayor riesgo de desarrollar infecciones graves, en particular infecciones dérmicas.

Antes de dejar de tomar denosumab es importante platicar con tu practicante sanitario sobre cómo prevenir la pérdida ósea, lo que podría implicar que debas ingerir un medicamento distinto.

Teriparatida y abaloparatida

La teriparatida (Forteo) es un tipo de hormona paratiroidea sintética. En lugar de disminuir la velocidad de la pérdida de hueso viejo, ayuda a crear nuevo. Se administra por inyección, usando una jeringa precargada. Los efectos secundarios incluyen calambres en las piernas, malestares estomacales y mareo. La abaloparatida (Tymlos) es otro fármaco similar a la hormona paratiroidea. Para la mayoría de la gente no es aconsejable tomarla durante más de dos años.

Después de suspender la teriparatida o la abaloparatida, necesitas tomar un medicamento que desacelere la pérdida ósea para proteger el hueso que hayas formado.

Romosozumab

El romosozumab (Evenity) es el primer fármaco que funciona tanto para bajar el índice de pérdida ósea como para promover el crecimiento de hueso nuevo. Se administra como inyección una vez al mes en el consultorio de tu médico, y su empleo está limitado a un año de tratamiento. Después de eso, necesitarás cambiar a un medicamento que desacelere la pérdida ósea. El romosozumab puede elevar el riesgo de ataque cardiaco o infarto, y no se recomienda para alguien con una probabilidad alta de padecer cualquiera de estas condiciones.

PROTEGER TUS HUESOS TODA LA VIDA

Aunque tener baja densidad ósea es algo que afecta a muchas mujeres mayores, puedes tomar medidas a cualquier edad para disminuir el riesgo y evitar o controlar la osteoporosis. Recibir suficiente calcio, vitamina D y realizar ejercicio con regularidad pueden hacer una verdadera diferencia. Si es necesario tomar un medicamento, la buena noticia es que ya se encuentra disponible una cantidad considerable de alternativas. Las investigaciones siguen dando esperanza en lo que respecta a nuevas formas para diagnosticar, tratar y prevenir la pérdida ósea.

CAPÍTULO 19

Salud cardiaca

Es un hecho: casi 1 de 3 mujeres muere por alguna cardiopatía. Cada año, las enfermedades del corazón son el asesino número uno tanto de hombres como de mujeres en Estados Unidos. Si bien las tasas varían un poco entre los distintos grupos raciales y étnicos, la salud cardiaca es una de las principales preocupaciones de salud en cada grupo. Y tu probabilidad de desarrollar una cardiopatía se eleva con la edad, en particular una vez que atraviesas la menopausia.

Eso puede sonar a una noticia preocupante, pero el conocimiento es poder, y la información en este capítulo te puede ayudar a encargarte de tu salud cardiaca. Al tomar decisiones sanas hoy podrías reducir de manera significativa tu riesgo de cardiopatía en el futuro.

LA MENOPAUSIA Y LAS CARDIOPATÍAS

Antes de la menopausia, las mujeres son menos propensas a tener enfermedades cardiacas que los hombres de la misma edad. Pero una vez que entras a la menopausia, tu riesgo de cardiopatía aumenta de modo considerable. La menopausia misma no causa enfermedades del corazón, pero los valores reducidos de estrógeno pueden influir en ellas. Se cree que el estrógeno tiene un efecto protector en los vasos sanguíneos de la mujer.

Envejecer también podría tener un impacto importante en la salud de tus vasos sanguíneos. Con la edad, tus arterias son menos flexibles. Las arterias rígidas no son tan eficaces para mantener un flujo sanguíneo sano, así que tu corazón tiene que trabajar más para bombear sangre por todo el cuerpo. Después de la menopausia, también eres más propensa a desarrollar condiciones que elevan tu riesgo de cardiopatía, incluido el colesterol alto, presión arterial alta y aumento de peso.

Atravesar una menopausia temprana tiene incluso un efecto mayor en tu probabilidad de desarrollar enfermedades cardiacas. Si experimentaste la menopausia entre los 40 y 45 años, tu riesgo de cardiopatía se incrementa al doble, en comparación con el de mujeres de tu edad que no han pasado por la menopausia.

Todas estas noticias podrían ser desalentadoras, pero hay mucho que puedes hacer para reducir tu riesgo de enfermedad cardiaca. Muchos de los factores de riesgo más grandes están bajo tu control. Esto es cierto a cualquier edad, sin importar cuándo atravieses la menopausia. Conocer los riesgos —y lidiar con ellos de una manera proactiva— puede hacer toda la diferencia.

CONOCER TUS RIESGOS

De acuerdo con la Asociación Americana del Corazón, casi la mitad de las mujeres mayores de 20 años en Estados Unidos tiene alguna forma de cardiopatía. Eres más propensa a enfrentar muchos de los factores de riesgo de cardiopatía en tus años posmenopáusicos, pero hay medidas que puedes llevar a cabo para disminuir esos riesgos.

HABLEMOS CLARO SOBRE ENFERMEDADES CARDIACAS

Los términos *cardiopatía* o *enfermedad cardiaca* se utilizan de manera indistinta para referirse a la *enfermedad arterial coronaria*, que en general alude a problemas provocados por el estrechamiento, el bloqueo o la rigidez de las arterias. La aterosclerosis es una condición particular que se da cuando existe acumulación de placas grasas en tus arterias. La aterosclerosis puede llevar a experimentar dolor en el pecho (angina), ataque cardiaco o infarto. Otras condiciones cardiacas, como las que dañan los músculos o las válvulas de tu corazón, o tu ritmo cardiaco, también se consideran formas de enfermedad cardiaca.

Colesterol alto

El colesterol es una grasa que se encuentra en el torrente sanguíneo y en todas las células de tu cuerpo. El colesterol proviene de dos fuentes. Se produce en tu cuerpo, sobre todo en el hígado, y se encuentra presente en alimentos de origen animal, como carnes, aves, pescados, mariscos y productos lácteos.

El colesterol suele tener mala reputación, pero tu cuerpo lo emplea de manera positiva para crear células y ciertas

FOCOS ROJOS: SIGNOS Y SÍNTOMAS DE CARDIOPATÍA EN LAS MUJERES

¿Sabías que los síntomas de enfermedad cardiaca en las mujeres pueden ser distintos que los de los hombres? Esta información ha mejorado el diagnóstico y el tratamiento de cardiopatías en las mujeres, además de que las empodera para buscar apoyo más temprano que tarde.

Para muchas mujeres, el primer síntoma de una cardiopatía es un ataque al corazón. El síntoma más común de ataque cardiaco tanto en hombres como en mujeres es algún tipo de dolor o molestia en el pecho. Pero en el caso de las mujeres, el dolor en el pecho no siempre es grave ni el síntoma más notorio. Podrías experimentar:

- Presión, tensión o pesadez o, incluso, dolor en el pecho.
- Molestia en cuello, mandíbula, hombro, espalda superior o abdomen.
- Falta de aliento.
- Dolor en el brazo derecho.
- Molestias estomacales o vómito.
- Sudoración.
- Mareo o desmayo.
- Fatiga inusual.

Si experimentas estos síntomas o crees que estás sufriendo un ataque cardíaco, solicita ayuda médica de emergencia inmediatamente.

PROBLEMAS CARDIACOS MÁS COMUNES EN MUJERES

Las mujeres son mucho más propensas que los hombres a tener problemas cardiacos. La buena noticia es que estas condiciones son tratables.

Disección espontánea de la arteria coronaria (DEAC)

La DEAC es una condición de urgencia que ocurre cuando se forma un desgarre en un vaso sanguíneo del corazón, como un papel tapiz que se empieza a despegar. Esto puede desacelerar o detener el flujo sanguíneo al corazón, provocando un ataque cardiaco, problemas con el ritmo cardiaco (arritmias) o muerte. La DEAC afecta sobre todo a mujeres, y puede ocurrir durante el embarazo o poco después de dar a luz.

Otros factores de riesgo incluyen displasia fibromuscular, uso de hormonas, enfermedad de tejido conjuntivo y presión arterial alta.

Insuficiencia cardiaca con fracción de eyección conservada (IC-FEc)

Casi la mitad de todas las personas con insuficiencia cardiaca tienen una función de bombeo normal, llamada *fracción de eyección conservada* (FEc). Con la IC-FEc, las paredes del corazón se vuelven rígidas, y recibir suficiente sangre para mantener un volumen de salida saludable estresa el corazón.

Esta forma de insuficiencia cardiaca es dos veces más común en mujeres que en hombres. Se relaciona con inflamación sistémica y parece estar influida por factores tradicionales de riesgo de insuficiencia cardiaca, incluyendo obesidad, diabetes, presión arterial alta y por fumar.

hormonas. El colesterol se vuelve un problema y un factor de riesgo importante para enfermedades cardiacas cuando hay demasiado en tu torrente sanguíneo. El colesterol se puede acumular en tus arterias, acrecentando la probabilidad de que se forme un coágulo y bloquee el flujo de sangre hacia órganos críticos, como el cerebro (infarto) y el corazón (ataque cardiaco).

El colesterol viaja por tu torrente sanguíneo adherido a las proteínas. Esta combinación de proteínas y colesterol se llama *lipoproteína*. Tal vez hayas escuchado que hay distintas clases de colesterol, las cuales dependen del tipo de colesterol que lleven las lipoproteínas.

Lipoproteína de baja densidad (LDL, Low-Density Lipoprotein). Muchas veces se le denomina colesterol "malo". Los valores de LDL en tu sangre tienden a aumentar una vez que llegas a la menopausia. Demasiado colesterol LDL puede llevar a una acumulación de placa en las arterias (aterosclerosis), elevando tu riesgo de ataque cardiaco o infarto.

Lipoproteína de alta densidad (HDL, High-Density Lipoprotein). El HDL se conoce como colesterol "bueno" porque un valor elevado de HDL protege contra ataques cardiacos, mientras que una cifra baja de HDL está relacionada con un riesgo superior de ataques cardiacos. Algunos expertos creen que el HDL remueve el exceso de colesterol de las arterias y lo lleva de vuelta al hígado para descomponerlo y eliminarlo del cuerpo. El estrógeno eleva los valores de HDL, por lo que las mujeres suelen tener cifras más altas de HDL que los hombres.

Cuando llegas a la menopausia, las cantidades de HDL tienden a disminuir. Sin embargo, tener HDL elevado no implica que no estés en riesgo de un posible ataque cardiaco o un infarto. De hecho, nueva evidencia sugiere que el HDL

Enfermedad coronaria microvascular

La enfermedad coronaria microvascular, conocida como *enfermedad de pequeños vasos*, se desarrolla cuando las pequeñas arterias en tu corazón se estrechan al grado de no expandirse de forma adecuada cuando estás activo. Esta incapacidad de expandirse se llama *disfunción endotelial*, y aumenta tu riesgo de ataque cardiaco. La enfermedad de pequeños vasos se puede tratar con cambios en el estilo de vida y fármacos. Las señales de advertencia de la enfermedad son parecidos a las de un ataque cardiaco. Incluyen dolor o molestia en el pecho; molestias en la parte superior del cuerpo, sean brazos, espalda, cuello, quijada o estómago; dificultad para respirar y problemas de sueño o fatiga.

Síndrome del corazón roto

El síndrome de corazón roto a veces se denomina *miocardiopatía takotsubo*, *síndrome de abombamiento apical* o *miocardiopatía por estrés*. Esta condición muchas veces se presenta por cuestiones de estrés. Involucra una alteración de la función normal de bombeo del corazón, la cual puede ser una reacción a una descarga de hormonas de estrés. Con el síndrome de corazón roto puedes sentir un repentino dolor en el pecho o falta de aliento, y pensar que te está dando un ataque cardiaco. Los medicamentos se emplean para tratar el músculo cardiaco debilitado, y la reducción de la función de bombeo en el corazón por lo general se resuelve en cuestión de días o semanas.

incluso podría ser menos protector para las mujeres después de la menopausia.

Triglicéridos. El colesterol que se produce en el hígado se libera hacia el torrente sanguíneo para abastecer los tejidos del cuerpo con un tipo de grasa llamada *triglicéridos*. Éstos se acumulan en las células adiposas y se liberan para aportar energía entre comidas. Son lo que se mide en el perfil de lípidos con el que se analiza tu colesterol. Tener triglicéridos altos redunda en un riesgo de cardiopatía mayor para las mujeres que para los hombres.

Es más probable que tengas colesterol alto si es común en tu familia. Tener sobrepeso, ingerir una dieta alta en grasas trans y saturadas, y llevar un estilo de vida sedentario también elevan tu riesgo. La Asociación Americana del Corazón indica revisar tus valores de colesterol cada 4 o 6 años, desde que cumples 20. Se recomiendan evaluaciones más frecuentes a partir de la mediana edad. Tu proveedor de atención médica también podría sugerir que sea más seguido si presentas factores de riesgo de enfermedad cardiaca.

Presión arterial alta

La presión arterial alta (hipertensión) es otra condición que eleva tu riesgo de desarrollar cardiopatía. Hipertensión es cuando la presión en tus vasos sanguíneos es demasiado alta. Con el tiempo, ésta puede dañar tus arterias, lo que aumenta el riesgo de sufrir enfermedades graves, como ataques cardiacos, insuficiencia cardiaca e infarto.

La presión sanguínea se determina por la cantidad de sangre que bombea tu corazón y la cantidad de resistencia al flujo sanguíneo en tus arterias. Cuanta mayor sangre bombee tu corazón y más angostas sean tus arterias, más elevada será la presión sanguínea. Antes de la menopausia, tu probabilidad de tener presión arterial alta es menor que la de los hombres de tu edad. Pero pasada la menopausia eres más propensa a desarrollar presión arterial alta que tus contemporáneos hombres, sobre todo después de llegar a los 65. Incluso si tuviste una presión arterial normal a lo largo de toda tu vida. Los cambios en tu cuerpo después de la menopausia incluyen aumento de peso y, tal vez, cifras más bajas de estrógeno, lo que contribuye a tener una presión arterial más elevada.

La posibilidad de que tengas presión arterial alta también se incrementa si la condición es común en tu familia o si eres afroamericana. Además, tu estilo de vida puede influir en ello. Eres más propensa a desarrollar presión arterial alta si fumas, no eres muy activa, llevas una dieta elevada en grasas, azúcares y sal, o tienes sobrepeso.

Diabetes

La diabetes también está muy vinculada con la cardiopatía y tus probabilidades de desarrollarla aumentan con la edad. Tener diabetes duplica tu riesgo de sufrir un ataque cardiaco o un infarto. Si eres diabética eres más propensa a tener otros factores de riesgo que incrementan la probabilidad de padecer una enfermedad cardiaca, presión arterial alta, colesterol alto y obesidad.

El término *diabetes* hace referencia a un cúmulo de enfermedades que dañan la forma en que tu cuerpo usa el azúcar en la sangre, también llamado *glucosa*. Las formas más comunes de diabetes son tipo 1 y 2. La diabetes tipo 1 suele desarrollarse en la infancia y la primera juventud. La diabetes tipo 2 es más común en la mediana edad y en adelante, y se relaciona con un aumento del peso corporal. Si tienes diabetes significa que tu cuerpo no puede producir suficiente insulina o no puedes utilizar la insulina de manera adecuada. Cuando esto sucede, la glucosa en tu torrente sanguíneo es incapaz de entrar en tus células, lo cual tiene como consecuencia una acumulación muy peligrosa de glucosa en la sangre.

Dado que los síntomas de la diabetes tipo 2 pueden ser leves o inexistentes, es común no ser consciente de tener

DEBES SABER CUÁLES SON TUS CIFRAS DE PRESIÓN ARTERIAL

Puedes tener hipertensión a lo largo de años sin ningún síntoma. Por eso es importante revisar con regularidad tu presión sanguínea. Si descubres que tienes presión arterial alta, puedes colaborar con un profesional de la salud para controlarla.

Tu categoría	Sistólica (mm Hg) (cifra mayor)	Diastólica (mm Hg) (cifra menor)
Normal	Menos de 120	Menos de 80
Elevada	120 a 129	Menos de 80
Hipertensión Etapa 1 Etapa 2	130 a 139 140 o más	80 a 89 90 o más
Crisis hipertensiva (busca atención de emergencia inmediatamente)	Más de 180	Más de 120

Fuente: Asociación Americana del Corazón.

la enfermedad. La Asociación Americana de la Diabetes recomienda hacer análisis con regularidad si tienes 45 años o más. Si tus resultados son normales, deberías repetir la evaluación cada tres años. Si los análisis indican que tus valores de glucosa son más altos de lo normal, con toda certeza tu médico te recomendará que la evaluación sea anual.

Tu riesgo de desarrollar diabetes tipo 2 se eleva si la enfermedad está presente en tu familia. Tener sobrepeso o estar obesa, no hacer suficiente ejercicio y llevar una dieta no saludable también aumentan tu probabilidad de tener diabetes.

Manejar estos riesgos con un estilo de vida saludable no sólo te ayudará a prevenir y gestionar la diabetes, sino a disminuir tu riesgo de cardiopatía.

Ya que la diabetes incrementa el riesgo de ataque cardiaco o infarto, se recomienda tomar medidas preventivas adicionales para las personas con diabetes tipo 2 que tengan enfermedad cardiaca o una alta probabilidad de desarrollarla.

Tus antecedentes familiares

Muchas de las condiciones que aumentan el riesgo de enfermedad cardiaca son hereditarias. Lo mismo es cierto para la cardiopatía en sí misma, en especial si un pariente cercano la desarrolla a corta edad.

Conforme te acercas a la menopausia, es buena idea contar con información sobre la historia clínica de tu familia y compartirla con tu proveedor de atención médica. Asegúrate de que éste sepa acerca de padres, hermanos y abuelos que hayan tenido enfermedad cardiaca.

Es además importante señalar la edad en la que cualquiera de esos parientes cercanos tuvo un primer ataque cardiaco. Asimismo, informa a tu practicante de cualquier otra condición que eleve tu propio riesgo, incluidos colesterol alto, presión arterial alta y diabetes.

Si la cardiopatía sí está presente en tu familia es más importante que nunca proteger tu salud cardiaca tomando buenas decisiones y controlando tantos factores de riesgo como puedas.

Una lectura de presión arterial contiene una cifra superior y otra inferior. La cifra mayor es la medida sistólica. Ésta te dice cuál es la presión en tus arterias durante un latido, cuando tu corazón impulsa la sangre a través de las arterias.

La cifra inferior es la medida diastólica, cifra que representa la presión en tus arterias cuando el corazón se encuentra en reposo entre latidos. Tu cifra sistólica será mayor que tu diastólica.

Ten en mente que una lectura elevada no es suficiente para que tu médico determine que tienes presión arterial alta, la cual se diagnostica cuando ya tuviste varias lecturas altas a lo largo de cierto tiempo. No existe cura para la presión arterial elevada, pero los hábitos para un estilo de vida sano, que se comentan más adelante en este capítulo, te pueden ayudar a prevenir o manejar la condición.

Tu doctor también puede prescribir un medicamento para bajar la presión si estás en las etapas 1 o 2 de la hipertensión.

Si te preocupa tu presión arterial, haz una cita con tu proveedor de atención médica para conversar sobre ella.

Factores de riesgo específicos para mujeres

Ciertos factores conocidos por aumentar el riesgo de cardiopatía son específicos para la mujer. Entre ellos, la menopausia, la depresión, la enfermedad reumatológica y tener presión arterial alta o diabetes durante el embarazo. La radiación hacia el lado izquierdo del pecho como parte del tratamiento de linfoma o cáncer de seno, así como ciertos tipos de quimioterapia, también pueden aumentar la probabilidad de una futura cardiopatía.

Sin embargo, los cálculos actuales de riesgo para enfermedad cardiaca no tienen en cuenta todos estos factores. Por ello pueden subestimar el riesgo en la mujer. Conversa con tu practicante sanitario para tener un panorama completo de tu riesgo.

ESTRATEGIAS DE PROTECCIÓN PARA EL CORAZÓN

No puedes cambiar tu edad ni tus antecedentes familiares, pero hay mucho que puedes llevar a cabo para prevenir la enfermedad cardiaca. Tomar las riendas de tu salud cardiaca ahora te ayudará a disfrutar los años venideros.

Aspirina y enfermedad cardiaca

Tal vez hayas escuchado que una aspirina diaria evita la cardiopatía. La razón es que la aspirina puede reducir la posibilidad de que se forme un coágulo en tus arterias. Si tus arterias son estrechas, un coágulo puede impedir que fluya la sangre a tu corazón o tu cerebro, y provoque un ataque cardiaco o infarto. Pero la aspirina puede provocar serios efectos secundarios, entre ellos las hemorragias internas.

Una serie de estudios recientes ha obligado a actualizar los lineamientos del Equipo de Trabajo de Servicios Preventivos de Estados Unidos y de la Asociación Americana del Corazón en cuanto a ingerir aspirina de manera preventiva. A lo largo de estos estudios, la aspirina no mostraba tener un claro beneficio para personas mayores de 60 años con factores de riesgo de cardiopatía. El sangrado gastrointestinal también era más común. Para personas en grupos de menor edad, una dosis baja de aspirina disminuía de manera ligera el riesgo de insuficiencia cardiaca, pero también incrementaba levemente el riesgo de hemorragias internas. Con base en estos datos, el Equipo de Trabajo de Servicios Preventivos de Estados Unidos y la Asociación Americana del Corazón no recomiendan tomar una dosis diaria de aspirina para prevenir ataques cardiacos en personas mayores de 60 sin una condición cardiaca existente. Sin embargo, para las mujeres de 40 a 59 años cuya probabilidad de sufrir

enfermedad cardiaca es mayor, se puede considerar aceptable ingerir una aspirina diaria. Además, queda abierto que las mujeres de 60 a 69 años con diabetes y un riesgo más elevado de cardiopatía tomen una decisión personal al respecto, junto con su practicante.

Los lineamientos están evolucionando conforme se realizan más estudios. En conclusión, deberías comentarlo con tu proveedor de atención médica antes de consumir una dosis diaria de aspirina. Tu historia clínica y los medicamentos que estés tomando serán factores para decidir si ingerir aspirina para prevenir la cardiopatía es una buena alternativa para ti. Por supuesto, si ya tuviste un ataque cardiaco, se recomienda tomar una aspirina infantil diario de por vida, a menos de que tengas razones significativas para no hacerlo.

Estatinas

Si tienes colesterol alto es una buena decisión ser proactiva en lo referente a la enfermedad cardiaca. Realizar cambios en tu dieta y llevar una rutina de ejercicios quizá sea suficiente para tener bajo control tus cifras de colesterol. Si no, tu médico puede sugerir que tomes una estatina.

Las estatinas son fármacos que funcionan bloqueando una sustancia que necesita tu cuerpo para producir colesterol. Las estatinas inclusive pueden ayudar a tu cuerpo a reabsorber el colesterol que se ha acumulado en placas alrededor de tus paredes arteriales, evitando bloqueos futuros de tus vasos sanguíneos, con lo que disminuye el riesgo de un ataque cardiaco. Las estatinas incluyen medicamentos como la atorvastatina (Lipitor), fluvastatina (Lescol XL), lovastatina (Altoprev), pitavastatina (Livalo), pravastatina (Pravachol), rosuvastatina (Crestor) y simvastatina (Zocor). Existen en el mercado distintas versiones genéricas de estatinas a bajo costo.

Las estatinas y la mujer. A la fecha, la mayoría de los estudios se han enfocado en la capacidad de las estatinas de prevenir la cardiopatía en hombres. No está tan claro si las estatinas producen un beneficio similar para las mujeres. Las más recientes investigaciones han señalado la posibilidad de que las estatinas no disminuyan el riesgo de las mujeres de desarrollar enfermedad cardiaca, aunque se necesita seguir investigando. No obstante, sí se ha demostrado con claridad que en mujeres que ya tuvieron un ataque cardiaco, las estatinas previenen su recurrencia y prolongan la supervivencia tan bien como en los hombres, si no es que mejor.

En el pasado, las herramientas de evaluación de riesgos no incluían la diferencia de género en la ecuación. Sin

DIAGNOSTICAR ENFERMEDAD CARDIACA EN MUJERES

Durante décadas, la prueba de esfuerzo —en particular, la de esfuerzo por ejercicio— ha sido el estándar de oro para evaluar la cardiopatía de manera no invasiva. Por lo regular involucra caminar en una caminadora o andar en una bicicleta estacionaria mientras se monitorean tu ritmo cardiaco, tu frecuencia cardiaca y tu presión sanguínea.

La prueba de esfuerzo puede ser una forma efectiva de distinguir la cardiopatía tanto en hombres como en mujeres, pero algunas mujeres también se benefician con análisis adicionales. La razón es que las mujeres son más propensas que los hombres a desarrollar enfermedad de pequeños vasos, que no se identifica con facilidad en una prueba de esfuerzo. A diferencia de la aterosclerosis, que bloquea el flujo sanguíneo al corazón y las arterias principales, la enfermedad de pequeños vasos es consecuencia del daño a pequeñas arterias o a la pared interior de las arterias principales que van al corazón. Las investigaciones han demostrado que esta condición puede elevar el riesgo de cardiopatías graves.

Por tal motivo, sería recomendable emplear técnicas de imagenología —como resonancia magnética (RM), tomografía por emisión de positrones (TEP), ecocardiografía o pruebas vasculares especializadas para evaluar la salud de la pared de los vasos sanguíneos (examinación de endotelio)— además de una prueba de esfuerzo para mujeres con síntomas de enfermedad cardiaca.

embargo, las directrices actuales sí consideran que el riesgo de las mujeres puede diferir del de los hombres. El calculador de riesgo más reciente, desarrollado a partir de las directrices del Colegio Americano de Cardiología (ACC, American College of Cardiology) y de la Asociación Americana del Corazón (AHA, American Heart Association), es útil para predecir tus riesgos de desarrollar cardiopatía a 10 años y de por vida, teniendo en cuenta varios factores de riesgo, como son la presión arterial, las cifras de colesterol y si fumas.

Un resultado alto de 10 años de riesgo es un factor que los profesionales de la salud utilizan para decidir si deben prescribir una estatina o no.

Recomendaciones actuales para tomar estatinas. En el pasado, el valor de colesterol LDL de una persona se usaba como guía para prescribir las estatinas. Las recomendaciones más recientes se basan sobre todo en el riesgo a 10 años de enfermedad cardiaca, junto con otros factores. La evidencia actual apoya la prescripción de estatinas para ayudar a bajar el LDL y el riesgo general de cardiopatía en cuatro grupos de mujeres que tienen más probabilidad de verse beneficiadas:

- Quienes ya padecen enfermedad cardiaca. Si ya tuviste un ataque cardiaco, un infarto provocado por el bloqueo de un vaso sanguíneo, un microinfarto (ataque isquémico transitorio), enfermedad arterial periférica o cirugía previa para abrir o reemplazar las arterias coronarias, se recomienda una estatina.
- Quienes tienen colesterol LDL muy alto. Si tu lectura de colesterol LDL es 190 mg/dl o más, las estatinas son recomendables.
- Quienes tienen diabetes. Si te encuentras entre los 40 y los 75 años, y tienes diabetes, sin importar tu riesgo de enfermedad cardiovascular, podrías considerar el uso de estatinas.
- Quienes tienen un mayor riesgo de sufrir un ataque cardiaco en los próximos 10 años. Desde los 40 hasta los 75 años, si tu riesgo de sufrirlo los próximos 10 años es de 7.5 % o más, en especial si tienes otros factores de riesgo, como menopausia prematura o antecedentes de preeclampsia, tu médico podría prescribírtela.

Efectos secundarios de las estatinas. El efecto secundario más común es un dolor muscular ligero. Muy rara vez, las estatinas pueden provocar rabdomiólisis, una condición grave que puede provocar un dolor muscular grave o dañar tus riñones. La rabdomiólisis se puede desarrollar cuando tomas estatinas en combinación con ciertos fármacos, o si tomas una dosis alta de estatinas. Éstas también se relacionan con un ligero incremento en el riesgo de diabetes y daño hepático.

Si te preocupan tus cifras de colesterol, habla con tu doctor sobre tu riesgo absoluto de cardiopatía y discutan cómo tu género y tu estilo de vida influyen en tu decisión de tomar un medicamento para el colesterol alto.

ESTILO DE VIDA PARA UN CORAZÓN SANO

Hasta ahora, este capítulo se ha enfocado en las condiciones médicas que pueden dañar tu salud cardiaca. Sin embargo, tu estilo de vida puede tener un enorme impacto en tu probabilidad de desarrollar cardiopatía.

Aunque no lo creas, alrededor de 80 % de las enfermedades cardiovasculares se pueden prevenir por medio de una combinación de hábitos saludables. Éstos incluyen no fumar, consumir una dieta sana, hacer ejercicio y mantener un peso saludable. Muchos de estos hábitos además pueden prevenir condiciones que aumentan tu riesgo de cardiopatía, como diabetes, colesterol alto y presión arterial alta. Al llevar un estilo de vida saludable mejorarás tu salud en general, tu longevidad y tu bienestar.

Evita el tabaco

Fumar o consumir tabaco de cualquier clase es uno de los factores de riesgo más significativos en el desarrollo de cardiopatía, en particular para las mujeres. Los químicos del tabaco pueden dañar tu corazón y tus vasos sanguíneos. Consumir tabaco también puede elevar tu riesgo de formar coágulos y disminuir tus valores de colesterol HDL (el "bueno"). El monóxido de carbono en el humo del cigarro reemplaza parte del oxígeno en tu sangre. Esto te sube la presión y el ritmo cardiaco, forzando a tu corazón a que trabaje más arduamente para abastecer suficiente oxígeno.

En lo referente a la prevención de la enfermedad cardiaca no existe una cantidad segura de cigarros que puedas fumar. Pero cuanto más fumas, mayor es el riesgo. Incluso lo que llaman fumador social —sólo fumar en un bar o en un restaurante con amigos— es peligroso y se suma al riesgo de sufrir una enfermedad cardiaca, al igual que la exposición como fumador pasivo.

La buena noticia es que dejar de fumar puede bajar el riesgo con rapidez. Y nunca es demasiado tarde para dejarlo. Las mujeres que dejan de fumar entre los 45 y los 54 años ganan un promedio de seis años de vida, en comparación con las mujeres que siguen fumando. Dejar de fumar también puede reducir tu riesgo de padecer otras enfermedades vinculadas al consumo de tabaco, como el cáncer de pulmón.

Estrategias para dejarlo. Si fumas, dejar de hacerlo puede parecerte una montaña imposible de escalar. Mejorarás tu probabilidad de éxito si consigues el apoyo correcto. Esa ayuda puede provenir de familiares, amigos, tu proveedor de atención médica, un terapeuta, un grupo de apoyo o una línea de ayuda telefónica. Inclusive podrías apoyarte en un medicamento para dejar de fumar. Buscar restaurantes, bares y lugares de trabajo libres de humo hace una gran diferencia. Cuanto más comprometida estés con un plan, será más probable que dejes el hábito.

TERAPIA HORMONAL Y PREVENCIÓN DE ENFERMEDAD CARDIACA

No se recomienda usar la terapia hormonal para prevenir la cardiopatía. Y si ya desarrollaste enfermedad cardiaca, la terapia hormonal podría no ser lo mejor para ti. Pero algunos estudios han demostrado que utilizar terapia hormonal para tratar los síntomas de mujeres sanas sin factores de riesgo de enfermedad cardiaca en las primeras etapas de la menopausia podría reducir la probabilidad de desarrollar cardiopatía. Como se dijo en el capítulo 6, la hipótesis del tiempo sugiere que tomar terapia de estrógenos en los primeros 10 años de la menopausia y antes de cumplir 60 podría disminuir tu posibilidad de tener enfermedad cardiaca, entre otros beneficios. Por otra parte, se cree que tomar estrógenos después de los 60, cuando cierta aterosclerosis tal vez ya esté presente, tiene un efecto nocivo.

Consumir una dieta saludable para el corazón

Una de las mejores cosas que puedes llevar a cabo para proteger tu corazón es llevar una dieta sana. Dependerá de tus hábitos alimenticios que eso implique refinar tu dieta actual o hacer cambios más significativos. Empezar un nuevo plan alimenticio puede parecer abrumador, pero vale la pena sin duda alguna. Una dieta sana te ayuda a prevenir no sólo la cardiopatía, sino factores vinculados con el riesgo de sufrir enfermedad cardiaca, como diabetes, colesterol alto y aumento de peso.

Comer bien no sólo se trata de la cantidad de calorías que consumes. Las dietas benéficas para el corazón —como la dieta DASH (enfoques dietéticos para detener la hipertensión), la dieta mediterránea y la dieta Mayo Clinic— están diseñadas para disfrutar una variedad de alimentos que cubren las necesidades de tu cuerpo. A continuación, encontrarás algunos consejos acerca de comer a favor de tu salud cardiaca.

Come más verduras y frutas. Las verduras y las frutas son buenas fuentes de vitaminas y minerales. Inclusive tienen pocas calorías y abundante fibra dietética, además de contener sustancias vegetales que ayudan a prevenir la enfermedad cardiovascular. Comer más frutas y verduras puede ayudarte a consumir menos alimentos altos en grasa, como carne, queso y botanas.

Elige granos enteros. Los granos enteros son buenas fuentes de fibra y otros nutrientes que influyen en la regulación de la presión arterial y la salud del corazón. Puedes aumentar la cantidad de granos en tu dieta haciendo simples sustituciones con los productos de granos refinados. O aventúrate y prueba un grano nuevo, como el farro (trigo), la quinoa o la cebada.

Come grasas saludables. Limitar la cantidad de grasa saturada que ingieres y evitar las grasas trans de los alimentos procesados es un paso importante para reducir el colesterol en la sangre y disminuir tu riesgo de enfermedad cardiaca. La mejor manera de reducir la grasa saturada en tu dieta es limitar la cantidad de mantequilla y otras grasas sólidas que añades a la comida. En cambio, elige grasas monoinsaturadas, como aceite de oliva o de canola. Las grasas poliinsaturadas, presentes en ciertos pescados, nueces, semillas y en el aguacate, también son buenas opciones para conservar un corazón saludable.

Elige fuentes de proteína bajas en grasa. La carne roja magra, las aves, los pescados, los productos lácteos bajos en grasa, los huevos y las leguminosas son algunas de las mejores fuentes de proteína. Pero ten cuidado al elegir alternativas bajas en grasa, como leche descremada en lugar de entera, pechugas de pollo sin piel en vez de pollo frito con piel. El pescado es otra buena opción para sustituir las carnes grasosas. Y ciertos tipos de pescado son ricos en ácidos grasos omega-3, los cuales pueden reducir los triglicéridos en tu sangre.

Evita el exceso de sal. El sodio es un mineral esencial que tu cuerpo necesita para llevar a cabo una variedad de funciones. La cantidad de sodio que la mayoría de los adultos requiere es muy bajo (menos de 500 mg diarios), comparado con el consumo promedio en Estados Unidos (más de 3 200 mg al día). Reducir la cantidad de sal que consumes en tus alimentos puede disminuir tu presión arterial y tu riesgo de enfermedad cardiaca, mientras que consumir demasiada sal es capaz de subirte la presión. La Asociación Americana del Corazón recomienda consumir menos de 1 500 mg de sodio al día, pero incluso reducir el consumo a sólo 2 400 mg al día puede tener un efecto positivo en tu presión sanguínea y en la salud de tu corazón.

Limita las bebidas y los alimentos azucarados. Demasiada azúcar en tu dieta puede elevar la probabilidad de que desarrolles enfermedad cardiaca. La Asociación Americana del Corazón sugiere que las mujeres no consuman más de 6 cucharaditas o 100 calorías de azúcar al día. Una lata de soda contiene 8.75 cucharaditas o 140 calorías de azúcar. Tomar bebidas menos endulzadas —o dejarlas por completo— es una gran forma de limitar la cantidad de azúcar que consumes. Además, ten cuidado con los alimentos empacados con azúcares añadidos, como panes, cereales, dulces y algunos panes con levadura.

Muévete

En lo referente al corazón, comer de modo saludable y hacer ejercicio van de la mano. Mientras que estar inactiva puede aumentar tu riesgo de cardiopatía tanto como fumar, la actividad física no sólo baja este riesgo, sino que te ayuda a mantener un peso saludable y prevenir niveles elevados de presión arterial y colesterol, y diabetes. Hacer ejercicio con regularidad también fortalece tus músculos y huesos, sube tus cifras de energía y refuerza la confianza en ti misma. La Asociación Americana del Corazón recomienda realizar por lo menos 150 minutos de ejercicio moderado, 75 minutos de ejercicio vigoroso o una combinación de ambos a la semana. Establece como meta hacer 30 minutos de actividad aeróbica casi todos los días de la semana. Tres sesiones de 10 minutos de ejercicio repartidas a lo largo del día pueden aportarte los mismos beneficios para la salud.

Correr, nadar, andar en bicicleta y practicar deportes activos, como el tenis, son ejemplos de ejercicios aeróbicos promotores de la salud cardiaca, al igual que actividades cotidianas como la jardinería, limpiar la casa, subir escaleras y pasear al perro. No tienes que ejercitarte de forma vigorosa para ver los beneficios, pero tendrás mayores resultados si incrementas la intensidad, la duración y la frecuencia de tus entrenamientos. Lo más importante es evitar estar inactivo, así que elige actividades que en verdad disfrutes.

Si no has hecho mucho ejercicio antes, tómalo con calma al inicio. Por ejemplo, empieza caminando 5 o 10 minutos casi todos los días, y sube el tiempo de manera gradual hasta llegar a 30 minutos o más. Si tienes alguna preocupación relacionada con iniciar un nuevo programa de ejercicio, coméntala con tu proveedor de atención médica.

Mantén un peso sano

Permanecer en un peso saludable es una parte importante para reducir tu probabilidad de desarrollar enfermedad cardiaca, pero los cambios hormonales de la menopausia podrían hacer que subas de peso, en especial alrededor del abdomen. La masa muscular también tiende a disminuir con la edad, mientras que la grasa se eleva.

Incluso bajar un poco de peso puede ser benéfico. Un buen objetivo si tienes sobrepeso es perder entre 5 y 10 % de tu peso corporal en un periodo de seis meses. Por ejemplo, si pesas 68 kilogramos, estamos hablando de entre 3 y 7 kilogramos.

Sólo bajar esa cantidad de peso ayuda a disminuir tu presión arterial, tus cifras de colesterol y tu riesgo de desarrollar diabetes. Incluso una pérdida duradera de 3 a 5 % puede crear un efecto positivo en tu salud cardiaca.

Consulta el capítulo 16 para conocer más estrategias específicas para mantener un peso sano durante la menopausia y más adelante.

Un corazón sano de por vida

Hoy es un buen momento para modificar muchos de tus factores de riesgo de cardiopatía. Busca el apoyo de amigos y familiares que incluso se pueden beneficiar al adoptar hábitos más saludables. Prémiate tus logros y no te desanimes ante los baches del camino. Al apegarte a estos hábitos saludables estarás haciendo muchísimo para proteger tu corazón.

CAPÍTULO 20

El cerebro cambia con la edad

Pregúntale a un grupo de mujeres que esté cruzando la menopausia si su transición afectó su cerebro y la respuesta de seguro será un enfático sí. Algunas se quejan de la incapacidad de recordar nombres de parientes o palabras comunes, otras de no poder enfocarse y concentrarse, y otras más de olvidar dónde pusieron las cosas. ¿Y en dónde se quedaron esas llaves?

Sabemos que el estrógeno influye en aspectos clave del procesamiento cerebral y el metabolismo. De hecho, recientes investigaciones han arrojado nueva luz sobre la compleja cuestión de cómo el estrógeno y otras hormonas afectan el cerebro. Una variedad de estudios ha intentado desentrañar el vínculo entre las fluctuaciones hormonales de la menopausia, los síntomas cognitivos que por lo común ocurren durante este periodo y la salud cerebral y la demencia a largo plazo. Si bien los científicos han hecho algunos descubrimientos interesantes en esta área, sigue habiendo mucho que aprender sobre cómo cambia el cerebro durante y después de la transición de la menopausia… y por qué.

Parte de la dificultad es que la menopausia no es un mero evento aislado. Sucede en el contexto general del envejecimiento, el cual trae muchos cambios. Varios de los síntomas físicos comunes durante la menopausia —periodos irregulares, bochornos, cambios de ánimo y alteraciones del sueño— pueden incidir en tu capacidad de pensar y recordar. Como resultado, es casi una certeza que hay múltiples factores en juego.

De hecho, un estudio reciente confirmó que la edad y la menopausia no sólo son factores de la salud del cerebro, sino que interactúan. Los investigadores observaron biomarcadores de demencia en el cerebro, a través de una resonancia magnética. En mujeres de mediana edad, la edad, el sexo y los factores menopáusicos interactuaban en la predicción del volumen total del cerebro y otras mediciones de materia cerebral.

Aunque aún hay mucho por descubrir, este capítulo intentará ayudarte a comprender qué le está pasando a tu cerebro en esta etapa de tu vida. Además, ahondará en lo que puedes realizar para proteger tu más valioso recurso… el cerebro.

LOS CAMBIOS QUE OCURREN CON EL ENVEJECIMIENTO

Muchas de las células de tu cuerpo se reemplazan de manera constante a lo largo de tu vida. En cambio, la mayoría de las células nerviosas del cerebro (neuronas) que tienes en la edad adulta son todas las que tendrás para trabajar hasta el final. Las neuronas son capaces de vivir hasta 100 años o más, pero no se reemplazan de modo automático cuando mueren o se dañan. Por lo tanto, la cifra disminuye conforme envejeces.

Pero las neuronas no sólo están ahí, quietas. Son un hervidero de signos y mensajes (impulsos eléctricos) que se envían entre ellas, iluminando secuencias de comunicación a través del cerebro, haciendo que la compleja transmisión de información inalámbrica de hoy se vea como un juego de niños. Cada neurona está diseñada para conectar y procesar mensajes, y luego retransmitir la información a otras neuronas. La comunicación neuronal regula acciones en las que piensas de manera consciente, como escribir o mandar un correo o hablar con una amiga, junto con otras en las que no piensas, como respirar, experimentar dolor o parpadear un poco a causa del polvo.

En conjunto, tus neuronas inclusive son un repositorio de instintos, recuerdos, análisis intelectuales y pensamientos creativos. Juntas organizan y dan forma a tus emociones, y guían tus actos y reacciones.

Para permanecer sanas, las neuronas se reparan y dan mantenimiento constante. Con la edad, sin embargo, una parte de estos procesos de mantenimiento y reparación pueden empezar a fallar o desincronizarse. Asimismo, traumatismos o enfermedades pueden dañar de modo irreparable las neuronas.

Después de más o menos la quinta o sexta década de la vida, el cerebro suele pasar por ciertos cambios, entre ellos:

- Una pérdida de neuronas, en particular en ciertas áreas del cerebro, como la corteza prefrontal —una zona en la parte de enfrente del cerebro— y el hipocampo, una pequeña porción que se localiza en lo más profundo del centro del cerebro. Ambos son importantes para las habilidades cognitivas, como el aprendizaje, la memoria, la planeación y la toma de decisiones. Perder neuronas implica que el volumen de tu cerebro se encoja (atrofia) de forma ligera.
- Alteración en la comunicación entre neuronas debido a pérdidas o daños.
- Coordinación disminuida entre ciertas regiones del cerebro.
- Menor flujo sanguíneo en el cerebro a consecuencia de arterias más estrechas y menos vasos sanguíneos nuevos.
- Acumulación de desechos en el interior y alrededor de las neuronas.
- Incremento del daño por radicales libres (moléculas inestables e hiperactivas).
- Mayor inflamación.

Para la mayoría de las mujeres, estos cambios implican volverse un poco más olvidadizas: experimentan lapsos momentáneos, muchas veces ocasionados por falta de atención o distracción. Puede ser un poco más difícil recordar información "al instante", por ejemplo, como decir la fecha del cumpleaños de una buena amiga o el título de un libro que leíste hace poco. Y recuerdos lejanos que no revisitas seguido pueden parecer aún más lejanos.

Es posible que estés más ensimismada. Te quedas tan absorta en un pensamiento que pierdes de noción todo lo demás. O estás haciendo demasiadas cosas a la vez y se te olvidan algunas.

Además de la memoria, otras funciones cognitivas quedan vulnerables, como la velocidad de procesamiento de tu cerebro. Tal vez tu cerebro necesite más tiempo para resolver problemas complejos o evaluar datos que son un desafío visual si lo comparas con lo que hacías en tus treinta y cuarenta.

Tu cerebro quizá necesite más tiempo para entender información nueva o desconocida, o podrías requerir más datos o instrucciones para dominar una nueva habilidad.

Esto no quiere decir que no seas tan inteligente como alguna vez lo fuiste o que ya no puedas pensar por ti misma. Sólo implica que tener una respuesta o asimilar conceptos nuevos no sucede tan rápido. De hecho, cuando tienen tiempo suficiente, los adultos mayores dan soluciones a problemas igual de acertadas y efectivas que las de los adultos jóvenes.

Por otra parte, muchas funciones cognitivas importantes difícilmente se ven afectadas por el proceso normal de envejecimiento. En general, tu capacidad de enfocarte, concentrarte y crear no se atenúa con el tiempo. Tu habilidad de elegir de forma correcta tus palabras y acceder a un vocabulario vasto en realidad mejora con los años.

Y no olvides los beneficios que puede traer el envejecer, como la sabiduría y la experiencia. En tus cincuenta y sesenta, y más adelante, posees más conocimiento e información a los que puedes recurrir, que en décadas pasadas.

LAS HORMONAS Y EL CEREBRO

Para este momento ya eres consciente de lo influyente que puede ser el estrógeno. Afecta órganos y sistemas a lo largo de todo el cuerpo, y tiene una función relevante en la salud de tu cerebro.

Estudios biológicos han identificado células en todo el cerebro que contienen receptores de estrógeno. El estrógeno circulante se adhiere a estas moléculas especiales que funcionan como una puerta para permitir que el estrógeno ejerza su influencia en células cerebrales específicas.

Las investigaciones sugieren que el estrógeno podría tener efectos protectores para las neuronas y la función cognitiva al:

- Incrementar la producción de acetilcolina, la cual regula el aprendizaje y la memoria.
- Impulsar el sistema neurotransmisor de glutamato, una ruta de comunicación involucrada en la potenciación a largo plazo: la forma en que aprendes cosas nuevas.
- Regular los genes que influyen en la manera en que las neuronas sobreviven, se diferencian, se regeneran y se adaptan.
- Mitigar la sobreestimulación de las neuronas por los neurotransmisores y protegerlas del daño de los radicales libres.

Los estudios sobre la progesterona, la hormona femenina que tiene la función de contrarrestar los efectos del estrógeno, son menos numerosos, pero también indican un efecto protector de la progesterona sobre las neuronas.

Las mujeres y el deterioro cognitivo

La enfermedad de Alzheimer es una degeneración progresiva del cerebro que involucra una pérdida abrumadora de neuronas y de las conexiones entre ellas. Es una de las enfermedades más comunes de la vejez y más devastadoras.

A pesar de la naturaleza protectora de las hormonas femeninas en el cerebro, el alzhéimer daña a muchas más mujeres que a hombres. De acuerdo con la Asociación de Alzheimer,

las mujeres suman casi dos terceras partes de los ancianos estadunidenses que tienen alzhéimer. Además, a los 65 años, las mujeres tienen una probabilidad de 1 de cada 5 de desarrollar alzhéimer en lo que les resta de vida, comparado con los hombres, cuya probabilidad es de 1 de cada 10.

¿Por qué es así? Una razón obvia es que las mujeres por lo general viven más que los hombres, lo cual eleva su probabilidad global de desarrollar alzhéimer. Pero lo más seguro es que entren en juego otras diferencias de género, y los científicos apenas empiezan a descubrir cuáles podrían ser.

Curiosamente, el deterioro cognitivo leve (DCL), una etapa que suele preceder a la enfermedad de Alzheimer, es más prevalente en hombres que en mujeres. Esto puede deberse en parte a que las mujeres por lo general obtienen mejores resultados en pruebas verbales de memoria, lo que enmascara su deterioro. Las mujeres con DCL suelen recibir un diagnóstico tardío, con más síntomas. Y al parecer decaen más rápido que los hombres, descendiendo de una manera más abrupta a la demencia. Es posible que los hombres puedan experimentar el deterioro cognitivo más temprano en la vida, pero a un paso más gradual, mientras que las mujeres van con rapidez de una cognición normal a la demencia en una edad más avanzada.

El estrógeno desempeña una función en la salud cerebral, pero no se sabe con exactitud cómo. Es tentador trazar una línea clara entre la disminución del estrógeno durante

FOCOS ROJOS: ¿CUÁNDO EL OLVIDO SE VUELVE UN PROBLEMA?

Un olvido ocasional es algo típico del envejecimiento normal, así que no te preocupes demasiado si se te olvida un compromiso o pierdes un juego de llaves. Por otra parte, si el olvido es ocasionado por una enfermedad, podría empezar repentinamente y convertirse en algo peor de manera progresiva. Las demás personas suelen notar los primeros signos de deterioro cognitivo y pueden incluir:

- Realizar las mismas preguntas repetidamente sin recordar la respuesta.
- Detenerte en medio de una conversación sin recordar de qué estaban hablando.
- Confundir palabras: decir cama en lugar de mesa, por ejemplo.
- Necesitar más tiempo para completar tareas familiares, como lavarte los dientes o maquillarte.
- Dejar objetos en lugares inapropiados, como meter las cartas al congelador.
- Perderte al caminar o manejar a lugares conocidos.
- Tomar decisiones precipitadas, por ejemplo, de tu seguridad personal o monetarias.
- Presentar cambios repentinos de ánimo o de comportamiento sin razón evidente.
- Experimentar un incremento en la dificultad de seguir indicaciones.

la transición de la menopausia y el riesgo incremental de deficiencia cognitiva. En estudios con animales, por ejemplo, la supresión abrupta de estrógeno resulta en un incremento del estrés celular y fallas de memoria. Por otra parte, las pruebas clínicas con mujeres más jóvenes que toman estrógeno después de una histerectomía muestran una mejor memoria verbal.

Como sucede con la mayor parte de las enfermedades, es muy probable que el alzhéimer sea resultado de una interacción compleja entre la genética, el medioambiente y otras características individuales, incluidos el género, el metabolismo y las decisiones de estilo de vida. Los investigadores están trabajando para saber cuáles pueden ser estos diversos factores, así como la forma en que nuestras decisiones podrían afectar el resultado.

Un ejemplo de esta interacción se presenta en un estudio enfocado en los vínculos entre los telómeros, el estatus del APOE e4, la menopausia y la terapia hormonal.

Los telómeros son los extremos de los cromosomas y los protegen. Muchas veces se les compara con la punta plástica de una agujeta, la cual ayuda a que la agujeta no se deshilache. De la misma manera, los telómeros evitan que el ADN dentro de un cromosoma se deshilache o se dañe. La longitud del telómero se emplea a menudo como medida del envejecimiento celular. Los telómeros más largos se relacionan con mayor salud y una longevidad más prolongada. Aunque las mujeres y los hombres tienen longitudes teloméricas similares al nacer, en la edad adulta las mujeres por lo general tienen telómeros más largos, quizá debido a los efectos benéficos del estrógeno circulante.

El APOE e4 es una variante genética que eleva el riesgo de padecer enfermedad de Alzheimer. Investigadores especularon que una mujer sana de mediana edad que tenía la variante genética APOE e4 y participaba en su estudio mostraba telómeros más cortos al final de un periodo de dos años, que las mujeres sin esta variante.

Además, especularon que la terapia hormonal, iniciada al comienzo de la transición de la menopausia, evitaría que los telómeros se acortaran.

Los resultados del estudio muestran que las probabilidades de un acortamiento de los telómeros en el transcurso de dos años eran más de seis veces mayores en portadores del APOE e4, comparados con no portadores. En pocas palabras, las células parecían envejecer mucho más rápido en mujeres con la variante APOE e4.

No obstante, la terapia hormonal fue un punto de inflexión para las portadoras de APOE e4. Las portadoras de APOE e4 que tomaron terapias hormonales no demostraron tener poco o ningún deterioro en la longitud de sus telómeros. Sin embargo, para las no portadoras, la terapia hormonal tuvo pocos efectos protectores sobre el envejecimiento celular. De hecho, las no portadoras que suspendieron la terapia hormonal experimentaron un aumento en la longitud telomérica.

Es necesario explorar aún más estos resultados y validarlos con otros estudios, pero sugieren que la enfermedad (y los medicamentos necesarios para tratarla de manera eficaz) es mucho más individualizada de lo que se había previsto.

La terapia hormonal y el cerebro

Si el estrógeno es un factor importante en la salud cerebral, al parecer tendría sentido que reemplazar las hormonas cuando son pocas —como sucede alrededor de la menopausia y después— mejorara la función cognitiva e incluso ayudara a prevenir la demencia. Pero la evidencia de las pruebas clínicas hasta hoy ha sido contradictoria e inconsistente y, algunas veces, la terapia hormonal ha demostrado tener efectos dañinos.

A inicios de la década de 2000, investigadores publicaron resultados a partir de varios estudios clínicos rigurosos y extensos sobre la salud de la mujer. Uno de ellos fue la Iniciativa de Salud de la Mujer (WHI, Women's Health Initiative). Otra rama de este estudio, el Estudio de la Memoria de la Iniciativa de Salud de la Mujer (WHIMS, Women's Health Initiative Memory Study) siguió a 4 500 mujeres de 65 a 79 años de edad durante cuatro años para observar qué efectos podía tener la terapia hormonal en la salud cognitiva, asumiendo de manera general que habría un beneficio. Por el contrario, el WHIMS encontró que el empleo de terapia hormonal en mujeres mayores no mejoraba la cognición en lo absoluto. De hecho, el uso de estrógenos conjugados (EC) más progesterona duplicaba el riesgo de demencia. Utilizar un estrógeno solo no aumentaba de modo significativo el riesgo, pero no hubo un beneficio.

Otra rama del estudio de la Iniciativa de Salud de la Mujer, el Estudio de Envejecimiento Cognitivo del WHI (WHISCA, Women's Health Initiative Study of Cognitive Aging), listó a mujeres de 66 años en adelante y no encontró beneficio ni daño persistente en la salud cognitiva de mujeres mayores que tomaban terapia hormonal.

Estudios más pequeños llegaron a resultados similares. El Estudio del Corazón y el Reemplazo de Estrógeno-Progestina (HERS, Heart and Estrogen-Progestin Replacement Study), que observó los efectos a largo plazo de la terapia hormonal en la cognición y la salud cardiaca, encontró que, entre las posmenopáusicas de mayor edad, tomar terapia hormonal durante cuatro años no mostraba ninguna mejoría en sus pruebas cognitivas.

La publicación de esta información inclinó las opiniones en contra de usar la terapia hormonal para prevenir el deterioro cognitivo. Sin evidencia científica más sólida de un beneficio protector, la terapia hormonal no se recomienda a ninguna edad para prevenir o tratar la enfermedad de Alzheimer u otras demencias.

Sin embargo, ahí no acaba la historia. Las investigaciones continúan analizando las especulaciones de que el tiempo, la dosis, la vía de administración y el régimen de terapia hormonal en específico pueden tener una función importante en el equilibrio entre los riesgos y los beneficios.

De hecho, un seguimiento adicional de la WHI sugiere que los efectos a largo plazo de la terapia hormonal en la cognición podrían ser más prometedores. Dieciocho años de información de seguimiento de la WHI mostraron que las mujeres que ingirieron estrógenos conjugados en realidad tenían índices menores de muerte por Alzheimer. Sin embargo, no se observó lo mismo en mujeres que recibieron estrógeno más progesterona.

¿Todo está en el tiempo?

Hasta donde sabemos, los riesgos del uso de terapia hormonal en mujeres sanas de 50 a 59 años siguen siendo muy bajo. Por otro lado, se vinculan riesgos mayores con empezar la terapia hormonal entre los 60 y 70 años.

Dado que los investigadores continúan explorando la conexión entre la terapia hormonal y la cognición, muchos estudios en la actualidad giran en torno a la idea de que existe una ventana de tiempo crítica en la que la terapia hormonal puede tener efectos positivos. Es la llamada hipótesis del tiempo.

Otra teoría es que la terapia de estrógenos puede ayudar a proteger la cognición cuando se emplea en alguien con neuronas saludables. Pero si el cerebro ya está enfermo, el efecto tal vez será neutral o nocivo.

Estudios observacionales sugieren que la terapia hormonal utilizada en mujeres que llegaron a la menopausia más recientemente disminuye la posibilidad de tener enfermedad de Alzheimer, mientras que la terapia hormonal usada en años posteriores —en particular una fórmula de estrógeno combinado y progestina— eleva el riesgo. Asimismo, pruebas de imagenología de mujeres que emplearon la terapia hormonal en las primeras etapas de la menopausia han demostrado una función aumentada del hipocampo y la corteza prefrontal, áreas importantes del cerebro para la memoria y el pensamiento.

Otros estudios recientes han aportado resultados distintos. El Estudio Kronos de Prevención Temprana de Estrógeno (KEEPS, Kronos Early Estrogen Prevention Study) involucró a casi 700 mujeres que se incorporaron en los primeros tres años de haber tenido su último periodo menstrual, un grupo de manera sustancial más joven que el anterior WHIMS y otros estudios. Una rama del estudio, el Estudio Cognitivo y Afectivo de KEEPS (KEEPSCog, KEEPS Cognitive and Affective Study), evaluó los efectos cognitivos de la terapia hormonal en esas mujeres a lo largo de un periodo de cuatro años. Los resultados mostraron que la terapia hormonal no fue buena ni dañina para aprender ni para la memoria. No obstante, un tipo de terapia hormonal, los estrógenos conjugados de origen equino de administración oral, sí mejoraron los síntomas anímicos, como la depresión y la ansiedad. No se apreció el mismo efecto con el estradiol transdérmico.

Un estudio comparó de forma específica los efectos de la terapia hormonal a inicios de la menopausia con un uso posterior para analizar la hipótesis del tiempo. En la Prueba de Intervención Temprana versus Tardía con Estradiol (ELITE, Early Versus Late Intervention Trial with Estradiol), las mujeres que habían entrado a la menopausia menos de seis años o más de 10 años antes recibieron ya fuera una terapia hormonal (estradiol oral más gel vaginal de progesterona) o un placebo. Los investigadores evaluaron la memoria verbal de las mujeres, su función ejecutiva y cognición después de 2.5 y casi 5 años. No obstante, en realidad, el estudio encontró que la terapia con estrógenos no había hecho una diferencia considerable en los resultados de ningún grupo. No apoyaba ni dañaba las capacidades cognitivas que se habían medido.

Es importante tener en mente, sin embargo, que para las mujeres que experimentan menopausia prematura, la terapia hormonal tiene beneficios importantes ya demostrados. Consulta el capítulo 4 para más detalles.

MANTENER SANO TU CEREBRO

Puedes estar tranquila de que la menopausia no es sinónimo de un deterioro mental. Los estudios observacionales a largo plazo de mujeres que están pasando por la menopausia son positivos en general. Por ejemplo, la niebla mental común en la perimenopausia no suele ser suficiente para obtener un resultado bajo en un examen de memoria. Inclusive, estas dificultades relacionadas con la menopausia suelen ser temporales y tienen muy poco efecto a largo plazo sobre tu salud cerebral.

ESTÍMULOS PARA LA MEMORIA

La memoria basada en la repetición (procedimental) se utiliza para guardar habilidades desarrolladas a partir del hábito y la práctica, como andar en bicicleta. Se queda contigo toda la vida.

Puedes capitalizar las habilidades de memoria procedimental para intensificar las de tu memoria cotidiana y acelerar el procesamiento de información. Esto a su vez te permite sacar ventaja de otras capacidades invaluables, como el conocimiento y la experiencia, que sólo se adquieren con el tiempo. Hazlo de la siguiente manera:

Lleva un calendario

Al igual que muchas mujeres hoy día, quizás estás siendo bombardeada con un montón de información que te llega de todas direcciones: nombres, números, contraseñas, listas de pendientes. Intentar seguir la pista a demasiados detalles tediosos en realidad puede volverte más propensa a experimentar lapsos de memoria.

En cambio, realiza un calendario efectivo y un sistema de organización que te ayuden a mantener información irrelevante a la mano, y a la vez liberar espacio en tu cerebro para tareas más importantes. Usa herramientas que te ayuden a estar organizada y recordar citas y otra clase de información, desde calendarios hasta cuadernos y aplicaciones. Lo más importante de todo es elegir uno y emplearlo de manera regular, al grado de que se vuelva un hábito; así es como la memoria procedimental compensa la memoria reciente defectuosa.

También ayuda a categorizar la información que intentas recordar. En lugar de elaborar una lista enorme, crea secciones separadas para eventos agendados, tareas que necesitas llevar a cabo e información estática, como números de teléfono, direcciones e información de contacto adicional.

Los científicos apenas empiezan a desenterrar los factores que podrían ayudar a la gente a proteger su mente hasta sus últimos años. Una cosa ya evidente es que los cambios permanentes en el cerebro, relacionados con la edad, inician mucho antes de lo que se creía y con el paso del tiempo acumulan suficiente daño para provocar una pérdida grave de memoria y de habilidades del pensamiento. Lo que esto implica es que seguramente hay medidas que puedes tomar en la mediana edad para conservar y enriquecer tu salud cerebral.

Hasta ahora se presentan tres pasos conocidos para crear un impacto real en la conservación de la salud cerebral: proteger la salud cardiaca, permanecer activa y crear una reserva mental sólida.

Protege tu corazón

La creciente evidencia muestra que lo que es bueno para tu corazón es bueno para tu cerebro también. Al ser uno de los órganos más grandes y ocupados de tu cuerpo, el cerebro tiene una vasta red de vasos sanguíneos que le aportan el oxígeno y los nutrientes necesarios para operar de modo exitoso.

Como tal, el cerebro también depende muchísimo de la capacidad cardiaca de bombear la cantidad óptima de sangre que necesita.

Con el tiempo, el sistema vascular del cerebro se empieza a parecer al del resto del cuerpo envejecido: las arterias del cerebro se estrechan y son menos elásticas, algunas se tapan con depósitos de grasa (una condición llamada *aterosclerosis*)

Pon orden al desorden

Mantener tu ambiente limpio y organizado puede ayudar a minimizar los distractores y mejorar la memoria. Por ejemplo, adquiere el hábito de siempre dejar las llaves y la bolsa en un lugar específico; esto permite encontrarlas fácilmente. Ordenar la correspondencia puede ser útil para mantenerte al día con el torrente interminable de correos y periódicos que entra a tu casa. Inclusive previene que haya cuentas sin pagar y olvides tus citas. Un método es crear carpetas o destinar lugares diferentes para la información que requiere una respuesta o una acción, como recibos e invitaciones; la información que necesitas consultar a veces, como estados de cuenta del banco o pólizas de seguros, y la que lees por placer, como revistas y catálogos.

Enfoca tu atención

La atención es una parte fundamental del procesamiento de la memoria. Requiere concentración introducir información a tu cerebro a fin de que se guarde y se recupere de manera adecuada. Baja la velocidad y enfócate en la tarea de ese momento. Usa tus sentidos —vista, oído, gusto, tacto y olfato— para sintonizarte con el presente. Minimiza los distractores para darle a esa persona o a ese proyecto toda tu atención.

Usa trucos de memoria

Los trucos para recordar son técnicas creativas que te incitan a manipular información nueva para que puedas recordarla más adelante. Por ejemplo, repetir la información en voz alta o relacionar imágenes mentales con nombres o datos te pueden ayudar a recordar. Descomponer la información en partes también es útil. En lugar de recordar una lista del súper de siete objetos al azar, piensa en la lista como cuatro verduras y tres frutas.

y se desacelera el crecimiento de nuevos capilares (ramificaciones de las arterias principales).

Al mismo tiempo, quizás el corazón no bombee con la misma eficiencia de antes. El resultado es que el cerebro recibe menos sangre y la sangre que sí llega quizá no fluya a través del cerebro tan bien como lo hacía antes. Este desgaste del sistema vascular del cerebro puede desembocar en lesiones microscópicas, inflamación y estrés oxidativo. Aunado a ello, otras condiciones, como tener presión arterial alta, aterosclerosis o diabetes puede empeorar todavía más estos efectos en el sistema vascular del cerebro.

Es posible que un sistema vascular envejecido y defectuoso pueda provocar un entorno cerebral que facilite el daño de las células nerviosas y las secuencias de comunicación.

Varios estudios han vinculado los factores de riesgo cardiovascular en la mediana edad —como presión arterial alta, colesterol alto y obesidad— con el deterioro cognitivo y la demencia más adelante en la vida. La enfermedad de Alzheimer y la enfermedad cerebrovascular —como infartos o microinfartos, que a su vez pueden ocasionar lesiones cerebrales y demencia— se presentan con frecuencia juntos. De hecho, muchas veces es difícil separar unos de los otros.

La buena noticia es que conservar la salud de tu corazón y tus vasos sanguíneos ayudará a abastecer el volumen correcto de sangre a tu cerebro. Además, ayudará a mantener el flujo de sangre corriendo con libertad por tu cerebro. El capítulo 19 detalla estrategias específicas para aumentar tu salud cardiaca.

Síguete moviendo

La actividad física también puede tener beneficios adicionales para el cerebro. Al parecer, el ejercicio ayuda no sólo a mantener el flujo sanguíneo, sino a la salud de las células cerebrales de forma directa.

Los estudios con animales y humanos indican que el ejercicio aeróbico eleva la liberación de una sustancia llamada *factor neurotrófico derivado del cerebro* (FNDC), la cual promueve la supervivencia y el crecimiento de las neuronas, potencia la formación de conexiones entre neuronas, contribuye a la formación de nuevos vasos sanguíneos y estimula la generación de nuevas neuronas en el hipocampo, el principal centro de memoria del cerebro.

Estudios clínicos también sugieren que hacer ejercicio inhibe algunos cambios similares al alzhéimer en el cerebro. Varios estudios con ratones y humanos muestran una vinculación entre el ejercicio a largo plazo y los bajos valores de placa amiloide, las estructuras anormales en el cerebro, características de la enfermedad de Alzheimer.

La evidencia sugiere que, en el corto plazo, el ejercicio aeróbico mejora varios parámetros de las pruebas cognitivas, incluidas la memoria, la atención, la velocidad de procesamiento, la cordura y la toma de decisiones. El ejercicio además puede incrementar la conectividad y la activación de las neuronas.

A largo plazo, la actividad física regular reduce tu riesgo de demencia. Un análisis de múltiples estudios encontró que los adultos que llevan a cabo actividades físicas de manera rutinaria, ya sea practicar deportes o hacer ejercicio de modo cotidiano durante la mediana edad, tienen un riesgo considerablemente menor de demencia años más adelante. De igual forma, el riesgo de un deterioro cognitivo leve, a menudo considerado detonante de la enfermedad de Alzheimer, se redujo en mujeres que informaron haber hecho ejercicio a temprana edad. Un estudio conectó un programa de caminata regular con un incremento en el volumen del hipocampo, contrarrestando de modo potencial la pérdida de volumen cerebral relacionada con la edad y el deterioro asociado con la memoria.

La mayoría de los estudios se han enfocado en el ejercicio aeróbico —que acelera tu ritmo cardiaco y tu respiración—, pero es posible que el entrenamiento de fuerza y el ejercicio de resistencia también ayuden.

Ten en mente que hacer ejercicio no implica pasarte horas en el gimnasio. Ponte los tenis y sal a caminar. Dedícate a la jardinería, bailar, limpiar (¡bailar mientras limpias!) o a hacer senderismo. Establece un objetivo de 30 minutos al día, casi todos los días de la semana.

Se requieren más investigaciones para saber hasta qué grado añadir actividad física mejora o desacelera la progresión

VARÍA EL ENTRENAMIENTO DE TU CEREBRO

Así como puedes entrenar tu cuerpo para ganar fuerza física, también puedes ejercitar tu cerebro para elevar su capacidad intelectual. Las primeras investigaciones muestran que los programas de entrenamiento cerebral son capaces de mejorar tu memoria, tu velocidad de procesamiento mental y tu capacidad de realizar actividades cotidianas.

Existe una amplia gama de programas de ejercicios para el cerebro disponibles en línea, programas de computadora y aplicaciones de smartphones con méritos científicos. Estos programas te guían a través de varios ejercicios, a menudo con un cronómetro, que aumentan gradualmente el nivel de dificultad para estirar y desafiar a tu cerebro continuamente.

Por supuesto, puedes lograr casi el mismo efecto por tu cuenta al hacer juegos con números o manualidades cada vez más difíciles, por ejemplo. La clave es practicar, practicar, practicar. Rétate a ti misma y enfócate en varias habilidades: arma rompecabezas para afinar tus capacidades de crear relaciones espaciales y disfruta con amigos juegos de cartas que sean ágiles para elevar tu velocidad de procesamiento mental.

del deterioro cognitivo. No obstante, la evidencia hasta ahora sugiere con toda firmeza que hacer ejercicio de manera regular es importante para permanecer sano mentalmente.

Construye tu reserva

Existe otro factor que podría desempeñar una función relevante en mantener tu salud cerebral. Involucra el concepto de reserva cognitiva: esencialmente, la capacidad de tu cerebro de adaptarse a los cambios relacionados con la edad o las enfermedades al aprovechar las redes neuronales existentes o generar nuevas conexiones neuronales donde las viejas pudieran fallar.

Tu reserva cognitiva guarda relación con las redes cerebrales establecidas por factores como el tamaño del cerebro y el conteo neuronal, la inteligencia natural, la experiencia de vida, la educación y la ocupación. Cuanto más grande sea tu reserva, más margen tendrá tu cerebro cuando se le pida que lleve a cabo ciertas tareas. Esto implica que podrías ser capaz de prevenir o compensar el deterioro cognitivo al fortalecer las redes neurales e incluso crear nuevas por medio de la estimulación social e intelectual.

La mayor parte de los estudios muestran un vínculo entre tener una vida social e intelectualmente activa a lo largo de los años de adultez, y una disminución en el riesgo de deterioro cognitivo más tarde en la vida.

Un estudio realizado por investigadores de Mayo Clinic nos da un buen ejemplo. Éstos encontraron que las actividades intelectualmente estimulantes, como usar una computadora, jugar juegos de mesa, leer libros y hacer manualidades —incluido tejer, tallar madera y otros tipos de labores artísticas— se relacionan con una disminución de entre 30 y 50 % en las probabilidades de desarrollar deterioro cognitivo leve.

Como sucede con el ejercicio físico, algunas actividades más que otras ofrecen un entrenamiento cognitivo. Encuentra algo que te guste. Lo importante es elegir actividades que absorban tu mente, te atraigan e involucren tus procesos mentales. Incluso es posible que el hecho de participar en actividades intelectuales y socialmente estimulantes contribuya a disminuir el estrés. Por ejemplo, jugar algo con otra persona por lo general involucra un esfuerzo deliberado por prestar atención a lo que estás haciendo. La gente que realiza algún oficio manual muchas veces queda completamente inmersa en él.

Es similar de cierta manera a las técnicas meditativas que se enfocan en tomar completa conciencia del aquí y el ahora. Tales técnicas tienden a producir una respuesta de relajación; más o menos lo opuesto a la reacción de pelea o huida que tiene el cuerpo ante el estrés. La respuesta de relajación baja tu presión sanguínea, tu ritmo cardiaco y tu respiración. Incrementa la concentración, la inmersión en el momento y la sensación de placer y bienestar. Quizá también ayude a atenuar áreas del cerebro donde ha habido cambios relacionados con el estrés, conservando así las neuronas y sus conexiones.

Por último, participar en actividades de ocio que te gusten, sobre todo las sociales, ayuda a prevenir la depresión y la soledad, ambas relacionadas con una mala salud cognitiva.

CAPÍTULO 21

Cuidar tu cabello, ojos, oídos, dientes, piel y articulaciones

No cabe duda alguna de que te ganaste tus condecoraciones en los años previos a la menopausia. Quizá sólo no te diste cuenta de que aparecerían en la forma de patas de gallo.

En el capítulo 2 se detallaron muchos de los cambios comunes en el cuerpo que aparecen con la menopausia. Ahora es tiempo de ver lo que puedes hacer para mantener tu cuerpo en su mejor forma operativa a lo largo de esta nueva etapa de tu vida.

En capítulos anteriores se tocaron puntos importantes para la salud en general: una dieta nutritiva, hacer ejercicio con regularidad, manejar el estrés y dormir lo suficiente. En este capítulo leerás consejos específicos para cuidar las zonas más afectadas por la menopausia, desde tu cabello hasta tus articulaciones. Con un poco de mantenimiento se pueden prevenir algunos cambios típicos de la menopausia. Y los que sí se presenten se pueden manejar y minimizar.

Con un poco de cuidados podrías incluso estar más sana que nunca en los años posteriores a la menopausia.

CUIDAR UN CABELLO DISTINTO

Es posible que tu cabello fuera tu más grande recurso para estar a la moda en la adolescencia y en tus veinte. Pero con la edad, tus glándulas producen menos aceite, dejando tu cabello más seco y con menor brillo. Además de que empieza a salir pelo en los lugares más inesperados… y molestos. El crecimiento de nuevo vello facial es en particular común después de la menopausia. ¿Se puede hacer algo al respecto? Por supuesto.

Evitar el daño

El daño capilar se presenta cuando la capa protectora de grasa (lípidos), que hace brillar el cabello y lo vuelve flexible —ya de por sí más escaso en la vejez—, se destruye. Esto le da al cabello una apariencia reseca, opaca y encrespada, además de que lo vuelve más débil y propenso a quebrarse. Para mantener el cabello sano, evita el daño causado por:

Productos químicos. Pintar el cabello, alisarlo o hacerte permanentes con frecuencia puede dañarlo. Lo óptimo es adoptar un color y un estilo naturales que impliquen un empleo mínimo de químicos. Fuera de eso, intenta espaciar tus tintes lo más posible. Evita mezclar el tinte con permanente o un alaciado en la misma ocasión.

Calor. Demasiado calor puede dañar el cabello. Intenta dejar que tu cabello se seque con el aire u opta por lucir tus rizos naturales. Puedes utilizar una secadora o un rizador a temperatura baja. Con las planchas, coloca una tela húmeda encima de las placas calientes para que no toquen de forma directa el cabello.

Maltrato. El cabello lacio, ondulado o ligeramente rizado se quiebra más cuando está húmedo. Sécalo con suavidad con la toalla. Permite que se seque con el aire antes de peinarlo de modo gentil con un peine de dientes abiertos. Para quienes tengan el cabello muy rizado es preferible peinarlo húmedo. Sólo desenreda lo necesario para estilizar tu cabello.

Peinados apretados. Evita llevar peinados apretados durante mucho tiempo, como colas de caballo y trenzas, en especial las trenzas al estilo africano.

Aplicar mal el champú. Masajea el champú en tu cuero cabelludo con las yemas de los dedos y enjuágalo. Después del champú, emplea un acondicionador en tu cabello si tiende a estar reseco o enredarse con facilidad.

Soluciones para el adelgazamiento capilar

Si tu cabello parece estar haciendo un acto de desaparición, de nueva cuenta lo puedes atribuir a las hormonas… junto con el envejecimiento natural y, a lo mejor, la genética. Aun así, hay opciones que puedes explorar:

Trata tu cabello con gentileza. Cuídalo todavía más para prevenir que se dañe.

Lleva una dieta nutricionalmente equilibrada. Una mala nutrición puede incrementar el riesgo de pérdida de cabello. Asegúrate de consumir una buena mezcla de frutas, verduras y fuentes de proteína. Algunos suplementos añaden nutrientes clave para el crecimiento capilar. Se ha visto que varios suplementos de marca, como Viviscal y Nutrafol, ayudan a combatir la caída capilar.

Consulta a tu proveedor de atención médica. Si bien la menopausia suele ser por lo general la culpable de la caída del cabello, no siempre es la causa. Asegúrate de descartar condiciones de salud subyacentes antes de iniciar tratamientos.

Considera usar minoxidil (Rogaine). El minoxidil es un líquido o una espuma de venta libre que untas en tu cuero cabelludo dos veces al día para estimular el crecimiento capilar y prevenir que se siga cayendo el pelo. El efecto llega a su punto máximo después de 16 semanas, y necesitas seguir aplicando el medicamento para conservar los beneficios. Entre los posibles efectos secundarios se encuentran la irritación del cuero cabelludo, crecimiento de vello facial y aceleración del ritmo cardiaco (taquicardia). Para las mujeres que no pueden tolerar el minoxidil tópico, existe una píldora de baja dosis disponible con receta médica.

Lidiar con el vello indeseable

Algunas medidas de cuidado personal para atacar el vello corporal rebelde son:

Decolorar. En lugar de eliminar el vello, puedes optar por usar un decolorante para volverlo menos evidente. Los decolorantes suelen provocar irritación en la piel de algunas mujeres, así que asegúrate de probarlo primero en un área pequeña.

Depilación. Las viejas pinzas. Si bien depilar con pinzas es un buen método para quitar algunos vellos perdidos por ahí, no es muy práctico para depilar grandes zonas del cuerpo.

Rasurar. Rasurarte es rápido y barato, pero necesita repetirse con regularidad, ya que sólo elimina el vello de la superficie de tu piel.

MEDICAMENTOS PARA EL VELLO INDESEABLE

Por lo general, los fármacos se deben tomar varios meses antes de que veas una diferencia significativa en el crecimiento del vello. Entre ellos:

Anticonceptivos orales. Las píldoras de control natal u otros anticonceptivos hormonales, los cuales contienen estrógeno y progestina, tratan el crecimiento de vello al disminuir los andrógenos de varias maneras. Los posibles efectos secundarios incluyen mareo, malestar estomacal y dolor de cabeza.

Antiandrógenos. Éstos evitan que las hormonas sexuales se adhieran a sus receptores. El antiandrógeno más utilizado para el crecimiento capilar es la espironolactona (Aldactone).

Crema tópica. La eflornitina (Vaniqa) es una crema que se receta de forma específica para el exceso de vello facial en mujeres. Se aplica de manera directa en el área afectada del rostro y ayuda a desacelerar el crecimiento de nuevo vello, pero no se deshace del que ya ha crecido.

Productos de depilación. Estos productos por lo general están disponibles como geles, lociones y cremas que puedes untar en tu piel. Los depiladores químicos trabajan descomponiendo la estructura proteínica del tallo piloso. Es una buena idea probar primero el producto en un área pequeña de la piel antes de pasar a zonas más extensas.

Cera. Esta depilación involucra aplicar cera caliente en la piel, donde crece el vello indeseable. Una vez que la cera se endurece, se arranca de la piel en dirección contraria al crecimiento del vello, llevándoselo. Este tipo de depilación puede retirar el vello de zonas grandes con rapidez, pero puede doler un momento y en ocasiones provocar irritación y enrojecimiento de la piel.

Depilación con láser. Durante el procedimiento, un láser pasa a través de la piel hacia un folículo individual. El calor intenso del láser daña el folículo, inhibiendo su crecimiento futuro. Sin embargo, no garantiza la eliminación permanente del vello.

Por lo general, se requieren varias sesiones y además podría ser necesario un mantenimiento periódico. La depilación con láser es más efectiva para personas con piel clara y vello oscuro.

Electrólisis. Este tratamiento involucra insertar una minúscula aguja en el interior de cada folículo piloso. La aguja emite un pulso de corriente eléctrica para dañar y, con el tiempo, destruir el folículo. La electrólisis es un procedimiento efectivo para eliminar el vello, pero puede ser dolorosa.

Untar una crema para adormecer la piel antes del tratamiento podría ayudar a disminuir la molestia.

DISFRUTA TU PIEL

Sin importar lo joven que te sientas en espíritu, tu piel podría empezar a contarte otra historia. Con la edad, la piel se reseca y se vuelve laxa y arrugada; tal vez perderás alrededor de 30 % del colágeno de tu piel en los primeros cinco años después de la menopausia. Y es posible que empieces a notar más lunares planos o abultados.

Quizá no puedas hacer nada para cambiar todos tus lunares… ni tus arrugas, pero un cuidado proactivo de la piel te puede apoyar para mantenerla sana y joven.

Usa protector solar

Inicia con la regla número uno del cuidado de la piel: protégete del sol.

Evita estar en el sol durante las horas de mayor luz. En general es entre las 10:00 a.m. y las 2:00 p.m., sin importar la estación del año. Son las horas en que más expuesta estás a la radiación ultravioleta (UV) que lastima la piel, incluso en días nublados.

Usa ropa protectora. Esto incluye pantalones, camisetas de manga larga, sombreros de ala ancha y lentes para el sol. Considera invertir en ropa que te proteja del sol o emplear una sombrilla para darte sombra. También existen líquidos que puedes añadir a la lavadora para darle a la ropa una capa extra de protección contra los rayos ultravioleta.

No descuides tu bloqueador. Aplica cantidades generosas y vuelve a aplicar con regularidad; por lo general se necesita hacerlo cada dos horas o más si estás nadando o sudando. Usa suficiente bloqueador para cubrir por completo toda la

---

ELIGE UN BUEN BLOQUEADOR SOLAR

Sin importar en qué etapa te encuentres de la vida, emplear bloqueador solar puede ayudar a prevenir los cambios en la piel relacionados con la edad y el cáncer de piel.

Elige un bloqueador solar de amplio espectro con factor de protección solar (FPS) de por lo menos 30.

Un bloqueador solar de amplio o completo espectro está diseñado para protegerte de dos tipos de luz ultravioleta que pueden dañar tu piel: UVA y UVB. El factor de protección solar es una medida de lo bien que un bloqueador obstruye los rayos UVB. Pero también querrás que te proteja contra los UVA. Los rayos UVA podrían elevar el riesgo de melanoma, la forma más letal de cáncer de piel.

piel desnuda, incluidos cuello, rostro, orejas, empeines, espalda y piernas.

Olvida las camas de bronceado. Toda la radiación uv daña la piel. De hecho, las camas de bronceado emiten rayos uva, que podrían elevar el riesgo de melanoma, la forma más letal de cáncer de piel.

No fumes

Fumar provoca que tu piel se vea más vieja y a la formación de arrugas. Fumar estrecha los microvasos sanguíneos en las capas más superficiales de la piel, disminuyendo el flujo sanguíneo. Esto deja a la piel sin el oxígeno y los nutrientes que necesita para estar saludable. También daña el colágeno y la elastina, las fibras que le dan a tu piel su fuerza y elasticidad.

Si fumas, la mejor manera de proteger tu piel es dejarlo. Pídele a tu proveedor de atención médica que te dé consejos o un tratamiento que pueda ayudarte.

Consume una dieta sana

Una dieta saludable contribuye a mirarte y sentirte como tu mejor versión. Come suficientes frutas, verduras, granos enteros y proteínas magras, y bebe mucha agua.

Existen investigaciones que sugieren que una dieta rica en vitamina C y baja en grasas no saludables y carbohidratos refinados podría darle un brillo juvenil a tu piel.

Maneja el estrés

El estrés sin control puede hacer que tu piel sea más sensible y tenga brotes de barros y otros problemas. Para promover la salud de la piel, toma medidas relacionadas con el manejo del estrés y reserva tiempo para hacer cosas que te gustan.

Trátala bien

Limpiar y rasurar diario tu piel pueden pasarle factura. Para que no sea un cuidado arduo, limita tu tiempo en el baño, ya que las regaderas y el agua caliente suelen eliminar los preciados aceites de tu piel. Lávate con un jabón suave. Aplica crema para rasurar, crema líquida o un gel antes de rasurarte para proteger y lubricar la piel, y rasúrate en la misma dirección en que crece el vello. Después de bañarte, aplica crema humectante con ingredientes que hidraten y retengan la humedad de la piel.

Conquista el acné en la edad adulta

No es un problema de adolescentes nada más. ¿Por qué de pronto tienes acné en la mediana edad? El cambio de los valores hormonales que se da con la transición a la menopausia puede disparar un nuevo periodo de problemas de acné.

Lava tu rostro y las áreas susceptibles a tener barros con un limpiador suave dos veces al día, pero no más, para evitar la irritación. Utiliza una crema o gel para acné, para ayudar a eliminar el exceso de grasa. Busca productos que contengan peróxido de benzoilo o ácido salicílico como ingrediente activo. Elige cosméticos, bloqueadores y cremas humectantes que no sean grasosos para que no tapen los poros (no comedogénicos), y desmaquíllate por completo antes de irte a la cama. Asimismo, es una buena idea desechar todo el maquillaje viejo y limpiar con regularidad las brochas y los aplicadores con agua jabonosa.

LOS OJOS LO TIENEN

Se dice que los ojos son la ventana al alma. Mantenlos funcionando a su máximo nivel con un poco de cuidado personal.

Ayuda para los ojos resecos

Como se dijo en el capítulo 2, la resequedad en los ojos es un problema común en la menopausia, pero puedes tomar medidas para estar cómoda y prevenir complicaciones, como infecciones o daño en la superficie del ojo. Si tienes los ojos secos, presta atención a las circunstancias que seguramente están provocando tus síntomas. Por ejemplo:

Evita echar aire en tus ojos. Intenta no dirigir a tus ojos el aire de la secadora de pelo, del coche, del aire acondicionado o de ventiladores.

Eleva la humedad del aire. Un humidificador puede añadir humedad al aire seco en interiores.

Considerar utilizar lentes de sol envolventes u otros productos para proteger los ojos. Se pueden añadir protectores arriba y en los costados de los lentes para bloquear el viento y el aire seco.

Descansa tus ojos en tareas muy largas. Si estás leyendo, trabajando en una computadora o haciendo cualquier otra tarea que requiera una concentración visual, toma descansos de manera periódica. Prueba con la regla 20-20-20: cada 20 minutos mira algo a 20 pasos de distancia por lo menos durante 20 segundos.

Sé consciente de tu ambiente. El aire en grandes altitudes, en zonas desérticas y en los aviones puede ser muy seco. Cuando pases tiempo en un ambiente así podría ser útil cerrar los ojos con frecuencia durante algunos minutos para minimizar la evaporación de tus lágrimas.

Acomoda tu computadora justo abajo del nivel de tus ojos. Si la pantalla de la computadora está por encima del

UNA GUÍA PARA LOS PRODUCTOS Y TRATAMIENTOS ANTIARRUGAS

Muchas cremas sólidas y líquidas y otros productos prometen borrar las arrugas y evitar o revertir el daño ocasionado por el sol. ¿Funcionan? Eso depende de los ingredientes específicos y del tiempo en que los uses, pero podrían tener beneficios moderados.

La Administración de Alimentos y Medicamentos (FDA, Food and Drug Administration) clasifica las cremas de venta libre como cosméticos, definidos como carentes de valor médico. Estos productos se regulan con menos rigor que los fármacos, y no pasan por las mismas pruebas de seguridad y efectividad que las cremas de prescripción. Cuando decidas utilizar una crema, considera el costo, los ingredientes y sus potenciales efectos secundarios (como una posible irritación de la piel).

Ingredientes comunes antiarrugas

La efectividad de las cremas antiarrugas de venta libre depende en parte de los ingredientes activos. Éstos son algunos ingredientes comunes que podrían mejorar de forma modesta la apariencia de las arrugas.

- **Retinol.** El retinol es un compuesto de vitamina A y un antioxidante. Los antioxidantes son sustancias que neutralizan los radicales libres, las moléculas inestables de oxígeno que descomponen las células de la piel y provocan las arrugas.
- **Vitamina C.** Otro potente antioxidante, la vitamina C puede ayudar a proteger la piel del daño solar.
- **Ácidos hidróxidos.** Los ácidos alfa-hidróxidos, los ácidos beta-hidróxidos y los ácidos poli-hidróxidos son exfoliantes. Los exfoliantes retiran la capa superior de piel vieja y muerta para estimular el crecimiento de nueva piel, suave y con un pigmento uniforme.
- **Coenzima Q10.** Este ingrediente puede ayudar a minimizar las líneas finas alrededor de los ojos y protege la piel del daño solar.
- **Extractos de té.** Los tés verdes, negro y oolong contienen compuestos con propiedades antioxidantes y antiinflamatorias.
- **Extracto de semilla de uva.** Este extracto tiene propiedades antinflamatorias y antioxidantes. También acelera la cicatrización de heridas.
- **Niacinamida.** Un antioxidante potente, esta sustancia se relaciona con la vitamina B-3 (niacina). Ayuda a disminuir la pérdida de humedad en la piel y puede mejorar la elasticidad.

nivel de tus ojos, abrirás mucho los ojos para verla. Acomoda tu pantalla abajo del nivel de tus ojos para que no tengas que abrirlos tanto. Esto ayudará a retrasar la evaporación de lágrimas entre cada parpadeo.

Deja de fumar y evita el humo del cigarro. Si fumas, pídele ayuda a tu proveedor de atención médica para diseñar una estrategia que te funcione para dejarlo. El humo empeora los síntomas de resequedad ocular.

Usa lágrimas artificiales con regularidad. Si tienes ojos resecos de manera crónica, emplea gotas para los ojos para mantenerlos lubricados, incluso si tus ojos se sienten bien. Además, existen geles, insertos de geles y ungüentos disponibles de venta libre.

Ve el cuadro en la parte superior en el que damos consejos sobre cómo elegir el producto adecuado para ti.

Tratamientos dermatológicos

Si buscas un lifting facial en botella, probablemente no lo encontrarás en cremas de venta libre. Para explorar tratamientos más intensivos que te puedan aportar resultados más efectivos, deberás visitar a un dermatólogo. Este especialista te ayudará a crear un plan personalizado de cuidado de la piel después de determinar tu tipo de piel, evaluar la condición en la que se encuentra y sugerir productos o tratamientos que te puedan ayudar a obtener los resultados deseados.

Hay una variedad de tratamientos médicos disponibles para reducir las arrugas. Éstas son algunas alternativas que te puede ofrecer tu dermatólogo.

- **Cremas de prescripción.** Pueden incluir ingredientes activos más potentes, en comparación con las cremas que no requieren receta médica.
- **Inyecciones de toxina botulínica (bótox).** Las inyecciones de bótox usan una toxina para bloquear ciertas señales químicas de los nervios que hacen que los músculos se contraigan. El bótox se puede emplear para relajar los músculos faciales que provocan líneas de expresión y otras arrugas.
- **Peeling químico.** Esta técnica de rejuvenecimiento de la piel utiliza una solución química para retirar las capas superiores de la piel a fin de que vuelva a crecer una piel más suave. Ayuda a tratar las arrugas, las manchas en la piel y las cicatrices. La piel sana en cuestión de días o semanas.
- **Dermoabrasión.** Un aparato que rota con rapidez retira la capa exterior de la piel. Esto puede mejorar la apariencia de las cicatrices por acné, manchas de la edad y arrugas. Tarda semanas o meses en sanar.
- **Rellenos faciales.** Son sustancias inyectadas en la piel que pueden suavizar las arrugas y hacerlas parecer menos evidentes.
- **Rejuvenecimiento con láser.** Este procedimiento dirige un rayo intenso de luz hacia tu piel para estimular el crecimiento de nuevas células y de colágeno. Podría disminuir la apariencia de líneas de expresión, cicatrices y enrojecimiento.

El cuidado ocular diario

Tu salud ocular en general es importante a cualquier edad. Conforme llegas a una etapa en la que los ojos se vuelven una preocupación más evidente, estos consejos te ayudarán a mantener una visión óptima:

Revisa tus ojos con regularidad. Un examen de la vista te ayuda a detectar problemas oculares en sus primeras etapas. Como regla general, realízate un examen general de la vista cada cuatro años a partir de los 40 y cada dos años a partir de los 65 años. Podrías necesitar revisiones más seguido si te encuentras en un alto riesgo de enfermedades de la vista o si corregiste tu visión.

Aprende la historia clínica ocular de tu familia. Algunas enfermedades, como el glaucoma, son hereditarias.

Deja de fumar. Fumar te coloca en riesgo de condiciones oculares comunes, como la degeneración macular y las

ELEGIR UN PRODUCTO PARA LOS OJOS SECOS

Cuando estés eligiendo qué gotas de venta libre emplear para tratar tus ojos resecos, lo mejor es evitar las gotas formuladas para reducir el enrojecimiento. Su uso prolongado causa irritación. Si ya probaste más de un producto para los ojos y todavía no sientes alivio, pide a tu médico que te recete un medicamento y algún procedimiento que sea eficaz en tu caso.

cataratas. Pide a tu proveedor de atención médica que te dé opciones para dejar de fumar. Hay fármacos, terapias y otras estrategias disponibles que te pueden ayudar.

Disminuye el consumo de alcohol. El consumo excesivo de alcohol puede elevar el riesgo de algunos problemas de la vista.

Usa lentes para sol. La luz ultravioleta del sol puede contribuir al desarrollo de cataratas. Usa lentes para sol para bloquear los rayos ultravioleta B (uvb) cuando estés en áreas exteriores.

Gestiona otros problemas de salud. Sigue tu tratamiento si tienes diabetes u otras condiciones que incrementen el riesgo de enfermedades de la vista.

Mantén un peso saludable. Tener sobrepeso eleva tu riesgo de desarrollar diabetes, presión arterial alta y enfermedades cardiovasculares. Cada una de estas condiciones puede dañar los pequeños y delicados vasos sanguíneos en el ojo, y potencialmente conducir a una pérdida de la visión.

Elige una dieta sana que incluya bastantes frutas y verduras. Agregar una variedad de frutas y verduras coloridas a tu dieta asegura que tengas suficientes vitaminas y nutrientes. Las frutas y las verduras contienen antioxidantes, los cuales favorecen la salud de tus ojos. Busca agregar alimentos que contengan betacaroteno, luteína, zeaxantina y vitaminas C y E. El zinc y los ácidos grasos omega-3 también son importantes.

DESACELERAR LOS CAMBIOS EN EL OÍDO

La pérdida gradual de la audición conforme uno envejece es común. De hecho, se estima que alrededor de 25 % de las personas en Estados Unidos entre los 55 y los 64 años tiene cierto grado de pérdida auditiva. Después de los 65, esa cifra escala a cerca de 50 %.

No se puede revertir la mayoría de los tipos de pérdida auditiva, pero intenta no acelerar el proceso poniéndote en riesgo con una exposición crónica al ruido.

Protege tus oídos

Éstas son algunas medidas que puedes adoptar para prevenir la pérdida del oído inducida por el ruido y evitar que empeore la pérdida relacionada con la edad:

Usa tapones para los oídos u orejeras. Si tienes que gritar para que alguien te escuche estando a un paso de ti, estás expuesta a demasiado ruido. En situaciones así, utiliza tapones u orejeras especialmente diseñadas, que cumplan los estándares federales de seguridad. Este lineamiento se aplica en casa y en el trabajo.

Gestiona los riesgos recreativos. Actividades como andar en motocicleta o en motonieve, ir a un concierto o disparar un arma de fuego puede dañar tu oído. Emplea protección para atenuar el ruido. Cuando uses audífonos o auriculares, bajar el volumen y establecer límites de volumen en tus dispositivos puede ayudar a evitar el daño.

Controla el ruido en casa. Es muy fácil obviar el ajetreo de la casa. Para reducir el ruido, controla el volumen de la televisión y el estéreo, no enciendas varios electrodomésticos al mismo tiempo y, cuando sea posible, compra aparatos que hagan menos ruido.

Revisa tus oídos. Si trabajas en un ambiente ruidoso, hazte pruebas de audición continuamente. Éstas pueden detectar la pérdida auditiva temprana y así darte la oportunidad de tomar medidas que prevengan un daño mayor.

EXHIBE TU SONRISA

Una de las mejores armas que tienes en tu arsenal de la menopausia es tu sonrisa. ¿La mantienes saludable?

Lo básico del cepillado

Mantener limpia la zona donde los dientes se unen con las encías previene enfermedades de encías, mientras que tener la superficie de tus dientes limpia ayuda a evitar las caries. Considera estos puntos básicos del cepillado:

Cepilla tus dientes por lo menos dos veces al día. No te cepilles con prisa. Toma tu tiempo y realiza un buen trabajo.

Usa el equipo adecuado. Utiliza pasta de dientes con fluoruro y un cepillo de cerdas suaves que quepa cómodamente en tu boca. Considera emplear un cepillo de dientes eléctrico o de pilas, que puede reducir la placa y una forma leve de enfermedad de las encías (gingivitis) con mayor efectividad que el cepillado manual.

Practica una buena técnica. Sostén tu cepillo de dientes en un ligero ángulo: dirige las cerdas hacia donde tus dientes se unen con las encías. Cepilla con suavidad, usando movimientos cortos de arriba abajo. Recuerda cepillar el exterior, el interior y las superficies de masticación de tus dientes, al igual que la lengua.

Mantén limpio tu material. Siempre enjuaga tu cepillo de dientes con agua después del cepillado. Guarda el cepillo en una posición vertical si es posible y permite que se seque con el ambiente hasta su nuevo uso. No cubras los cepillos de dientes de manera rutinaria ni los guardes en contenedores cerrados, porque puede potenciar el crecimiento de bacterias.

Debes saber cuándo reemplazar tu cepillo de dientes. Invierte en un nuevo cepillo de dientes o cambia la cabeza de tu cepillo eléctrico o de pilas cada 3 o 4 meses, o antes si las cerdas se desgastan.

No olvides el hilo dental

No puedes alcanzar los lugares estrechos entre tus dientes y bajo la línea de la encía con el cepillo. Por eso es esencial pasar el hilo dental diario. Cuando lo hagas:

No escatimes. Corta alrededor de 45 centímetros de hilo dental. Enreda la mayor parte alrededor del dedo medio de una mano y el resto alrededor del dedo medio de la otra. Tensa el hilo entre los dos pulgares y los dos índices.

Hazlo con cuidado. Guía el hilo entre tus dientes empleando fricción. No presiones el hilo dental para incrustarlo en la encía. Cuando llegues a la línea de la encía, cúrvalo hacia un diente.

Limpia un diente a la vez. Desliza el hilo en el espacio entre tu diente y tu encía. Usa el hilo para tallar con suavidad el costado del diente con un movimiento de arriba abajo. Desenreda una nueva parte del hilo conforme avanzas por tu boca.

No lo dejes. Si te cuesta trabajo manejar el hilo dental, utiliza un limpiador interdental, como un palillo especial de madera o de plástico, o un cepillo diseñado para limpiar entre los dientes.

Visita al dentista

Para prevenir enfermedades de encías y otros problemas de salud oral, agenda limpiezas y revisiones dentales por lo menos 1 o 2 veces al año.

NO DESCUIDES TUS ARTICULACIONES

Tus articulaciones sufren cierto desgaste con la edad. Asimismo —oh, qué sorpresa—, las alteraciones en los valores hormonales durante la menopausia también parecen afectar las articulaciones.

A escala celular, el estrógeno tiene un efecto protector en los tejidos articulares, aunque todavía no se comprende enteramente su función en la salud articular y en el desarrollo de la artritis. Amplios estudios, como el de la WHI, han demostrado que las mujeres que tomaron terapia hormonal experimentaron menos dolor y rigidez en las articulaciones, en comparación con las mujeres que tomaron un placebo. Es necesario realizar más investigaciones para explorar esta conexión.

Proteger tus articulaciones es una de las formas más efectivas de evitar o calmar el dolor, y hasta de prevenir un daño articular futuro. Sigue los principios que se detallan a continuación para proteger tus articulaciones de un esfuerzo innecesario.

Reconoce y acepta tu dolor

Aprende a reconocer la diferencia entre un malestar general por una condición articular como la artritis y el dolor de una articulación que empleaste en exceso. Luego cambia tu nivel de actividad o la forma en que realizas una tarea para evitar el dolor excesivo.

El dolor que persiste más de una hora después de terminar una actividad o hacer ejercicio indica que fue demasiado esfuerzo.

Si experimentas dolor después de hacer algo, considera los siguientes factores, los cuales podrían haber ocasionado el dolor:

- ¿Qué estabas realizando que involucró el uso de las articulaciones adoloridas?
- ¿En qué posición estabas?

MANEJAR LOS DOLORES DE CABEZA

Durante la perimenopausia, cuando los valores de estrógeno oscilan enormemente porque los ciclos menstruales se vuelven más erráticos, las migrañas suelen empeorar. Otros síntomas menopáusicos —como alteraciones del sueño, cambios de ánimo y bochornos— también contribuyen a los dolores de cabeza, como las migrañas y los dolores de cabeza diarios, crónicos o por tensión.

Para las mujeres con migraña, la buena noticia es que una vez que tienes tu último periodo y las cifras de estrógeno dejan de oscilar, las migrañas a menudo mejoran. La excepción es para las mujeres que presentan migraña con aura y quizá no experimenten el mismo tipo de alivio con la menopausia. La llegada de la menopausia tampoco parece "curar" los dolores de cabeza diarios, crónicos, por tensión.

Si tienes un nuevo dolor de cabeza —de cualquier tipo— durante la perimenopausia o en otro momento, coméntaselo a tu proveedor de atención médica. Juntos pueden excluir otras causas del dolor de cabeza, así como encontrar el tipo correcto de alivio.

¿La terapia hormonal ayuda o entorpece?

Para algunas mujeres, la terapia hormonal puede empeorar las migrañas, mientras que en otras podría calmarlas. Es importante conversar con tu proveedor de atención médica sobre tus circunstancias personales y cualquier dolor de cabeza que experimentes. Calmar los otros síntomas de la menopausia puede ayudar a aminorar los dolores de cabeza.

- ¿Cuánto tiempo pasaste llevando esa actividad?
- ¿La tarea fue demasiado ardua o vigorosa?

La próxima vez que realices la misma actividad, intenta cambiar una de estas variables y continúa haciéndolo (una a la vez) hasta que veas qué y cuánto puede soportar tu articulación sin sentir dolor.

Practica una mecánica corporal correcta

Considera estos consejos ergonómicos para proteger tus articulaciones:

- Cuando estés sentada, la altura apropiada de una superficie de trabajo es cinco centímetros abajo de tu codo flexionado. Al sentarte, asegúrate de tener un buen apoyo para la espalda y los pies. Tus antebrazos y muslos deben quedar paralelos al piso.

- Si tecleas en una computadora o en otros teclados durante largo tiempo y tu silla no tiene brazos, considera utilizar algún apoyo para la muñeca o el antebrazo.
- Sube la altura del asiento para disminuir la presión en tu cadera y tus rodillas al levantarte y sentarte.
- Cuando estés de pie, la altura de tu superficie de trabajo debe ser suficiente para que trabajes cómoda sin inclinarte o encorvarte.
- Para levantar cosas del piso, agáchate flexionando las rodillas y la cadera. O siéntate en una silla y luego inclínate.
- Levanta objetos pesados y llévalos a tu pecho, apoyándote en los antebrazos.
- Mantén una buena postura. La mala postura ocasiona una distribución desigual del peso y puede forzar los ligamentos y músculos.

En general, los expertos recomiendan evitar las fluctuaciones hormonales de ser posible. En la etapa previa a la menopausia, esto significaría tomar un anticonceptivo hormonal de forma continua en lugar de cíclica, o incluir un periodo corto libre de hormonas.

Encontrar alivio

Tratar los dolores de cabeza durante la menopausia en realidad no es distinto que en otras circunstancias. Si tienes migraña, lo mejor será que evites los detonantes y tomes medicamentos de rápido alivio —por ejemplo, ibuprofeno, combinaciones de acetaminofeno y cafeína, o un fármaco de prescripción, como triptanos— tan pronto sientas que empieza.

Además, tu proveedor de atención médica podría establecer un tratamiento preventivo para disminuir la recurrencia. Colabora con tu médico para encontrar una alternativa que te sirva.

Para los dolores de cabeza por tensión, los calmantes que no requieren receta médica y suelen ser efectivos son los antiinflamatorios no esteroideos. Ten en mente que el uso excesivo de píldoras para el dolor —más de dos veces a la semana, por ejemplo— puede conducir al desarrollo de dolores de cabeza diarios y crónicos.

Tal vez también quieras considerar terapias sin medicamentos, que podrían ayudarte. Entre ellas se encuentran el manejo del estrés, las terapias de relajación, la acupuntura y la biorretroalimentación.

Déjalas descansar

Tus articulaciones necesitan un descanso, al igual que el resto de tu cuerpo. Alterna actividades ligeras y moderadas a lo largo del día. Llévalas a cabo a un paso constante y deliberado… ¡no corras! Intenta descansar antes de fatigarte o quedar adolorida.

Reduce el exceso de peso corporal

Cargar sobrepeso crea problemas articulares de muchas formas. Estresa de más las articulaciones que sostienen tu peso, como la cadera y las rodillas. Además, el tejido adiposo produce proteínas que podrían causar inflamación dañina en las articulaciones, lo que puede conducir a la osteoartritis.

Sigue activa

Además de ser útil para sentirte bien y controlar tu peso, el ejercicio fortalece los músculos que sostienen tus articulaciones, disminuye el dolor articular y te ayuda a conservar tu movilidad… cuando se realiza bien.

La primera precaución que debes seguir es proteger tus articulaciones de un daño adicional. Escucha a tu cuerpo; no fuerces un movimiento si sientes dolor, y baja la intensidad si los músculos te duelen mucho después de haber concluido la actividad.

El ejercicio de bajo impacto, como andar en bicicleta, nadar y el entrenamiento de fuerza moderado, ejerce menos presión en tus articulaciones.

Sigue estos consejos:

- Empieza poco a poco e incrementa de manera gradual la intensidad.
- Calienta tus articulaciones adoloridas con una fuente de calor antes de hacer ejercicio y aplica hielo después de realizarlo.

- Haz estiramientos como parte de tu rutina para mantener la flexibilidad. La clave es estirar con suavidad, pues la posibilidad de desgarrar algún tendón —el tejido fibroso que une el músculo al hueso— se eleva con la edad.

- Combina tus entrenamientos a lo largo de la semana, alternando entre una variedad de ejercicios aeróbicos, de flexibilidad y de fuerza.
- Usa el equipo correcto, como el calzado adecuado o una bicicleta en buen estado.

CAPÍTULO 22

Cuidados preventivos y revisiones

Tal vez te dé miedo esa primera colonoscopia que agendaste para el mes que entra... ¿Qué te van a hacer exactamente? Si bien el procedimiento no es agradable, podría ayudarte considerar este importante examen como una oportunidad para invertir en tu salud.

Conforme llegues a la menopausia y te adentres en una nueva etapa de tu vida, convierte la prevención en una prioridad. En lugar de sólo enfocarte en tratar enfermedades conforme vayan surgiendo, prevenir significa tomar medidas en tu vida diaria y con tu rutina de cuidado de la salud para evitar que surjan estas inquietudes en primer lugar, así como detectar y tratar enfermedades y condiciones importantes en etapas tempranas y más manejables.

Dos pilares importantes en la prevención son consumir una dieta saludable y hacer ejercicio con regularidad. Asimismo, la prevención involucra estar al día con tus análisis, las evaluaciones de rutina y las vacunas recomendadas, que son el tema de este capítulo. Son clave para encontrar cualquier problema de salud en sus primeras etapas y evitar complicaciones.

EVALUACIONES RECOMENDADAS

Echemos un vistazo a los análisis de rutina que se recomiendan para las mujeres al llegar a la mediana edad y más adelante. Ten en mente que la calendarización de revisiones sugerida es para mujeres en un riesgo promedio; si te encuentras en un mayor riesgo por alguna condición en particular, tu proveedor de atención médica platicara contigo para crear una agenda de evaluaciones adecuada para ti.

Medir la presión arterial

Esta prueba —llevada a cabo con un mango inflable alrededor de tu brazo— mide la presión máxima que genera tu corazón al bombear sangre a través de tus arterias (presión sistólica) y la cantidad de presión en tus arterias cuando el corazón reposa entre latidos (presión diastólica).

¿Para qué sirve esta prueba? Se emplea para detectar la presión arterial alta. Si tienes alta la presión, cuanto más tiempo transcurra sin que se advierta y se trate, sube tu riesgo de padecer problemas de salud, como el ataque cardiaco, infarto, insuficiencia cardiaca, daños renal y ocular.

¿Cuándo y qué tan seguido deberías hacer esta prueba? Revisa tu presión sanguínea por lo menos cada dos años. De cualquier manera, es muy probable que te tomen la presión cada vez que visites a un profesional de la salud. Si tu presión está elevada, el médico sugerirá un monitoreo más frecuente. Tomar la presión es en particular importante si eres afroamericana, tienes sobrepeso, eres inactiva o tienes antecedentes familiares de presión arterial alta (hipertensión). Estos factores elevan tu riesgo de presión alta.

¿Qué significan tus cifras? Una presión normal o ideal para un adulto de cualquier edad es de 119 milímetros de mercurio (mm Hg) sobre 79 mm Hg, o menos. Esto por lo común se escribe 119/79 mm Hg.

Ve la página 208 para consultar la tabla de categorías y rangos de presión sanguínea.

ANÁLISIS DE DETECCIÓN TEMPRANA DE MÚLTIPLES TIPOS DE CÁNCER

Los análisis de detección del cáncer que se recomiendan hoy día cubren los cinco tipos de cáncer más comunes. Una nueva tecnología de valoración, que usa un simple examen de sangre, tal vez pueda extender de manera enorme la cantidad de cánceres que se detectan pronto. Un análisis de detección temprana de múltiples tipos de cáncer (MCED, Multi-Cancer Early Detection), como la prueba Galleri, consiste en una prueba de sangre para buscar evidencia de múltiples tipos de cáncer al mismo tiempo. Si bien no diagnostica cáncer, puede localizar dónde se detecta una señal de éste en el cuerpo para referir a la persona a realizarse otras pruebas subsecuentes. Esta amplia detección temprana tiene potencial para salvar vidas. Sin embargo, la tecnología es todavía muy reciente. Por ahora, las pruebas MCED no se encuentran ampliamente disponibles ni son recomendables para todos, y no deberían reemplazar ningún examen de rutina.

Evaluaciones de cáncer de seno

Dos pruebas —un examen clínico de seno (ECS) y una mastografía— se realizan por lo regular en conjunto. Un examen ECS consiste en una revisión física de tus senos y axilas, y suele ser parte de tu revisión médica de rutina. Con una mastografía, se toman imágenes de tu tejido mamario mientras tus senos están comprimidos entre dos placas de rayos X.

¿Para qué se realiza? El ECS y la mastografía tienen como objetivo detectar cáncer y cambios precancerosos en los senos. Con el ECS, tu proveedor de atención médica examina tus senos en busca de protuberancias, cambios de coloración, irregularidades en la piel y alteraciones en tus pezones. Él o ella palpan en busca de nódulos linfáticos agrandados en tus axilas. Una mastografía ayuda a detectar pequeñas masas y calcificaciones —a menudo los primeros indicadores de cáncer de seno en etapas tempranas— que son muy pequeñas para descubrirlas en un examen físico.

¿Cuándo y qué tan seguido se deben hacer? A partir de las investigaciones actuales, no hay certeza sobre los beneficios del ECS o, si acaso, cuándo es aconsejable. Por tal motivo, tu practicante podría considerar la examinación como parte de una toma de decisión compartida. Antes de los 40, las mujeres pueden hacerse un ECS por lo menos cada tres años. Para las mujeres de 40 en adelante es probable que el examen deba realizarse cada año. Examinar los senos con regularidad es muy importante si tienes una historia clínica familiar de cáncer de seno y otros factores que te pongan en un riesgo mayor de desarrollar cáncer de seno.

Como se explicó en el capítulo 17, ha habido cierta controversia en últimos años sobre la temporalidad ideal de las mastografías. En Mayo Clinic, la práctica actual es ofrecer una mastografía anual desde los 40 años. Habla con tu proveedor de atención médica sobre cuál sería la mejor agenda para ti. El capítulo 17 también detalla otros métodos de imagenología para los senos que podrías emplear.

Evaluación de cáncer cervical

Durante un Papanicolau, tu médico inserta un espejo de plástico o de metal en tu vagina para observar el cérvix. Luego, usando una espátula y una brocha suave, extrae con suavidad muestras del cérvix, las coloca en una botella y las envía a un laboratorio para su análisis. La prueba suele estar acompañada de un análisis de virus de papiloma humano (VPH), el cual involucra el mismo procedimiento y se puede hacer al mismo tiempo. O se puede realizar sólo la prueba de VPH.

¿Para qué sirve? El Papanicolau detecta el cáncer y los cambios precancerosos en el cérvix. El análisis de VPH se realiza para buscar la presencia de una cepa de VPH de alto riesgo. Casi todos los cánceres cervicales están vinculados a una infección con una cepa de alto riesgo de este virus de transmisión sexual.

¿Cuándo y qué tan seguido deberías hacerlo? Existen muchos lineamientos al respecto. Para las mujeres de 21 a 29 años, se recomienda hacerse un Papanicolau cada tres años. Las mujeres de 30 a 65 años deberían realizarse ambas pruebas (el análisis de VPH más el Papanicolau) cada cinco

años. De modo alternativo, las mujeres de 25 a 65 años pueden realizarse una prueba de VPH cada cinco años.

Para mujeres que ya tuvieron una histerectomía total —la cual incluye retirar el cérvix— por alguna cuestión no cancerosa, estos exámenes de rutina no son necesarios. Tampoco lo son si tienes 65 años o más, si tuviste resultados normales de Papanicolau y VPH en los últimos 10 años y si no estás en riesgo de desarrollar cáncer cervical. Si tienes dudas, pregunta a tu practicante sanitario qué es lo adecuado para ti.

Las evaluaciones regulares de cáncer de cérvix son de particular relevancia si has tenido alguna infección de transmisión sexual o múltiples parejas sexuales, o si tienes antecedentes de cáncer cervical, vaginal o de vulva. Incluso tienes una mayor probabilidad de desarrollar cáncer cervical y te deberían revisar con frecuencia si tu sistema inmunológico está suprimido (incluyendo una infección de VIH) o si estuviste expuesta a la hormona sintética dietilestilbestrol (DES) en el útero. Fumar también eleva tu riesgo.

Si bien no existe una cura para la infección de VPH, los cambios cervicales que ocurren a causa de éste sí se pueden tratar. Por fortuna, para casi todas las mujeres, las infecciones de VPH terminan por su cuenta en 1 o 2 años.

Análisis de colesterol

Una prueba de colesterol en la sangre en realidad se compone de varios análisis de sangre. Mide el colesterol total de tu sangre, así como los valores de lipoproteína de baja densidad (LDL), o colesterol "malo", lipoproteína de alta densidad (HDL), o colesterol "bueno", y otras grasas en la sangre llamadas *triglicéridos*.

¿Para qué sirve el análisis? El análisis de colesterol mide las cifras de colesterol y triglicéridos (lípidos) en tu sangre. Los valores indeseables de lípidos elevan tu riesgo de ataque cardiaco e infarto. Los problemas ocurren cuando tu colesterol LDL contribuye al desarrollo de depósitos (placas) de grasa en las paredes de tus arterias, o cuando tu colesterol HDL transporta muy poco colesterol LDL fuera de tus arterias.

¿Cuándo y qué tan seguido debes hacerlo? Evalúa tus concentraciones de colesterol por lo menos cada cinco años si tus valores se encuentran dentro de un rango normal. Si las lecturas son anormales, revisa tus cifras más seguido. El análisis de colesterol es esencial si cuentas con antecedentes familiares de colesterol alto o enfermedad cardiaca, si tienes sobrepeso, eres físicamente inactiva o padeces diabetes. Estos factores te ponen en un riesgo mayor de desarrollar colesterol alto y enfermedad cardiaca.

¿Qué significan las cifras? El Programa Nacional de Educación sobre Colesterol de Estados Unidos estableció lineamientos para ayudar a determinar qué rangos son aceptables y cuáles presentan un riesgo mayor. Sin embargo, los rangos deseables varían, dependiendo de tus condiciones de salud personales, tus hábitos y la historia clínica de tu familia.

Conversa con tu proveedor de atención médica sobre tus concentraciones de colesterol y cualquier medida que quieras adoptar para mantenerlos dentro de un esquema sano. Los lineamientos generales se encuentran en la tabla de la página 238.

Evaluar el cáncer colorrectal

Para esta prueba se aplica una serie de análisis.

- **Colonoscopia.** En este examen se inserta un tubo (colonoscopio) largo y flexible en el recto, lo que permite al médico examinar la longitud entera del colon. Se considera el recurso de oro para evaluar la presencia de cáncer de colon.
- **Colonoscopia virtual.** En este examen, una tomografía computarizada (TC) produce imágenes transversales de tus órganos abdominales.
- **Sigmoidoscopia flexible.** Similar a la colonoscopia, se inserta un tubo delgado en tu recto. Sin embargo, esta prueba sólo evalúa la parte baja del colon (colon sigmoide).
- **Enema de bario.** Para este análisis se toma una radiografía de tu colon después de realizar un enema con una sustancia blanca y lechosa que delinea el colon (radiografía bario).
- **Análisis de sangre oculta en heces o análisis inmunoquímico-fecal.** En estas pruebas se analiza una muestra de heces en un laboratorio para buscar sangre oculta (escondida).
- **Prueba de ADN en heces (Cologuard).** Esta prueba utiliza una muestra de heces para buscar cambios de ADN en las células que podrían indicar la presencia de cáncer de colon en condiciones precancerosas. Además, busca indicios de sangre en las heces.

¿Para qué sirve esta prueba? Los exámenes colorrectales detectan el cáncer y los crecimientos precancerosos (pólipos) en el interior de la pared del colon que podrían volverse cancerosos.

Si bien una revisión de cáncer colorrectal parece embarazosa o incómoda, te podría salvar la vida al descubrir pólipos precancerosos que podrían eliminarse.

LINEAMIENTOS BÁSICOS DEL COLESTEROL

Si bien las cifras individuales de colesterol pueden variar, éste es un desglose de los lineamientos generales para el colesterol.

Colesterol total	
Menos de 200 miligramos por decilitro (mg/dl)	Deseable
200-239 mg/dl	En el borde alto
240 mg/dl y más	Alto
Colesterol LDL	
Menos de 100 mg/dl	Óptimo
100-129 mg/dl	Casi óptimo
130-159 mg/dl	En el borde alto
160-189 mg/dl	Alto
190 mg/dl y más	Muy alto
Colesterol HDL	
Menos de 50 mg/dl (para mujeres)	Pobre
50-59 mg/dl	Mejor
60 mg/dl y más	Óptimo
Triglicéridos	
Menos de 150 mg/dl	Deseable
150-199 mg/dl	En el borde alto
200-499 mg/dl	Alto
500 mg/dl y más	Muy alto

Basado en el Panel de Expertos del NCEP. Third Report of the National Cholesterol Education Program (NCEP) Expert Panel on Detection, Evaluation, and Treatment of High Blood Cholesterol in Adults (Adult Treatment Panel III) Final Report. Circulation. 2002; 106:3143.

¿Cuándo y qué tan seguido deberías realizarla? Si te encuentras en un riesgo promedio de desarrollar cáncer colorrectal, hazte una prueba cada 3 a 10 años, desde los 45. La frecuencia de las revisiones dependerá del tipo de prueba que lleves a cabo. Si tienes antecedentes personales o familiares de cáncer colorrectal o pólipos, se necesitarán análisis con mayor regularidad.

Conversa con tu practicante sanitario sobre qué método emplear y cuál frecuencia serían lo mejor para ti. Si te encuentras en un riesgo mayor de desarrollar cáncer colorrectal, podrías decidir empezar las evaluaciones a una edad más temprana y agendarlas con mayor frecuencia.

Revisiones dentales

En una revisión dental, tu dentista examina tus dientes y tu lengua, labios, boca y tejidos blandos.

¿Para qué sirve? El examen dental detecta el deterioro en los dientes, problemas como rechinar los dientes y enfermedades de las encías (periodontales). Tu dentista además busca llagas y otras anormalidades en tu boca que pudieran indicar cáncer.

¿Cuándo y qué tan seguido deberías hacerlas? Revisa tus dientes cada seis meses o máximo un año, o a partir de lo que sugiera tu dentista. Las revisiones dentales frecuentes son de particular importancia si tomas agua que no contenga fluoruro o si consumes tabaco, alcohol o bebidas azucaradas con cierta regularidad, o si comes alimentos con un alto contenido de azúcares.

Pruebas de detección de diabetes

Por lo común se realizan dos análisis de sangre para detectar diabetes. Una prueba de glucosa en ayunas muestra la cantidad de azúcar (glucosa) en tu sangre después de un ayuno de ocho horas. Una prueba A1C mide tus cifras de glucosa promedio en los últimos 2 o 3 meses analizando qué porcentaje de tu hemoglobina —una proteína en los glóbulos rojos que transporta oxígeno— está cubierta de azúcar.

¿Para qué sirve el análisis? Los exámenes para la diabetes pueden detectar valores altos (elevados) de glucosa, lo que a su vez puede dañar tu corazón y tu sistema circulatorio.

¿Cuándo y qué tan seguido se deben hacer? Hazte una prueba de detección inicial antes de los 45 años. Si tus resultados son normales, revisa tus valores de glucosa cada tres años. Si tienes antecedentes familiares de diabetes u otros factores de riesgo de la enfermedad, como obesidad, tu proveedor de atención médica podría sugerir que empieces a hacerte análisis antes y con más frecuencia. Las evaluaciones también se recomiendan si tienes signos y síntomas de diabetes, como una sed excesiva, ganas de orinar con frecuencia, pérdida de peso inexplicable, fatiga o heridas y moretones que tardan mucho en sanar.

¿Qué significan las cifras? Un valor de glucosa normal para un adulto varía entre 70 y 99 miligramos por decilitro (mg/dl). Si tu glucosa se encuentra entre 100 y 125 mg/dl, se considera que tienes prediabetes. La prediabetes es una condición médica que te deja en un riesgo mayor de desarrollar diabetes en el futuro. Si tu glucosa es igual o mayor

CIFRAS DE LOS EXÁMENES DE DETECCIÓN DE DIABETES

	Concentración de glucosa en la sangre	A1C
Normal	70 a 99 miligramos por decilitro (mg/dl)	Menos de 5.7%
Prediabetes*	100 a 125 mg/dl	De 5.7 a 6.4%
Diabetes	126 mg/dl o más en dos pruebas aisladas	6.5% o más en dos pruebas aisladas

* Prediabetes significa que tu concentración de glucosa es más alto de lo normal, pero todavía no lo suficientemente alto para que se clasifique como diabetes tipo 2. Aun así, sin una intervención, lo más probable es que la prediabetes se convierta en diabetes tipo 2 en un lapso de 10 años o menos.

ANÁLISIS PREVENTIVOS PARA LAS MUJERES

Esta calendarización de análisis recomendados puede serte útil para mantener tu salud al día de manera sostenida. Las sugerencias se basan en los riesgos promedio y los resultados normales antes de las evaluaciones. Conversa con tu practicante sanitario para personalizarla a ti.

Tipo de análisis	50-59 años
Presión sanguínea	Por lo menos cada 2 años
Cáncer de seno	Cada 1-2 años
Cáncer cervical	Cada 3-5 años
Colesterol	Por lo menos cada 5 años
Cáncer colorrectal	Cada 3-10 años (dependiendo de la prueba), a partir de los 45 años
Diabetes	Cada 3 años
Salud ocular	Cada 2-4 años; al año si usas lentes de armazón o de contacto
Audición	Cada 3 años
Osteoporosis	Pregunta a tu proveedor de atención médica
Infecciones de transmisión sexual	Cada año si hay un riesgo mayor; haz un análisis de VIH por lo menos una vez en la vida
Piel	Pregunta a tu proveedor de atención médica

60-69 años	70-79 años	80 años en adelante
Por lo menos cada 2 años	Por lo menos cada 2 años	Por lo menos cada 2 años
Cada 1-2 años	Cada 1-2 años	Pregunta a tu proveedor de atención médica
Cada 3-5 años; pregunta a tu proveedor de atención médica después de los 65 años	Pregunta a tu proveedor de atención médica	Pregunta a tu proveedor de atención médica
Por lo menos cada 5 años	Por lo menos cada 5 años	Por lo menos cada 5 años
Cada 3-10 años (dependiendo de la prueba)	Cada 3-10 años (dependiendo de la prueba). Pregunta a tu proveedor de atención médica después de los 75 años	Pregunta a tu proveedor de atención médica
Cada 3 años	Cada 3 años	Cada 3 años
Hasta los 65 años, cada 2-4 años; a partir de los 65, cada 1-2 años; al año si usas lentes	Cada 1-2 años; al año si usas lentes	Cada 1-2 años; al año si usas lentes
Cada 3 años	Cada 3 años	Cada 3 años
Un primer estudio base a los 65 años	Pregunta a tu proveedor de atención médica	Pregunta a tu proveedor de atención médica
Cada año si hay un riesgo mayor; haz un análisis de VIH por lo menos una vez en la vida	Cada año si hay un riesgo mayor; haz un análisis de VIH por lo menos una vez en la vida	Cada año si hay un riesgo mayor; haz un análisis de VIH por lo menos una vez en la vida
Pregunta a tu proveedor de atención médica	Pregunta a tu proveedor de atención médica	Pregunta a tu proveedor de atención médica

de 126 mg/dl en dos pruebas distintas, se diagnostica diabetes. Para alguien que no padece diabetes, una cifra normal en la prueba de A1C es inferior a 5.7 %, mientras que tener entre 5.7 y 6.4 % se considera prediabetes. En la A1C, 6.5 % o más en dos pruebas distintas indica la presencia de diabetes.

Exámenes de la vista
Durante un examen de la vista lees letras colocadas en un cartel y te dilatan las pupilas con gotas. Tu médico también revisa el interior de tus ojos con un instrumento llamado *oftalmoscopio* y mide la presión en el interior del ojo con tonometría, un procedimiento que no duele.

¿Para qué sirve? Un examen de la vista le permite a tu oftalmólogo u optometrista revisar tu visión y decidir si te encuentras en riesgo de desarrollar problemas de la vista.

¿Cuándo y qué tan seguido deberías hacerlos? Si usas lentes de armazón o de contacto, revisa tus ojos una vez al año. Si no empleas lentes para corregir la visión y no tienes factores de riesgo de enfermedades de la vista, revisa tus ojos cada 2 a 4 años hasta los 65 años. Después de los 65, es mejor hacerse un examen de la vista anual o cada dos años.

Pruebas de audición
Durante una prueba de audición, un especialista (audiólogo) u otro profesional de la salud revisa qué tan bien reconoces palabras o sonidos en diversos volúmenes y frecuencias.

¿Para qué sirve la prueba? Estas evaluaciones detectan pérdida auditiva, la cual se vuelve más común con la edad.

¿Cuándo y qué tan seguido deberías hacerla? Revisa tu audición cada 10 años hasta que cumplas 50. A partir de ese momento, hazte exámenes cada tres años. Las pruebas de audición son relevantes si has estado expuesta a ruidos fuertes en tu trabajo o tus actividades recreativas, si has tenido infecciones frecuentes del oído y tienes más de 60 años. Son factores que elevan tu riesgo de perder el oído.

Detección de osteoporosis
La densidad ósea se mide con una radiografía especializada de unos cuantos huesos; por lo regular de la cadera y la columna.

¿Para qué sirve? Las pruebas de densidad ósea detectan la osteoporosis, una enfermedad muy común en las mujeres, que involucra la pérdida gradual de masa ósea, volviendo tus huesos más frágiles y propensos a fracturas. La osteoporosis muchas veces eleva el riesgo de fracturas de cadera, columna y muñeca. Existen diversos tipos de pruebas disponibles, entre ellas la absorciometría de rayos X con energía

dual (DXA, Dual Energy X-Ray Absorptiometry) y la tomografía computarizada (TC). Se describen en detalle en el capítulo 18.

¿Cuándo y qué tan seguido deberías hacer esta prueba? Las mujeres deberían hacerse un examen inicial a los 65 años. Sin embargo, si tienes una historia clínica familiar de osteoporosis u otros factores de riesgo, hacerlo antes es una buena idea. Entre los factores de riesgo de la osteoporosis se encuentran la menopausia prematura, el uso frecuente o prolongado de ciertos fármacos (incluidos los esteroides), fumar, el consumo excesivo de alcohol, un bajo peso corporal, artritis reumatoide y fracturas anteriores.

¿Qué significan las cifras? El T-score es una cifra que describe qué tanto difiere tu densidad ósea de lo que se considera "normal". La base de normalidad se determina a partir de la masa ósea típica de mujeres blancas en sus treinta, la etapa de la vida en que la masa ósea se encuentra en su punto máximo. Este punto máximo varía de persona a persona, y está influido por muchos factores, incluyendo la genética, género y raza. La gente blanca o de ascendencia asiática por lo general tiene menor densidad ósea que la gente de color e hispánica.

Normal	T-score por encima de -1
Masa ósea baja (osteopenia)	T-score entre -1 y -2.5
Osteoporosis	T-score de -2.5 o menor
Osteoporosis grave	T-score de -2.5 o menor, con fractura ósea

Análisis de infecciones de transmisión sexual
Las infecciones de transmisión sexual (ITS), por ejemplo, clamidia y gonorrea, no sólo son un problema de los adultos jóvenes. Con cada nueva pareja sexual te encuentras en riesgo de contraer una ITS. Y muchas veces no muestran síntomas que te puedan alertar en las primeras etapas.

¿Para qué sirven los análisis? Estos análisis determinan la presencia de ITS, que por lo general se contagian por contacto sexual. Los organismos que provocan estas infecciones pueden pasar de una persona a otra a través de la sangre, el semen, fluidos vaginales y otras secreciones corporales. Fuera de un análisis de VPH —que se comentó junto con las revisiones de cáncer cervical—, los análisis de ITS no son de

rutina para las mujeres de mediana edad. Pero si tienes sexo sin protección o múltiples parejas sexuales, es importante hacértelos.

¿Cuándo y con qué frecuencia debes hacerlos? Antes de tener relaciones con una nueva pareja y después de exponerte a una nueva pareja, asegúrate de que ambos se hayan hecho análisis de ITS. Se recomiendan análisis de VIH y hepatitis C por lo menos una vez en la vida. Hacer de nuevo el análisis puede ser apropiado si te involucras en actividades que eleven tu riesgo, como tener sexo sin protección y contacto sexual con múltiples parejas.

Exploración de la piel
En estas revisiones, tu proveedor de atención médica inspecciona tu piel de pies a cabeza, buscando lunares y manchas con forma irregular, colores variados, asimétricos, más grandes que la goma de un lápiz, que sangren o hayan cambiado desde tu última visita.

¿Para qué sirve el análisis? Las exploraciones de la piel buscan signos de cáncer de piel u otros cambios que pudieran elevar tu riesgo de cáncer de piel.

¿Cuándo y qué tan seguido debes hacerla? Considera realizar una evaluación de cuerpo completo de tu piel una vez al año a partir de los 50. Las revisiones regulares de cáncer de piel son muy importantes si tienes muchos lunares, piel clara, piel dañada por el sol o una historia clínica familiar de cáncer de piel, o si tuviste dos o más quemaduras solares con ámpulas en la infancia o en la adolescencia. Estos factores te dejan con un riesgo incremental de desarrollar cáncer de piel. Además, es importante que revises tu propia piel en busca de algún cambio, de preferencia una vez al mes.

VACUNAS RECOMENDADAS

Una de las mejores maneras de prevenir muchas enfermedades es aplicarte todas las vacunas recomendadas. Las vacunas funcionan estimulando los mecanismos de defensa naturales de tu cuerpo para resistir enfermedades infecciosas, destruyendo los microbios causantes de la enfermedad antes de padecerla. La mayoría de las vacunas se administran en la infancia, pero existen algunas que se sugieren de manera específica para los adultos o se aconseja aplicar con regularidad a lo largo de la vida. O es posible que, si no recibiste alguna vacuna en la niñez, aún pudiera beneficiarte si te las administran ahora.

Si tienes alguna duda, sigue los consejos de tu proveedor de atención médica sobre cuáles vacunas aplicar y cuándo.

Él o ella sugerirá vacunas adicionales dependiendo de tu ocupación, tus pasatiempos o tus planes de viaje.

Varicela
Esta enfermedad viral se contagia con facilidad de una persona a otra. Es mucho más grave en adultos que en niños.

¿Cuándo te encuentras en mayor riesgo? Cuando laboras en el campo de la salud sin inmunidad o eres un adulto expuesto a la enfermedad o que nunca se ha vacunado.

Dosis para adultos. Se aplica una serie de dos dosis con 4 a 8 semanas de diferencia. Evita la vacuna si tu sistema inmunológico está debilitado o tienes cáncer de nódulos linfáticos o médula ósea, o si has tenido alguna reacción alérgica grave a la gelatina o al antibiótico neomicina.

Covid-19
Esta enfermedad respiratoria contagiosa es provocada por el virus SARS-CoV-2. La infección puede conducir a una enfermedad desde leve hasta grave, y puede ser mortal. El virus por lo general se propaga entre las personas en contacto cercano, a través de las gotitas que se liberan cuando alguien respira, tose, estornuda, habla o canta.

¿Cuándo te encuentras en mayor riesgo? La enfermedad grave del covid-19 es más común entre personas mayores o que tienen asma, enfermedad cardiaca, diabetes, obesidad, infarto o demencia, enfermedad renal o hepática, cáncer y otras condiciones de salud. Cualquiera con un sistema inmunológico debilitado también se encuentra en mayor riesgo.

Dosis para adultos. Una serie de dos dosis con 3 a 8 semanas de diferencia es lo más común para los adultos y los niños de cinco años en adelante. Se puede aplicar una dosis de refuerzo por lo menos dos meses después de completar la primera serie. Se recomiendan refuerzos adicionales. Comenta con tu practicante sobre las dosis de las vacunas si tienes un sistema inmunológico debilitado.

Hepatitis A
Esta infección viral del hígado se transmite por lo regular a través de comida contaminada o agua, o por un estrecho contacto personal.

¿Cuándo te encuentras en mayor riesgo? De viaje en un país sin agua limpia o un sistema de drenaje adecuado, si tienes enfermedad hepática crónica o un trastorno de coagulación, o si consumes drogas ilegales.

Dosis para adultos. Se aplica una serie de dos dosis con, por lo menos, seis meses de diferencia entre cada una. Evita esta vacuna si eres hipersensible al alumbre o al 2-fenoxietanol, un conservador.

Hepatitis B

Esta infección viral del hígado muchas veces se transmite a través de sangre contaminada, contacto sexual o exposición prenatal.

¿Cuándo te encuentras en mayor riesgo? Cuando tu ocupación te pone en riesgo de exposición a sangre y fluidos corporales, tienes una enfermedad hepática crónica, estás en diálisis o recibiste una transfusión de productos derivados de la sangre, o eres sexualmente activa con múltiples parejas.

Dosis para adultos. Se aplica una serie de tres dosis durante un periodo de seis meses para prevenir la enfermedad. Evita esta vacuna si eres alérgica a la levadura nutricional.

Influenza (gripa)

La gripa es una enfermedad respiratoria que se propaga de persona a persona cuando inhalas gotitas infectadas que están en el aire.

¿Cuándo te encuentras en mayor riesgo? Cuando tienes 50 años o más, padeces alguna enfermedad crónica o un sistema inmunológico debilitado, trabajas en el sector salud o tienes contacto directo con personas en alto riesgo de presentar la enfermedad.

Dosis para adultos. Se aconseja una dosis al año para todos los adultos. La vacuna por lo general está disponible como inyección o atomizador nasal. Si tienes 65 años o más, considera recibir la versión de dosis alta de la vacuna.

Habla con tu proveedor de atención médica si eres alérgica al huevo o si ya tuviste una reacción anterior a una vacuna de la influenza (hay disponibles en el mercado preparaciones con menos probabilidad de provocarte una reacción alérgica).

Sarampión, paperas y rubeola

Estas enfermedades virales se transmiten de persona a persona al inhalar las gotitas infectadas en el aire.

¿Cuándo te encuentras en mayor riesgo? Si naciste después de 1956 y no tienes pruebas de haber recibido vacunas ni tener inmunidad.

Dosis para adultos. Se aplican 1 o 2 dosis. Evita esta vacuna si has recibido productos derivados de la sangre en los últimos 11 meses, tienes un sistema inmunológico debilitado o eres alérgica al antibiótico neomicina.

Enfermedad meningocócica

Se trata de una enfermedad causada por la bacteria que puede ocasionar meningitis, una inflamación de las membranas que rodean el cerebro y la médula espinal.

¿Cuándo te encuentras en un riesgo mayor? Cuando tienes un sistema inmunológico comprometido o viajas a ciertos países extranjeros.

Dosis para adultos. Una sola dosis puede prevenir la meningitis bacteriana.

Neumonía

La neumonía es una infección de los pulmones y puede tener varias causas, entre ellas bacterias y virus.

¿Cuándo te encuentras en un riesgo mayor? Cuando tienes 65 años o más, presentas una condición médica que incrementa la probabilidad de padecerla, como enfermedad pulmonar, hepática o renal crónica, o tienes daño en el bazo o te lo extirparon.

Dosis para adultos. Hoy día tenemos dos vacunas para el neumococo, las cuales se recomiendan para todos los adultos de 65 años o mayores, con un año de diferencia entre dosis, por lo menos. También se sugiere que la reciban adultos menores de 65 años con ciertos factores de riesgo.

Tétanos y difteria (puede incluir tos ferina)

El tétanos es una infección bacteriana que se desarrolla en las heridas profundas. La difteria es una infección bacteriana que se contrae cuando inhalas gotitas infectadas. La tos ferina provoca síntomas en el tracto respiratorio superior y tos seca.

¿Cuándo te encuentras en un riesgo mayor? Cuando experimentaste una herida o un corte sucio o profundo. Para la tos ferina, estás en riesgo si no te han vacunado antes, en particular si tienes contacto cercano con un infante, para quien la tos ferina es muy riesgosa.

Dosis para adultos. Una serie inicial de tétanos y difteria (Td) se aplica como refuerzo cada 10 años. Si tu refuerzo más reciente fue hace más de cinco años, aplica uno en las siguientes 48 horas de haber sufrido una herida. La vacuna de tétanos, difteria y tos ferina (Tdap) también se aplica en una serie inicial de tres dosis si no terminaste tu serie de Td en la infancia, y se da un refuerzo de Tdap durante el embarazo para ayudar a proteger al bebé de la tos ferina en sus primeros meses de vida. De lo contrario, te pueden aplicar una dosis de Tdap cuando sea el momento del refuerzo, seguida de un refuerzo de Td cada 10 años.

Herpes zóster

El herpes es una infección viral que causa una erupción dolorosa. Es provocado por la varicela zóster, el mismo virus de la varicela.

¿Cuándo te encuentras en un riesgo mayor? Cuando tienes más de 50 años y ya te dio varicela.

Dosis para adultos. La recomendación para adultos de 50 años en adelante son dos dosis de la vacuna Shingrix, con 2 a 6 meses de diferencia entre cada una. No importa si ya tuviste varicela o herpes antes, o si recibiste una dosis de Zostavax, una vacuna anterior que ya no está disponible en Estados Unidos. También se sugiere que se vacune cualquier persona de más de 19 años con un sistema inmunológico debilitado.

COLABORA CON TU PRACTICANTE SANITARIO

Ten en mente que las recomendaciones en este capítulo son lineamientos generales. Por ejemplo, si planeas hacer un viaje al extranjero, asegúrate de tener actualizadas tus vacunas. Asimismo, dependiendo de tu destino, la duración de tu viaje y tu historia clínica, tal vez necesites vacunas adicionales.

Revisa las sugerencias que indican los Centros para el Control y la Prevención de Enfermedades de Estados Unidos (CDC, Centers for Disease Control and Prevention) para tu destino.

Comenta con tu médico sobre tus riesgos personales y tus preferencias en el cuidado de la salud. Construir una buena relación con tu proveedor de atención médica —en la que puedan hablar con franqueza de tus riesgos, preocupaciones, sueños, metas y síntomas— es un paso crucial para mantener una buena salud.

Índice analítico

quimioterapia y, 53
radiación y, 54
salud física y, 54
sobre, 25, 51
terapia con células madre y, 47-48
terapia hormonal (TH) y, 83
moduladores selectivos de los receptores de estrógenos (MSRE), 78, 202
músculos del suelo pélvico, 141, 146

N

"no", aprender a decir, 156

O

ojos secos, 37, 39, 227, 230
ooforectomía, 51, 52
osteoporosis, 197, 198, 242
ovarios, extirpación de, 52-53

P

pélvico, cuestiones
anatomía y, 140-142
fibromas uterinos y, 149
incontinencia, 144-148
infecciones del tracto urinario, 143
sangrado vaginal y, 149-150
pensamientos negativos, cuestionar, 154
pérdida ósea, 198-203
perimenopausia, 16, 19, 24-28, 44-50
peso
aumento de, 41-43, 46, 145
manejo del, 169-181, 214
pérdida de, 103, 233
sano, 164, 169-171, 214
positividad, practicar, 154, 160, 166-167
práctica de mindfulness, 110, 179-181
prácticas de cuerpo y mente, 87-88
presión arterial, 207-209, 235
problemas de la piel, 38-39
progesterona, 23, 72, 78, 92
protector solar, 226
proveedores de atención médica, 13, 52
pruebas de audición, 242

R

relación de pareja, 131-132, 159-161
resequedad vaginal, 41, 131, 136
revisiones de cáncer cervical, 236
revisiones de cáncer colorrectal, 237
revisiones de cáncer de seno
controversias y riesgos, 186-188
examen clínico de seno, 185-186
focos rojos visuales, 187
lineamientos, 188
mastografía, 184
métodos, 187
riesgo de cáncer de seno, 189-194

S

salud cardiaca
colesterol alto y, 205-207
diabetes y, 208-210
estilo de vida y, 212-214
factores de riesgo, 210
focos rojos, 205
menopausia y, 204
presión arterial y, 207-208
problemas más comunes en las mujeres, 206
proteger, 210-212, 220
salud cardiovascular, 54, 96
salud cerebral, 216-223
salud ósea, 54, 197-203
salud sexual y menopausia
cambios comunes, 129-131
cambios en el orgasmo y, 130
dolor en el sexo y, 131
lista de problemas, 130
medicamentos, 136-139
menos deseo sexual y, 129
problemas de excitación y, 130
relaciones lésbicas, 131-132
sexo seguro y, 138
sangrado anormal, 29, 46
sangrado vaginal, 149-150
satisfacción sexual, estrategias
amplificadores de la intimidad, 132
disfunción eréctil y, 137
enfoque sensorial y, 134
lubricantes, humectantes y vibradores, 133
medidas de autocuidado, 132

Esta obra se imprimió y encuadernó
en el mes de marzo de 2024,
en los talleres de Impregráfica Digital, S.A. de C.V.,
Av. Coyoacán 100–D, Col. Del Valle Norte,
C.P. 03103, Benito Juárez, Ciudad de México.